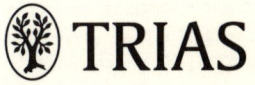

Über den Autor:

Andreas Dalberg, 1971 geboren, organisierte Seminare zum Thema und trat ein für einen offenen Umgang mit so genanntem Geheimwissen. Mittlerweile hat er sich anderen Aufgaben zugewandt.

Andreas Dalberg

Der Weg zum wahren Reiki-Meister

Mit den Symbolen, Mantren und Einweihungsriten aller Reiki-Grade

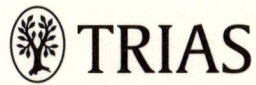 TRIAS

Originalausgabe
Droemersche Verlagsanstalt Th. Knaur Nachf., München
März 2000
1.–14. Auflage im Droemer Knaur Verlag
15. Auflage im TRIAS Verlag

© 2010 TRIAS Verlag in MVS Medizinverlage Stuttgart GmbH & Co. KG
Oswald-Hesse-Straße 50, 70469 Stuttgart
15. unveränderte Auflage
Alle Rechte vorbehalten. Das Werk darf – auch teilweise –
nur mit Genehmigung des Verlags wiedergegeben werden.
Umschlagabbildung: Corbis Images, Hamburg
Graphik: Matthias Rother
Druck und Bindung: CPI – Clausen & Bosse, Leck
Printed in Germany
ISBN 978-3-8304-3892-2

Inhalt

Teil 2
Reiki-Grundlagen II: Die Esoterik 51

Teil 3
Theorie und Praxis des Individuationsweges
mit Reiki 133

Dank

Ganz besonderer Dank gebührt meiner Familie, allen Freunden, Heidrun Hausen, Martin Wellhöfer, Tanja Bengel und Gerhard Riemann.

In Liebe: Sabine

Vorwort

Reiki hat innerhalb der letzten Jahre eine große Verbreitung erlebt. Immer mehr Menschen erkennen für sich die vielfältigen Entwicklungschancen, die mit Reiki möglich sind. Daher ist es sinnvoll, ein Buch anzubieten, das Reiki und den daraus resultierenden Entwicklungsweg ganzheitlich darstellt.

Während meiner Tätigkeit als Reiki-Lehrer mußte ich feststellen, daß vielen Reiki-Praktizierenden – egal ob mit dem ersten Grad oder mit dem Meistergrad – grundsätzliche Einsichten in den Reiki-Prozeß fehlten. Gerade die Reiki-Praxis erfordert tiefes Wissen um die Psyche eines Menschen. Ebenso gehören die esoterischen Grundsätze und ihre konkrete Anwendung im Leben zum täglichen Handwerkszeug eines Reiki-Praktizierenden.

Obwohl die bloße Anwendung von Reiki an sich sehr simpel ist, gestaltet sich der Entwicklungsweg schwieriger. Denn für diesen Entwicklungsprozeß benötigt man einen konkreten Leitfaden. Doch vielen Reiki-Anwendern werden von ihren Reiki-Lehrern nach ihrer Einweihung in einen Reiki-Grad nur unzureichende Informationen darüber vermittelt, wie sie den Reiki-Prozeß bewußt gestalten können. Einen solchen Leitfaden möchte dieses Buch geben.

Schon mit dem ersten Reiki-Grad sollte man sich mit den beiden großen Themen auseinandersetzen, die für unser Leben von Bedeutung sind: Zum einen ist das der Bereich der Psychologie, der Aufschluß über die Persönlichkeit eines Menschen gibt. Zum anderen ist es der Bereich der Esoterik, der grundsätzliche Einsichten darüber gewährt, wie die Persönlichkeit des Menschen in die Welt und in den Kosmos eingebettet ist.

Psychologie und Esoterik geben Antwort auf die Grundbedingungen unseres Daseins. Wer sich zum wahren Reiki-Meister, zum Meister über sein Leben entwickeln möchte, der muß diese Grundbedingungen erkennen und sie auch in sein Leben integrieren.

Mit dem zweiten Reiki-Grad werden jene psychologischen und esoterischen Inhalte eine noch größere Rolle spielen. Allein die spezifische Energiequalität des zweiten Grads bringt dies mit sich. Spätestens mit dem Meistergrad gilt es, sich ein vertieftes Verständnis hierüber zu erarbeiten.

Praktiziert man Reiki, so dient man als Kanal für die Lebensenergie. Und je durchlässiger man ist, desto besser kann man diese Kanalfunktion ausüben. Doch Durchlässigkeit erfordert ein Integrieren der esoterischen Grundgesetze in das eigene Leben. Wer als Reiki-Lehrer tätig sein möchte, sollte dieses Verständnis schon erreicht haben. Jeder Reiki-Anwender, vom Praktizierenden des ersten Grades bis hin zum Reiki-Meister/Lehrer, der die notwendigen psychologischen und esoterischen Grundlagen außer acht läßt, geht seinen Reiki-Weg ziellos – gleich einem steuerlosen Boot im Ozean treibend. Die Bereiche Psychologie, Esoterik und Reiki greifen ineinander. Sie wirken aufeinander und bestimmen den persönlichen Entwicklungsprozeß. Dieser ist immer mit psychisch belastenden Situationen verbunden. Daher werden ständig Fragen auftauchen, die Antworten auf die Zusammenhänge des Lebens und des Reiki-Prozesses verlangen. Letztendlich ist der Reiki-Prozeß ein natürlicher Entwicklungsprozeß im Leben. Mit Reiki jedoch wird dieser Entwicklungsprozeß bewußt angegangen. Daher ist es unerläßlich, über die grundsätzlichen Bedingungen unseres Daseins Bescheid zu wissen. Aus diesen Gründen befassen sich die ersten beiden Teile des Buches so ausführlich mit der Psychologie und der Esoterik.

Im dritten Teil des Buches wird die Reiki-Theorie und -Praxis ausführlich behandelt. Dem Einsteiger werden die grundsätzlichen Wissensinhalte über Reiki vermittelt, so daß er von Anfang an seinen Weg mit Reiki bewußt gestalten kann. Der Anwender des zweiten Reiki-Grades bekommt viele Methoden und Techniken im Umgang mit den Reiki-Symbolen gezeigt. Auch wird über die Aufgaben des zweiten Grades informiert, die nun weitaus schwieriger sind als noch beim ersten Grad. Gleichzeitig kann er diese Aufgaben anhand des Praxisteils sicher bearbeiten. Der praktische Leitfaden für den dritten Reiki-Grad ermöglicht den Weg zum wahren Reiki-Meister.

Dem Reiki-Lehrer wird in dem vorliegenden Werk eine bisher einmalige Darstellung des Reiki-Prozesses an die Hand gegeben, so daß er seinen Schülern ein kompetenterer Wegbegleiter sein kann.

Somit ist das Buch sowohl für Reiki-Einsteiger als auch für Reiki-Lehrer ein unabdingbares Hilfsmittel und ein Wegweiser im Umgang mit Reiki. Dieser Anspruch wird durch die ganzheitliche Darstellungsweise aller notwendigen Wissensbereiche erreicht.

Ein weiteres Merkmal des vorliegenden Buches ist seine – bisher einmalige – Offenheit bezüglich Reiki und sein kritischer Standpunkt zu dem Bewahren von »Geheimwissen«. So werden die okkulten Aspekte Reikis offenbart, damit es mehr Menschen ein Segen sein kann.

Zum Umgang mit diesem Buch

Dieses Buch ist ein praxisorientiertes Buch! Alle Informationen haben einen konkreten praktischen Gehalt – egal ob sie nun formal unter der Überschrift »Theorie« oder »Praxis« vorzufinden sind. Jede Information kann relevant für das eigene Leben sein. Daran sollte man bei der Arbeit mit diesem Buch denken. Theorie und Praxis gehören zusammen. Denn: Aus der Praxis ergibt sich die Theorie. Aus der Theorie ergibt sich die Praxis. Beides befruchtet einander.

Die Kapitel über Psychologie und Esoterik geben in komprimierter Form die wichtigsten Informationen über die Grundbedingungen des Lebens und des Menschseins. Daher ist es nötig, sich hierfür Zeit zu nehmen. Ein einmaliges Lesen wird kaum zu einem vertieften Verständnis führen. Jedem Kapitel sollte die entsprechende Zeit gewidmet werden. Manche Aspekte müssen des öfteren durchdacht werden, um sie nachvollziehen zu können. Doch davon sollte man sich nicht abschrecken lassen. Der Lohn der Mühe wird sich einstellen. Dadurch wird es auch möglich, vom reinen Glauben zum Wissen fortzuschreiten.

Dem Reiki-Einsteiger empfehle ich, ein Kapitel zu lesen, es auf sich wirken zu lassen und dann die Inhalte in einen konkreten Zusammenhang mit dem eigenen Leben zu stellen. Es kann auch hilfreich sein, über manche Aspekte zu meditieren.

Dem Fortgeschrittenen möchte ich ans Herz legen, die behandelten Themen geistig völlig zu durchdringen. Erst mit dem Durchdringen wird er das Bewußtsein erlangen, welches ihn zum wahren Reiki-Meister macht.

Zu diesem Zwecke sind am Ende der meisten Kapitel einige »Fragen zur Selbstreflexion« aufgeführt. An dieser Stelle kannst du, falls du es möchtest, für einige Minuten innehalten und dir Gedanken über deine eigene Situation machen. Nimm dir hierfür ein wenig Zeit, bevor du wieder zur Lektüre zurückkehrst, und versuche die Fragen für dich zu beantworten. Schon dadurch wirst du größere Einsichten in dich und dein Leben erlangen.

Ebenso verhält es sich mit dem praktischen Teil: Es ist sehr wichtig, die Aufgaben zum jeweiligen Reiki-Grad zu bearbeiten und zu lösen – so wie sie im Teil *Die Anwendung von Reiki in der Praxis* chronologisch dargestellt sind. Es nützt nichts, einzelne Übungen auszulassen, da sie bearbeitet werden müssen – will man in seiner Entwicklung fortschreiten.

Einführung

Das Leben wird den meisten Menschen wohl immer ein Rätsel bleiben. Die Anstrengungen, die Welt zu erkennen, können häufig nur zu einem kurzfristig zufriedenstellenden Ergebnis führen. Das Streben nach Erkenntnis scheint kein Ende zu finden. Zu viele Geheimnisse und Fragen sind noch ungeklärt und werden es wohl noch lange sein.

Der Bereich des menschlichen Lebens, der sich nicht ohne weiteres mit Geräten messen oder analysieren läßt, ist der der Psyche und des Bewußtseins. So stellen sich immer wieder die gleichen Fragen: Was war mit meinem Bewußtsein vor meiner Geburt? Was wird mit meinem Bewußtsein nach meinem Tod sein? Was bedeutet die Zeit zwischen diesen großen Wendepunkten – das Leben – überhaupt? Fragen dieser Art dürften den meisten Menschen bekannt sein. Zufriedenstellende Antworten darauf wohl nur den wenigsten.

Trotz des scheinbar aussichtslosen Unterfangens, Antworten auf jenen Fragen zu erhalten, werden wir nicht müde, danach zu suchen. Das Streben nach Erkenntnis schreitet fort. Die Geheimnisse vieler Lebensbereiche wurden von den Naturwissenschaften gelüftet. Wir haben größere Einsichten in das Wesen der Materie, in die Natur und in die in ihr ablaufenden Prozesse. Wir haben eine hochentwickelte Technik und einen sehr hohen Lebensstandard. Die Wissenschaften sind auf ihren Gebieten vortrefflich. Vor allem dem Geist der Wissenschaftler haben wir unseren Wohlstand zu verdanken. Doch ist dies nur eine Seite der Medaille. Sind wir wirklich zufriedener? Hat der Mensch in den letzten Jahrhunderten wirklich wesentlichere Antworten auf die Fragen nach dem Leben an sich, die sich jedem Menschen einmal stellen, bekommen? Oder drehte er sich hierbei vielmehr im Kreis?

Die heutige Zeit leidet an einem wesentlichen Mangel: An Sinn, an Sinnhaftigkeit. Die Wissenschaft hat es trotz ihrer rasanten Entwicklung nicht geschafft, dem Leben des Menschen Sinn zu verleihen. Sie hat die Religion aus dem Zentrum gesellschaftlichen Lebens verdrängt und dem Menschen ein rein mechanistisches Weltbild an die Hand gegeben. Doch damit allein kann der Mensch nichts anfangen. Die ehemals sinnstiftende Religion hat in den Herzen vieler Menschen keinen Platz mehr. Es herrscht Leere und Sinnlosigkeit. Diese sucht man durch Ersatzmittel zu überdecken – sei es Geld, Ansehen oder etwas anderes. Doch damit ist dem inneren Schmerz der Sinnlosigkeit kein Ende gesetzt. Wer dies für sich eingesehen hat, wird sich Fragen stellen, die ihm bisher keiner beantworten konnte. Und wer sich aufmacht, eigene Antworten auf seine Fragen zu finden, der ist zum Suchenden geworden. Diese Suche kann lange dauern, vielleicht auch ein Leben lang. Einmal begonnen, kann der Weg nicht mehr verlassen werden.

Viele Menschen finden auf dieser Suche wieder zur Religion zurück. Religionen haben seit jeher einen exoterischen und einen esoterischen Teil. Der exoterische Teil war schon immer allgemein zugänglich. Er war für jene Menschen eine Stütze, die glauben konnten, ohne zwingende Antworten auf ihre Fragen erhalten zu müssen. Doch der andere Teil, die Esoterik, war über lange Zeit nur einer kleinen Gruppe von Menschen zugänglich. Dazu gehörten die sogenannten Eingeweihten, die Meister und die Hohepriester. Diese nannten sich Esoteriker oder Hermetiker. Sie besaßen das Wissen um die Grundbedingungen des Lebens und wußten daher auch um die Sinnhaftigkeit des Seins.

Esoteriker haben Zugang zum Wissen, das es schon seit Jahrtausenden gibt. Wissen, welches in seinem Wesentlichen unverändert geblieben ist, welches zeitlos ist. Dieses Wissen kann man nicht sehen, man kann es nicht mit Geräten messen, man kann es nur erfahren. Selbsterfahrung ist ein Aspekt des esoterischen Weges. Ein anderer, damit eng verbunden, ist der Weg nach innen. Die eigene Seele mit ihren Tiefen und das eigene Bewußtsein in seinen vielschichtigen Dimensionen sucht man zu durchdringen. Auf diesem Weg nach innen sammelt man Erfahrungen, die in Wissen transformiert werden. Dieses Wissen ist Ergebnis eines Erkenntnisprozesses, der sich im Inneren eines Menschen abspielt. Nur wer diesen Erkenntnisprozeß selbst durchläuft, kann verstehen, was damit gemeint ist.

Ziel des esoterischen Weges ist die Selbsterkenntnis, die Bewußtwerdung, die Individuation, die Heilung oder die Einheit mit Gott. Es gibt hierfür viele Beschreibungen. Doch allen ist ein Ziel gemein: Die Selbstmeisterschaft über das eigene Leben.

Reiki ist ein Instrument auf diesem Weg zur Selbstmeisterschaft, der auch als Individuationsprozeß bezeichnet wird.

Doch bevor näher auf die Esoterik eingegangen wird und bevor dann dieser Weg mit Hilfe von Reiki beschrieben wird, muß noch die grundsätzliche Frage nach der Psyche des Menschen gestellt werden. Diese Frage beantwortet die Psychologie.

TEIL 1

Reiki–Grundlagen I:
Die Psychologie

Um den Menschen, sein Handeln, sein Verhalten, sein Fühlen und Denken verstehen zu können, muß man wissen, wie seine Psyche aufgebaut ist. Erst dieses Wissen ermöglicht, Veränderungen im Leben zu gestalten. Mit dem Wissen über sich selbst, die eigenen seelischen Dimensionen und Bereiche, ist man in der Lage, eigene Verhaltensweisen und erlebte Situationen in einen notwendigen Gesamtzusammenhang einzuordnen.

Die Psyche des Menschen

Bewußtsein und Ich

Das Bewußtsein eines Menschen hat als Mittelpunkt das Ich. Jeder Mensch spricht von sich mit dem Wort »Ich«. Alles, was ein Mensch als nicht zum Ich gehörig empfindet, bezeichnet er als »Du« oder als »Umwelt«.

Das Ich beinhaltet alle momentan bewußten Informationen. Dabei gilt eben nur das als bewußt, was in Beziehung zum Ich steht. Dies sind die Gedanken und Gefühle, die man gerade hat, alles, was man momentan sieht.

Gedanken, Gefühle, Empfindungen und Wahrnehmungen bezeichnet man als psychische Inhalte. Und die Beziehung eines psychischen Inhalts zum Ich stellt das Bewußtsein her. Ich und Bewußtsein bedingen sich also gegenseitig. Psychisches gilt eben erst dann als bewußt, wenn es mit dem Ich in Beziehung steht. Fehlt diese Beziehung, so ist es unbewußt. Dies bedeutet, daß das Ich nur deswegen beispielsweise einen Gegenstand wahrnehmen kann, weil das Bewußtsein eine Beziehung zwischen Ich und Gegenstand herstellt.

Das menschliche Bewußtsein ist auch in der Lage, über sich selbst zu reflektieren. Die Voraussetzung hierfür ist das Wissen des Bewußtseins um sich selbst, also ein Subjekt, welches wahrnimmt. Und dieses Subjekt ist das Ich. Das Ich soll u. a. die Aufrechterhaltung der Identität sicherstellen.

Man kann das Bewußtsein eines Menschen mit einer Kugel vergleichen. Ein kleiner Ausschnitt aus der Oberfläche dieser Kugel würde dem Bewußtsein entsprechen. Das Ich wäre das

Zentrum dieses Ausschnitts. Der Rest jedoch, welcher weitaus größer und umfassender ist, spiegelt das Unbewußte wieder.

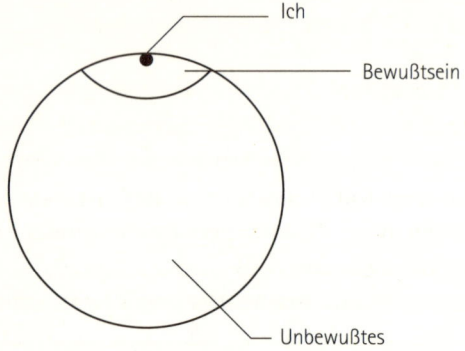

Die Psyche des Menschen hat daher eine entwicklungsgeschichtliche Veränderung vollzogen: Der Primitive hatte kein Ichbewußtsein, sondern lebte im Unbewußten. Innen- und Außenwelt waren eins. Konflikthafte Spannungen beziehungsweise gegensätzliche Inhalte konnten nebeneinander bestehen. Die Entwicklung zum modernen Menschen brachte es mit sich, daß sich aus dem Unbewußten das Bewußtsein bildete – mit dem Ich als Mittelpunkt. Selbstreflexion, aber auch subjektiv wahrgenommene Spannungen waren dadurch erst möglich. Man kann dies mit der Entwicklung eines Kleinkindes vergleichen. In den ersten Jahren seines Lebens befindet es sich in einer ihm unbewußten Welt und ist mit dieser daher eins. Erst im Alter von etwa zwei bis drei Jahren lernt das Kind, sich von seiner Umwelt zu unterscheiden. Dies ist der Zeitpunkt, ab dem die Welt in ein Ich und ein Du aufgeteilt wird, der Beginn eines Differenzierungsprozesses. Der Primitive hat diese Entwicklung in seinem Leben niemals vollzogen.

Halten wir fest: Sobald ein Ich existiert, existiert auch ein Bewußtsein. Und dem Menschen ist all jenes bewußt, was mit seinem Ich in Beziehung steht. Das Ich ist also das Subjekt, der Mittelpunkt des Bewußtseins. Alle Inhalte, die keine Beziehung zum Ich haben, gelten als unbewußt.

Die Persona

Das Ich hat von Natur aus diverse Bedürfnisse, sich auszudrücken. Doch diese Bedürfnisse stehen oftmals im Widerspruch zu den Ansprüchen aus der Umwelt, den Erfordernissen des Gemeinschaftslebens. Dies stellt einen Konflikt dar, der vom Ich überwachsen wird, indem es eine Art Maske entwickelt und jene regelmäßig aufsetzt. Diese Maske bezeichnen wir auch als Persona, als Persönlichkeit. Die Persona umhüllt also das Ich. Die Art und Weise, wie sich ein Mensch gegenüber der Umwelt verhält, ist bestimmt durch seine Persona. Die Persona stellt eine Anpassungsleistung des Individuums an die Umwelt dar und ist zugleich ein Kompromiß zwischen von dort kommenden Forderungen und der inneren Struktur des Individuums. Ist man beispielsweise innerhalb des Freundeskreises einem bestimmten Verhaltenszwang ausgesetzt und fügt man sich diesem Zwang, obwohl man es eigentlich nicht möchte, so bedeutet dies, daß das eigene Verhalten stark maskenhaft ist. Dieses Verhalten entspricht nicht den eigenen Bedürfnissen, sondern den Anforderungen aus der Umwelt. Die Summe all dieser Verhaltensweisen, die man »nur« deswegen ausführt, weil es andere erwarten, bezeichnet man als Persona.

Elemente der Persona sind weiterhin das Erscheinungsbild, das ein Mensch abgibt – also sein Äußeres wie beispielsweise die Frisur oder die Kleidung, die Rollen, die er innerhalb der

Gesellschaft spielt, Titel und gesellschaftliche Funktionen und auch gesellschaftliche Verhaltensweisen. Zur Persona gehören auch vor allem jene Verhaltensweisen, die ein Mensch nur deswegen ausführt, um den Ansprüchen aus der Umwelt zu genügen – obwohl sein wahres Ich dies gar nicht will. Das Ich handelt dann gegen seine Individualität.

Die Bedürfnisse des Ich stehen oftmals denen der Persona gegenüber. Die Persona eines Menschen möchte durch Konformität und Anpassung den Ansprüchen der Umwelt gerecht werden. Sie möchte zur Gemeinschaft gehören, möchte sich anpassen und akzeptiert werden. Das Ich hingegen strebt danach, die eigenen Impulse und Bedürfnisse auszuleben, um sich und seine Individualität zu spüren. Diese Konfliktsituation kann sehr stark werden und einen derartigen Verlauf nehmen, daß das eigentliche Ich in der Auseinandersetzung mit der Persona völlig unterliegt und somit nicht mehr wahrgenommen wird. Die Persona wurde mit dem Bewußtsein identisch und glaubt nun, das Ich zu ein. Und so übersteigt sie ihren eigentlichen Aufgabenbereich, nämlich eine Art Schutz in bestimmten Situationen zu sein, und verschmilzt mit dem Ich. Dann ist beispielsweise der Arzt nur noch Arzt, kein Privatmann mehr. Er spielt immer die Rolle des Arztes. Egal, ob er in der Praxis ist oder am Wochenende beim Frühstück mit der Familie sitzt, er lebt die Rolle des Arztes.

Oftmals erkennen Menschen gar nicht, daß sie mit ihrer Rolle, ihrer Persona identisch geworden sind. In diesem Fall findet nur noch selten wahre Kommunikation statt. Ein Mensch versteckt sich hinter seiner Persona.

Ist nun das Ich mit der Persona identisch geworden und kann daher seine eigentliche Individualität nicht mehr ausdrücken, so stellt sich die Aufgabe, dies zu erkennen und die Persona vom Ich zu unterscheiden und letztendlich abzulegen, damit die eigenen Impulse gelebt werden können.

Fragen zur Selbstreflexion

Welche Rollen lebst du in deinem Leben? Bist du mit diesen
Rollen zufrieden? Erfüllen sie dich? Gibt es Situationen, in
denen du deine eigenen Bedürfnisse bewußt unterdrückst,
um den Ansprüchen der Umwelt gerecht zu werden? Ohne
daß du es eigentlich möchtest? Gibt es Rollen und Beziehungen, die du verändern möchtest? Wie sollten diese aussehen?
Welchen äußeren Zwängen fügst du dich? Welches Erscheinungsbild gibst du anderen Menschen gegenüber ab? Siehst
du dich selbst auch so?

Das Unbewußte

Das persönliche Unbewußte

Grundsätzlich gilt all jenes als unbewußt, was momentan nicht in direkter Verbindung zum Ich steht. Unbewußt ist somit alles, was ein Mensch weiß, woran er jedoch momentan nicht denkt. Alles, was einmal bewußt war, aber jetzt vergessen ist, alles, was von den Sinnen wahrgenommen, aber nicht beachtet wird, alles, was man absichts- und aufmerksamkeitslos – also unbewußt – fühlt, denkt, erinnert, will und tut. Aber auch alles Zukünftige, was sich in einem Menschen vorbereitet, um in das Bewußtsein zu treten. All diese Inhalte gehören zu einem Menschen genauso wie seine bewußten Gedanken und Gefühle. Nur daß sie eben unbewußt sind.

Die Inhalte des Unbewußten können zu einem bestimmten Zeitpunkt entweder bewußt gemacht werden oder auch nicht. Dies bedeutet, daß man sich an bestimmte Inhalte erinnern kann, sie ins Bewußtsein befördern kann, andere wiederum nicht. Letztere sind meist vom Bewußtsein verdrängt.

Hierin liegt auch eine Gefahr, die es zu erkennen gilt: Jeder Mensch wird von seinem Unbewußten beeinflußt. Egal ob er davon weiß oder nicht. Dieser Einfluß kann sowohl als angenehm oder als unangenehm empfunden werden. Doch wenn man mit dem eigenen Unbewußten arbeitet, so kann man es auch bewußt beeinflussen, man kann es verändern. So ist es auch möglich, den Einfluß, den das Unbewußte auf unser Leben hat, zu bestimmen.

Das Unbewußte besteht aus Bildern. Deswegen sagt man auch, das Unbewußte würde in Bildern denken. Hat man beispielsweise vor einigen Jahren ein Erlebnis gehabt und es vergessen, so kann man sicher sein, daß das Unbewußte hiervon weiß. Es ist eine Art Speicher, welcher alles bewahrt – und zwar in Form von Bildern.

Man kann sich beispielsweise ohne weiteres bewußt machen, was man am vorigen Tag getan hat. Man überlegt und setzt dadurch seine Bewußtseinsfunktion in Gang, welche die Erinnerung aus dem Unbewußten holt. Bei belanglosen Ereignissen, die schon Jahre zurückliegen, ist dies schon nicht mehr so einfach. Man kann sich nur noch vage erinnern. Waren die Ereignisse jedoch intensiv und sehr positiv, so ist das Bewußtsein oftmals ohne weiteres in der Lage, sich wiederzuerinnern und dem Ich diese Erinnerung – in Form eines Bildes und des dazugehörigen Gefühls – zugänglich zu machen. Waren die Ereignisse jedoch sehr schmerzhaft und traumatisch, so kann es geschehen, daß diese Ereignisse vom Ich beziehungsweise vom Bewußtsein absichtlich ins Unbewußte verdrängt wurden und von dort nicht mehr ohne erheblichen Aufwand ins Bewußtsein zurückgeholt werden können.

Sinn der Verdrängung ist aus Sicht des Ich beziehungsweise des Bewußtseins die Vermeidung von Schmerz, da ein Wiedererinnern der verdrängten Inhalte die gleiche emotionale Tönung des schmerzhaften Erlebnisses zur Folge hätte. Das Instrument, mit dem diese schmerzlichen Ereignisse im Unbewußten gehalten werden, nennt man Abwehrmechanismen. Die Abwehrmechanismen verhindern nun, daß diese schmerzhaften Erlebnisse wieder ans Bewußtsein treten.

Alle unbewußten Inhalte eines Menschen, die einen konkreten Bezug in der individuellen Lebensgeschichte des Menschen haben, gehören zu einem Bereich des Unbewußten, den man als das »persönliche Unbewußte« eines Menschen bezeichnet.

Im Bereich des persönlichen Unbewußten gibt es zwei wichtige Begriffe, die erläutert werden müssen: Das Innere Kind und der Schatten.

Das Innere Kind

Der Zeitraum von der Verbindung der Seele mit dem Körper über die Geburt und das Kindesalter bis hin zur Pubertät ist von größter Bedeutung für einen Menschen. Vielen Problemen im Erwachsenenleben liegen schmerzhafte Erlebnisse und Erfahrungen innerhalb dieser Zeitspanne zugrunde. Die Summe all dieser Erfahrungen bezeichnet man als »Inneres Kind«. Das Innere Kind in uns ist meist verletzt. Intensive schmerzliche Erfahrungen fügten der Seele Wunden zu, die geheilt werden müssen, da ihre Auswirkungen ansonsten den Erwachsenen bestimmen und er sein Leben nicht zu Freiheit und Selbstbestimmung führen kann. Schmerzhafte Erfahrungen des Inneren Kindes werden oftmals aus dem sich entwickelnden Bewußtsein ins persönliche Unbewußte verdrängt. Doch haben sie immer eine Wirkung auf den Menschen. Denn im Unbewußten wirken diese Verletzungen weiter und können mit großer Macht das Bewußtsein eines Menschen beeinflussen. Das verletzte Innere Kind in uns ist oftmals der Grund, weswegen wir in manchen Situationen keine Kontrolle mehr über uns haben und ein Verhalten anderen gegenüber zeigen, welches uns danach leid tut. Diese Situationen sind oftmals Affektzustände, also von starken Gefühlen begleitet. Um sich nicht mehr von den Verletzungen der Kindheit kontrollieren zu lassen, muß man das Innere Kind heilen.

Wenn du auch nur einige der folgenden Fragen mit Ja beantworten mußt, dann wurde dein Inneres Kind verletzt: Gerätst du immer wieder in Abhängigkeit von einem anderen Menschen, vor allem in der Beziehung zu einem Partner? Hungerst du nach Liebe, Zuneigung und Aufmerksamkeit von anderen Menschen und kannst davon niemals genug bekommen? Neigst Du zu Sucht, egal in welcher Form, von der Alkoholsucht bis hin zur Eifersucht? Erlebst Du in Beziehungen immer wieder Enttäuschungen? Hast Du das Gefühl, daß Deine eigenen Bedürfnisse nur von anderen Menschen befriedigt werden können? Tust du vieles, um aufzufallen und Beachtung zu erlangen? Strebst du oftmals ausschließlich nach materiellen Gütern? Neigst du zu Gewalt, zu Affektausbrüchen, zu Situationen, in denen du dich nicht mehr unter Kontrolle hast? Hast du wenig Selbstwertgefühl, wenig Selbstbewußtsein und mißtraust du anderen Menschen übermäßig? Neigst du zu Depressionen oder siehst du im Leben wenig Sinn?

Der Schatten

Ein anderer Teil des persönlichen Unbewußten ist der Schatten eines Menschen. Der Mensch hat nicht nur gute und helle, sondern auch dunkle Seiten. Zu diesen dunklen Seiten gehören unter anderem die eigenen Schwächen und die sogenannten inferioren Persönlichkeitsanteile. Da der Mensch dazu neigt, sich selbst als ausschließlich »gut« zu sehen, werden all jene Inhalte, die einfach nicht zu einem gehören dürfen, verdrängt. Die Summe dieser verdrängten Persönlichkeitsanteile und -inhalte bilden den Schatten eines Menschen. Dieser ist (persönlich) unbewußt, hat jedoch eine eigene Dynamik. Denn die Schatteninhalte werden auf andere Menschen projiziert und dort auch bekämpft.

Projektion bedeutet: Inhalte, Wesenszüge und Eigenschaften der eigenen Gesamtpsyche werden bei sich selbst nicht erkannt oder abgelehnt und verdrängt. Daher sind diese Inhalte einem selbst unbewußt. Das Unbewußte jedoch strebt nach Ganzheit der Persönlichkeit. Und diese Ganzheit ist eben nicht erreicht, wenn man Teile seiner eigenen Persönlichkeit nicht erkennt. Daher macht das Unbewußte auf sich aufmerksam, indem es seine Inhalte in das Außen hinausverlagert – also projiziert. Dabei werden als Projektionsträger solche Menschen oder Gegenstände verwendet, die für die Projektion geeignet sind und daher eine gewisse Ähnlichkeit mit dem Inhalt der Projektion aufweisen. Das Ich kann nun die Inhalte des eigenen Unbewußten im Außen wahrnehmen – eben durch die Projektionskraft des Unbewußten. Jedoch soll diese Wahrnehmungsmöglichkeit nur der Erkenntnis dienen, daß der projizierte Inhalt Teil der eigenen Persönlichkeit ist. Doch genau an diesem Punkt kommt der Mensch im allgemeinen nicht weiter. Diese Möglichkeit wird eben nicht erkannt. Anstatt die Projektion zurückzunehmen und als zur eigenen Psyche gehörig zu akzeptieren, bekämpft er sie – und damit zugleich den Menschen, der Projektionsträger ist. Hat beispielsweise ein Mensch in sich die eigene Eigenschaft der Arroganz (dies ist der psychische Inhalt) nicht erkannt oder verdrängt, so agiert das Unbewußte. Das Unbewußte möchte dem Bewußtsein beziehungsweise dem Ich jedoch zeigen, daß eine situative Arroganz auch zur eigenen Gesamtpersönlichkeit gehört. Daher sucht es im Außen nach einem geeigneten Menschen (Projektionsträger), der dies dem Ich näher bringen könnte. Trifft man nun einen Menschen, der in gewisser Weise arrogante Züge auslebt, so wird die eigene Arroganz zusätzlich auf diesen Menschen projiziert. Der Mensch wird nun als absolut arrogant erlebt. Arroganter als er tatsächlich ist. Dieser Projektionsvorgang ist dem Ich ebenso unbewußt wie die Tatsache, das man selbst arrogante Züge in sich trägt. Und hierin liegt eben die Gefahr, aber auch die Notwendigkeit der Bewußtwerdung und Erkenntnis dieses Vorgangs. Der Mensch, der als Projektionsträger dient, wird nämlich abgelehnt und auch bekämpft. Würde man die Projektion erkennen, so kann man sie zurücknehmen. Und dies bedeutet, daß man den projizierten Inhalt bei sich selbst annimmt. Den anderen Menschen kann man nun als das sehen, was er ist: Eben als Menschen, der auch arrogante Züge in sich trägt und diese auslebt. Dadurch nimmt man psychische Energien, die in das Außen gebunden sind, zurück, und man wird vollständiger.

Die Projektionsrücknahme ist wohl der wesentlichste Bestandteil auf dem Weg zur Selbstverwirklichung. Erst dadurch werden nämlich die eigenen Kanäle zum Selbst geformt.

Der Schatten ist eben jener Teil des Unbewußten, der verdrängte persönliche Eigenschaften beinhaltet. Immer dann, wenn man sich über das Verhalten eines anderen Menschen übermäßig aufregt, bedeutet dies nun, daß man seinen eigenen Schatten projiziert hat und ihn beim anderen bekämpft. Ein kleines Beispiel: Eine Frau flaniert an einem schönen Tag durch einen Park. Dabei sieht sie eine andere Frau beim Sonnenbad – ohne Bekleidung am Oberkörper. Dies erregt nun ihr Gemüt. Sie würde »so etwas Schlechtes niemals tun«.

Das, was sie tatsächlich getan hat, war, das eigene Bedürfnis nach körperlicher Freizügigkeit als »schlecht« einzuordnen und es in ihr Unbewußtes zu verdrängen. Doch dieses verdrängte Bedürfnis ist nun nicht einfach weg, sondern wirkt im Unbewußten weiter. Da es aber nicht gelebt wird, muß es sich ein »Ventil« suchen, um die damit verbundene psychische Energie ausleben zu können. Gleichzeitig soll sich die Frau durch die Projektion auch der Projektion bewußt werden. Doch sie reagiert mit Ablehnung und Ärger. Sie hat einen Teil ihres Schattens auf die sonnenbadende Frau projiziert und dort bekämpft.

Doch letztlich erfordern Ärger und Ablehnung immer Kraft – vor allem, wenn man selbst das Ziel des Ärgers und der Ablehnung ist. Zudem steht die Schattenprojektion der eigenen spirituellen Entwicklung entgegen. Daher ist es notwendig, daß sich ein Mensch seines Schattens bewußt wird und die jeweiligen Projektionen zurücknimmt. Die Schattenannahme und Projektionsrücknahme könnte zu einer Lebensaufgabe werden. Denn das, was in der Welt verkehrt ist, liegt immer in einem selbst. Dies einzusehen und auch noch in das eigene Leben zu integrieren ist äußerst schwierig.

Doch sind wir alle Teil des Einen, des Großen und des Ganzen – Teil von Gott. Da das Eine den Menschen umfaßt, ja die Menschen aus diesem Einen kommen, gehören alle Menschen zusammen und bilden eine Einheit. Nur daß eben jeder Mensch einen anderen Aspekt des Einen lebt. Diese unterschiedlichen Aspekte des Einen finden ihren Ausdruck sowohl in der Hausfrau, im Porschefahrer, im Politiker, im Priester, im Soldaten usw. Da wir uns meist dieser Einheit von allem unbewußt sind, können wir nicht erkennen, daß der andere Mensch immer einen Aspekt des Einen und daher auch von einem selbst lebt. Und so läßt uns diese Unbewußtheit ausgrenzen, streiten, ablehnen und kämpfen. Doch sollten wir erkennen, daß Objekt unseres Kampfes immer nur wir selbst sind, da sich im Außen, welches wir ablehnen, immer nur unser Schatten spiegelt, den wir projiziert haben.

Doch muß erwähnt werden, daß der Schatten auch lichte Aspekte in sich tragen kann. Dazu gehören dann all jene positiven Eigenschaften, die man aus verschiedensten Gründen nicht wagt auszuleben. Auch hier gilt es, diese Schatteninhalte bewußt zu machen.

Ein dritter Aspekt sind die Anlagen und Fähigkeiten, die in uns liegen, die wir aber ebenfalls nicht entwickelt haben. All jene Fähigkeiten, um die wir andere Menschen beneiden, gehören zu diesen unterentwickelten Fähigkeiten in uns, die dann Teil des Schattens sind. Eine entsprechende Aufgabe wäre hier die Entwicklung und Förderung jener Anlagen, die man bisher kaum beachtet hat.

Fragen zur Selbstreflexion

Was lehnst du in deinem Leben ab? Was stört dich an anderen Menschen? Was erachtest du als für dich schlecht? Wie möchtest du niemals sein? Gibt es Menschen, mit denen du immer wieder über bestimmte Verhaltensweisen streitest?
Gibt es auch Situationen, in denen du dich positiv verhalten wolltest, es dann aber doch nicht getan hast? Situationen, in denen du beispielsweise einem Menschen helfen wolltest? Warum hast du es nicht gewagt zu helfen?

Wie aus den bisherigen Darstellungen ersichtlich, hat das Unbewußte verschiedene Bereiche oder Schichten. Der eben beschriebene Bereich ist das persönliche Unbewußte, ein anderer Bereich ist das kollektive Unbewußte. Zum persönlichen Unbewußten gehören vor allem jene Erlebnisse und Wahrnehmungen, die ein einzelner Mensch erfahren hat und dann in das Unbewußte hat sinken lassen, weil er sie einfach vergaß oder weil er sie verdrängte. Das persönliche Unbewußte bezieht sich also auf Inhalte, die mit der Lebensgeschichte des Individuums in Zusammenhang stehen.

Doch neben der Schicht des persönlichen Unbewußten gibt es auch noch psychische Inhalte, die auf das Individuum wirken und dennoch nicht aus dessen persönlichen Lebenslauf heraus zu erklären sind. Diese Inhalte wirken auf alle Menschen. Ihr Vorhandensein kann sich nur aus der gesamten menschlichen Entwicklungsgeschichte erklären lassen. Man bezeichnet sie als Archetypen beziehungsweise archetypische Bilder. Den Bereich des Unbewußten, in dem die Archetypen vorzufinden sind, nennt man das kollektive Unbewußte.

Das kollektive Unbewußte und die Archetypen

Das kollektive Unbewußte ist also eine Schicht des Unbewußten, deren Vorhandensein sich nicht aus dem Leben eines Individuums erklären läßt. Die Inhalte des kollektiven Unbewußten sind nicht spezifisch für das individuelle Ich und stammen auch nicht aus persönlichen Erwerbungen. Vielmehr haben sie einen kollektiven Hintergrund und sind a priori vorhanden.

Die Kollektivität zeigt sich an gewissen Verhaltens- und Funktionsweisen der Psyche, die allen Menschen gemein sind. Dazu gehören bestimmte kollektive Arten des Verhaltens, des Denkens und des Fühlens, aber auch instinktive Reaktionsweisen auf bestimmte Situationen, die in jedem Menschen verankert sind. Beispielsweise die instinktive Reaktion von Menschen auf Gefahren, auf Feuer usw. Diese Reaktionsweisen sind eben bei allen Menschen gleich – bei Afrikanern ebenso wie bei Europäern. Sie lassen sich überall und zu allen Zeiten – unabhängig von aller Tradition – nachweisen.

Diese allgemeinen Muster nun sind Grundlage jedes Lebens. So gehört zu diesem Muster auch jede Erscheinungsweise auf der Welt. Es gibt sehr viele unterschiedlichen Menschen. Jedoch sind alle nach dem gleichen Muster aufgebaut. Ebenso gibt es sehr viele unterschiedliche Pferde. Jedoch ist der Bauplan, das Muster für jedes Pferd gleich. Jeder Samen wird einst zu einer Pflanze führen. Doch nur deswegen, weil es hierfür ein Muster gibt, in welches die Pflanze hineinwachsen kann.

Und so ist es mit allem, was wir sehen und wahrnehmen können. Für alles existiert ein grundsätzliches Muster. Platon hat dieses Muster als *Ideen* bezeichnet. Das Muster selbst können wir niemals vollständig erkennen. Jedoch können wir die individuellen Ausformungen dieser Muster in unserer Welt sehen.

Das kollektive Unbewußte stellt nun ein solches Muster dar. Dieses Muster ist für alle Menschen gleich. Und daher bezeichnet man es als archetypisch. Aus diesem Muster können Teile herausgenommen und isoliert betrachtet werden. Diese Teile werden als Archetypen bezeichnet.

Die Archetypen stellen ›Bahnungen‹, eine Art Achsensystem dar – eben das Muster. An diesem Achsensystem befinden sich die archetypischen Bilder. Sie sind die Kraftzentren und Kraftfelder des Unbewußten. Jedoch sind Archetypen und archetypische Bilder nicht identisch. Nimmt man beispielsweise den Archetypen des Pferdes, so hat man das vollkommene Muster. Aus diesem Muster heraus entstehen nun Pferde. Alle sind unterschiedlich, sind individuell. Der Mensch nimmt seine Umwelt, und somit auch die Pferde, in Form von Bildern wahr. Da es sehr viele Pferde gegeben hat und gibt, alle mit unterschiedlichem Aussehen und Verhalten, gibt es sehr viele unterschiedliche Bilder davon – mit den entsprechenden Erfahrungen, die Menschen mit Pferden gemacht haben. Diese Bilder nun lassen sich inhaltlich einander zuordnen. So gibt es viele Bilder vom ungestümen Hengst oder auch vom stolzen Roß. Der Kern dieser Bilder, der bei allen gleich ist, wird als archetypisch bezeichnet. Dies sind dann archetypische Bilder, die den grundsätzlichen Archetypen des Pferdes anhaften. Jedes archetypische Bild hat auch eine bestimmte Kraft beziehungsweise Energie. Diese ist bestimmt aus allen Erfahrungen, die Menschen mit Pferden gemacht haben.

Wir haben bisher also festgestellt, daß die Form des kollektiven Unbewußten ein universelles Muster ist, dem alle menschlichen Erfahrungen anhaften – und zwar als Bilder mit einer bestimmten Kraft.

Ein weiteres Merkmal der Archetypen mit ihren Bildern ist ihre Polarität. Das heißt: Jeder Archetyp und jedes archetypische Bild trägt eine dunkle und eine helle Seite in sich. Es werden zwei Pole vereinigt. Die Archetypen weisen also eine polare Struktur auf. Diese äußert sich in archetypischen Bildern, welche einmal die helle, ein anderes Mal die dunkle Seite des Archetyps widerspiegeln. Alle menschlichen Erfahrungen werden gespeichert und haften sich an die archetypischen Bilder an.

Das wahre Wesen eines Archetyps zu erfassen ist dem Menschen nicht möglich. So ist es niemandem vergönnt, das vollkommene Muster zu erkennen.

Der Archetyp ist also immer formal bestimmt, jedoch niemals inhaltlich. Der Inhalt eines Archetyps zeigt sich immer in archetypischen Bildern, und diese sind veränderlich. Dieser Zusammenhang soll noch einmal verdeutlicht werden:

Ein Maler hat seine Lebenserfahrungen in Bildern festgehalten. Diese Bilder spiegeln seine Eindrücke und Gefühle wider. Er möchte alle Bilder an einer großen Wand plazieren und aufhängen. Zuerst benötigt er Metallstäbe. Diese Metallstäbe befestigt er an der Wand. Einige werden waagrecht, einige senkrecht, einige diagonal an die Wand befestigt. Er hat durch die Metallstäbe ein Muster an der Wand geschaffen, beispielsweise ein Quadrat mit Verbindungen zwischen allen vier Ecken. An diesen Metallstäben kann er nun seine Bilder befestigen. Doch bevor er dies tut, wird er seine Bilder inhaltlich einordnen. Er wird jene Bilder, die seine Erfahrungen mit den Eltern widerspiegeln, zusammenstellen, genauso jene, die auf seinen Erfahrungen mit der Natur, mit Freunden beruhen – usw. Nun plaziert er alle seine Bilder, die zum Thema »Eltern« gehören, in einer Ecke des Quadrats. Die Bilder, die positive Erfahrungen ausdrücken, hängt er links von jenen auf, welche negative Erfahrungen ausdrücken. Mit allen anderen geordneten Bilderthemen verfährt er genauso. Schließlich hat er alle Bilder an der Wand befestigt. Sein ganzes Leben mit den bisherigen Erfahrungen drückt sich in diesen Bildern aus. Jedes einzelne Bild, welches er betrachtet, löst in ihm bestimmte Emotionen und Kräfte aus. Das eine Bild vermag ihn traurig zu stimmen, das andere zu erfreuen und zu motivieren.

Genauso ist es mit dem kollektiven Unbewußten, nur daß hier eben die Erfahrungen aller Menschen seit Anbeginn der Zeit widergespiegelt und aufbewahrt werden. Die Archetypen wären in diesem Vergleich die Metallstäbe, also ein Achsensystem. An diesem Achsensystem befinden sich die archetypischen Bilder. In einer Ecke des Achsensystems befinden sich beispielsweise alle Bilder mit Erfahrungen, die die Menschen bisher mit ihrem Vater und ihrer Mutter gemacht haben. Im anderen sind alle Erfahrungen, die Menschen mit Gott gemacht haben usw.

Auch hier ist es so, daß die Bilder zum einen positive, zum anderen negative Erfahrungen ausdrücken beziehungsweise positive oder negative Emotionen hervorrufen können. Genauso muß man sich das kollektive Unbewußte vorstellen. Alle Menschheitserfahrungen sind dort in Bilderform gespeichert. Und diese Bilder wirken eben auf das Bewußtsein des Menschen. Ja, sie sind sogar Basis für das menschliche Bewußtsein.

Hat beispielsweise ein archetypisches Bild Zugang zum Bewußtsein eines Menschen gefunden, so wird dieser Mensch davon beeinflußt. Zugang zum Bewußtsein kann ein archetypisches Bild nur dann erfahren, wenn dies zum einen vom

Bewußtsein zugelassen wird und zum anderen, wenn von außen ein Auslöser auf einen Menschen wirkt.

Ein Beispiel ist der Elternarchetypus, aufgespalten in einen Vater- und Mutterarchetypus: Im Laufe der Menschheitsgeschichte haben sich bestimmte archetypische Bilder von Eltern entwickelt, die dem Elternarchetypus anhaften. Ein Archetyp ist ja immer polar, hat also eine helle und dunkle Seite. Die helle Seite des Elternarchetypus beinhaltet u. a. das Bild von den sorgenden Eltern, die ihr Kind mit Liebe und Achtung großziehen. Die dunkle Seite entspricht u. a. den sorglosen und lieblosen Eltern. Diese Beispiele für den dunklen und den hellen Aspekt des Archetyps sind nur zwei von vielen. Je nachdem, welcher Aspekt des Archetypen nun Zugang zum Bewußtsein findet, wirkt er dort. So kann beispielsweise in einer Diskussion mit der Mutter ein archetypisches Bild von der Mutter an sich ausgelöst werden. Dieses dringt nun in das Bewußtsein des Kindes. Ist die Diskussion von Streit geprägt, so kann sich der negative Aspekt aktivieren. Das Kind spürt nun den archetypischen Aspekt der bösen Mutter in sich. Dies projiziert es auf die eigene Mutter. Ab diesem Augenblick kann das Kind die Mutter nicht mehr so wahrnehmen, wie sie wirklich ist. Denn in seinem Bewußtsein wirkt nun das archetypische Bild. Und jenes Bild beinhaltet eben alle negativen Menschheitserfahrungen zwischen Mutter und Kind. Dies ist die grundsätzliche Wirkung von Archetypen.

An den Archetypen verfestigen sich also alle Menschheitserfahrungen in Form von Bildern, die im Laufe der Zeit immer inhaltsreicher werden. Diese archetypischen Bilder nun können in das Bewußtsein dringen und dort zerstörerisch wirken. Die Motive der archetypischen Bilder sind in allen Kulturen die gleichen. Sie zeigen sich immer wieder in allen Mythologien, Märchen, Mysterien und religiösen Überlieferungen. Beispiele für Archetypen sind der Archetypus des Vaters, der Mutter, des Selbst, des Weisen, der Anima und des Animus, der Wandlung usw.

Im folgenden sollen noch einige Archetypen kurz dargestellt werden, da sie für den Entwicklungsweg des Menschen von besonderer Bedeutung sind. Vor allem ab dem dritten Reiki-Grad, dem Reiki-Meister, muß man sich mit diesen Bildern auseinandersetzen.

Es gibt auf dem Entwicklungsweg vor allem zwei Archetypen, mit denen das Individuum intensiv arbeiten muß. Dies sind der Archetyp der Anima (für den Mann) beziehungsweise des Animus (für die Frau) und der Archetyp des männlichen beziehungsweise weiblichen Prinzips. Auch wenn das kollektive Unbewußte für alle Menschen gleichermaßen relevant ist, so wirken doch einzelne Archetypen im Leben eines Menschen unterschiedlich. Dies ist abhängig von der individuellen Lebensgeschichte. Sie bestimmt, welche Archetypen von größerer Bedeutung im Leben sind und welche Aspekte dieser Archetypen wiederum immer wieder Zugang zum Bewußtsein finden.

Doch sind die Anima beziehungsweise der Animus und der Archetyp des männlichen beziehungsweise weiblichen Prinzips für jeden Menschen von gleicher Bedeutung. Nur der individuelle Zugang zu den verschiedenen Aspekten unterscheidet sich von Mensch zu Mensch.

Diese beiden Archetypen haben einen ganz konkreten Einfluß auf den Menschen – oftmals ist dieser negativ und zerstörerisch. Meistens sind sie noch so roh und unbearbeitet, so daß ein Mensch ein Leben lang von ihnen bestimmt wird – ohne dies zu wissen. Sie äußern sich auf zwei Weisen: Zum einen vernimmt man ihre Kraft, ihre Stimmen im eigenen Inneren und zum anderen erfährt man sie in der Projektion auf andere Menschen.

Die Psyche der Menschen als Ganzes kann man sich u. a. anhand des Bildes vom Meer und den Wellen gut vorstellen. Das Meer an sich stellt die Gesamtpsyche dar. Die Wellenbewegungen jedoch führen an der Oberfläche zu »Spitzen«. Diese Spitzen an der Oberfläche repräsentieren das Bewußtsein mit dem Ich im Mittelpunkt und das persönliche Unbewußte. Das weite und riesige Meer darunter ist Grundlage für die Spitzen. Ja, aus ihm entwickeln sie sich erst. Und jede Spitze ist mit allen anderen verbunden. Und zwar über das Meer an sich.

Jene Kraft, die überhaupt erst zu den Wellenbewegungen führt, bezeichnet man als Selbst.

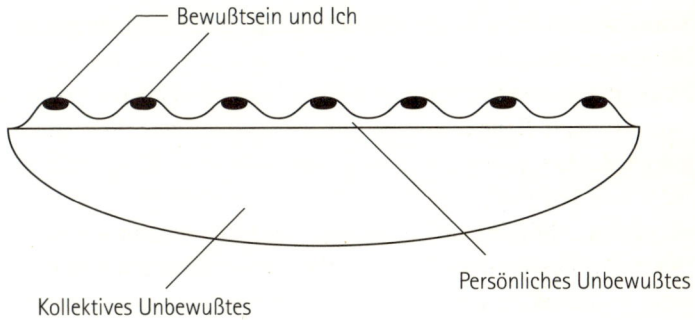

Die Anima

Im Archetyp Anima spiegelt sich die Vielfalt der unbewußten Psyche wider. Dieser ist einer der mächtigsten Archetypen. Er ist ein Archetypus des Seelenlebens und der Weiblichkeit im Unbewußten des Mannes. Er verkörpert alle weiblichen Seeleneigenschaften im Mann. Dazu gehören alle Stimmungen und Launen, alle Gefühle und Ahnungen, der Natursinn, die Liebesfähigkeit, die Aufnahmefähigkeit von Irrationalem usw. Zudem ist die Anima äußerst wichtig, um die Beziehung des Bewußtseins zum Unbewußten schöpferisch zu gestalten. Die Anima entwickelt sich in der Auseinandersetzung des Mannes mit der Mutter oder weiblichen Bezugsperson und enthält alle Erfahrungen mit der weiblichen Ahnenreihe. Diese Erfahrungen (die sich in den archetypischen Bildern manifestieren) treten personifiziert in Phantasien, Träumen oder Visionen in Erscheinung. Sie können sich jedoch auch im Tagesbewußtsein auswirken. Hat ein Mann beispielsweise grundsätzlich negative Erfahrungen mit der eigenen Mutter gemacht, so ist seine Anima entsprechend geprägt. Der Mann erlebt seine Anima dann in depressiven Launen, in Unzufriedenheit, in Reizbarkeit, in übertriebenem emotionalem Verhalten oder in Überempfindlichkeit. Dies kann sogar bis zu einer Art Besessenheitszustand führen, in dem sich der Mann nicht mehr unter Kontrolle hat. Auch wird eine solche Anima einem Mann immer wieder zuflüstern, er sei unzulänglich.

Andere Folgen der negativen Anima können die Angst vor Impotenz sein oder eine Lebensmelancholie bis hin zur tiefen Depression. Dies sind die gefährlichen Seiten der Anima. Werden sie nicht erkannt und bearbeitet, so wirken sie ein Leben lang auf das Bewußtsein. Der positive Aspekt bezieht sich auf Kontaktfreudigkeit, Sympathie, Engagement usw.

Der Archetyp Anima gehört zum Mann. Er realisiert sich immer aufs neue in jedem Mann, wenn dieser einer Frau begegnet, und wirkt äußerst faszinierend auf ihn. Männer erleben diese ihre eigene unbewußte Weiblichkeit in der Projektion auf ganz bestimmte Frauen wie beispielsweise auf die Hure, die Ehefrau, die Mutter, die Schwester usw. Sie erleben ihre unbewußte Weiblichkeit aber auch in inneren Gefühlszuständen wie oben beschrieben.

Doch ist die Anima negativ, so muß sie bearbeitet werden. Zuerst gilt es, sie als eigenständige Macht im Unbewußten anzuerkennen. Dann muß man die eigenen Träume, Visionen, Phantasien, Launen und Gefühle ernst nehmen. Sie müssen als eigenständige Realität anerkannt werden. Als nächsten Schritt muß man diesen Ausdruck verleihen (beispielsweise durch Malen, Basteln, Schreiben o. ä.) und in Erfahrung bringen, was sie einem sagen wollen. Mit Hilfe von Reiki ist der nächste, wichtigste Schritt möglich: Erkennen, daß die Anima nicht das Bewußtsein ist, daß sie sich vom Ich unterscheidet. Man differenziert sich von der Anima und kann dadurch die Projektionen auf andere Menschen Schritt für Schritt zurücknehmen. Hat man sich zu unterscheiden gelernt, so kann die Anima nicht mehr zerstörerisch wirken. Ist die Anima bearbeitet, so können die ersten wahren Kontaktaufnahmen mit dem Selbst erfolgreich verlaufen.

Der Animus

Das Pendant zur Anima des Mannes ist für Frauen der Animus. Alles, was über die Anima bisher gesagt wurde, gilt in analoger Weise für den Animus. Allerdings gibt es einige wichtige Unterscheidungen: Der Animus repräsentiert die männliche Seite in der Frau. Er äußert sich in festen, unabänderlichen Überzeugungen. Diese Überzeugungen werden mit einer gewissen Gefühlskälte und Eigensinnigkeit vertreten. Der Animus ist vom Vater oder männlichen Bezugsperson geprägt und wird auf alle Männer projiziert, die die Aufmerksamkeit der Frau erregen. Ein negativer Animus äußert sich unter anderem in einer inneren Stimme, die der Frau zuflüstert, daß sie ein hoffnungsloser Fall sei, daß sich doch sowieso nichts am Leben ändert. Er vermittelt also eine Art

Hoffnungs- und Sinnlosigkeit. Der positive Aspekt des Animus drückt sich in schöpferischen Qualitäten aus. Ebenso in Initiative und geistiger Klarheit.

Die inneren Stimmen der Anima und des Animus dringen in das Bewußtsein eines Menschen ein und bestimmen es. Dann meint man, daß man selbst diese Stimmen hat, daß die damit verbundenen Gedanken und Gefühle die eigenen sind. Das Ich eines Menschen fühlt sich dann oftmals so weit mit diesen inneren Stimmen identisch, daß es sich kaum noch objektiv damit auseinandersetzen kann. Erst wenn diese Art von Besessenheitszustand beendet ist, stellt man fest, daß man Dinge gesagt und getan hat, die man so nicht meinte.

Der Archetyp des männlichen beziehungsweise des weiblichen Prinzips

Hat man sich bisher mit der gegengeschlechtlichen Seite in einem auseinandergesetzt, so gilt es nun, sich der eigengeschlechtlichen Seite zu widmen. Erst die Verwirklichung des weiblichen und männlichen Prinzips in einem führt zu Vollständigkeit. Die Frau muß nun erkennen, was das ursprüngliche Weibliche in ihr auf der Welt ist. Der Mann befaßt sich mit dem ursprünglich Männlichen. Dies ist die Stufe von zwei Archetypen, die direkt aus dem Selbst geboren wird beziehungsweise die in ihrer Gesamtheit den Archetyp des Selbst bilden. Das Selbst vereinigt in sich das Weibliche und Männliche gleichermaßen. Es ist dies die Einheit und Symbiose von Yin und Yang.

Für den Mann gilt es, sich unter anderem mit den Bildern und Aspekten des Alten Weisen, des erfahrenen und überlegenen Greises, des Heiligen oder des Meisters auseinanderzusetzen. Die Frau wiederum arbeitet mit den Kräften von archetypischen Bildern, die das weibliche Wesen in all seinen Aspekten verdeutlichen: die weise Frau, die Greisin, die Göttin usw.

Aus dieser konkreten Arbeit heraus werden Frau und Mann zu dem, was ihnen bestimmt ist: Ein vollständiger Mann, der seine eigentliche Männlichkeit und Weiblichkeit erkannt und ins Leben integriert hat. Eine vollständige Frau, die in sich die männlichen Anteile erforscht und herausgebildet hat, die aber auch ihre ureigenste Weiblichkeit zu leben vermag. Mann und Frau sind nun vollständig geworden. Sie haben alle Aspekte ihres Seins ergründet, haben Projektionen aus dem Außen zurückgenommen und gelernt, sich vom Unbewußten zu unterscheiden.

Jetzt erst ist der Weg zum Selbst frei. Jetzt erst wird es dem Ich möglich, einen klaren Kanal zum Selbst aufzubauen. Man ist in der Lage, die Stimmen des Selbst zu vernehmen und sich davon führen zu lassen.

Das Selbst

Der Archetyp des Selbst ist der Archetyp des Archetypen. Wie jeder Archetyp drängt auch der des Selbst zur Realisierung, und dies bedeutet die Erfahrung des Selbst-Seins, die Erfahrung des Ganz-Seins, der Harmonie. Er drängt die Psyche dazu, sich auf diesen Zustand hinzuentwickeln. Das Ziel menschlicher Entwicklung ist die Selbstverwirklichung beziehungsweise Selbstwerdung. Und dies bedeutet die Vollständigkeit des Menschen. Der Mensch ist eben dann vollständig, wenn er die Projektionen des Unbewußten zurückgenommen hat. Solange er noch Inhalte nach außen projiziert, sind sie ja nicht in seiner Psyche integriert.

Daraus ergibt sich die zentrale Stellung des Archetyps Selbst.

Das Selbst ordnet nämlich alle anderen Archetypen an und ist somit Subjekt der gesamten Persönlichkeit, der bewußten wie der unbewußten – ebenso wie das Ich Subjekt des Bewußtseins ist.

Wie jeder andere Archetyp äußert sich auch das Selbst in Symbolen und Bildern. Das Selbst als Symbol der Einheit und Harmonie bringt auch solche Symbole hervor. Dies sind all jene, die die Überwindung der Gegensätze ausdrücken, beispielsweise Mandalas, ein Kreis oder das chinesische Yin-und-Yang-Symbol. Diese Symbole treten in der individuellen Erfahrung in Erscheinung, wenn der Archetyp Selbst wirksam wird. Und zwar immer dann, wenn durch Bewußtseinserweiterung ein neuer Persönlichkeitsschwerpunkt geschaffen wird. Da das Selbst die Gesamtpsyche anordnet und zur Realisierung drängt, folgt daraus, daß es die Gesamtpersönlichkeit des Menschen leitet, um ihn durch Bewußtseinserweiterung der Erfahrung des Selbstseins und der Selbstverwirklichung näher zu bringen. Der Archetyp des Selbst ist es, wonach letztlich alle Menschen suchen. Sie wollen sich selbst verwirklichen, wollen sich selbst ausdrücken usw. Der Archetyp des Selbst entspricht in der esoterischen Terminologie dem Höheren Selbst.

Anzumerken sei hier noch die Bedeutung des Begriffes Bewußtseinserweiterung. Bewußtseinserweiterung wird zum einen als Prozeß verstanden, in dem die Zusammenhänge und Inhalte des Unbewußten ergründet und erkannt werden, und zum anderen als Fähigkeit, die engen Grenzen des Bewußtseins zu erweitern, indem man in der Lage ist, mehr und mehr Inhalte aus dem Unbewußten ins Bewußtsein zu holen.

Der psychologische Weg zur Individuation

Der grundsätzliche Entwicklungsprozeß zur Selbstverwirklichung wird auch Individuationsprozeß genannt. Dieser basiert auf konkreten Schritten: Zuerst beginnt man, die eigene Persona zu ergründen: Man forscht nach Verhaltensweisen, in denen man die eigene Individualität unterdrückt. Es gilt, hinderliche Rollen und Masken zu erkennen und abzulegen. Daraufhin wendet man sich seinen unbewußten Bereichen zu. Das Innere Kind muß geheilt werden. Alle schmerzlichen Erfahrungen aus der Vergangenheit müssen verarbeitet werden. Damit eng verbunden ist die Schattenintegration. Das, was man bisher für sich abgelehnt hat, demzufolge auf andere Menschen projiziert und bekämpft hat, nimmt man nun an und akzeptiert es. Sind diese schweren Aufgaben vollbracht, wird man schon eine weitaus größere Freiheit in der Lebensgestaltung erfahren, als es zuvor der Fall war. Doch endet die Entwicklung hier nicht. Es gilt zudem, sich mit den Archetypen des kollektiven Unbewußten auseinanderzusetzen. Dies sind vor allem die Anima beziehungsweise der Animus und auch der Archetyp des männlichen beziehungsweise des weiblichen Prinzips. Wer auf dem Individuationsweg bis hierher fortgeschritten ist, der erfährt den Archetypen des Selbst: Das Selbst steuert und ordnet alle anderen Archetypen an. Es umfaßt alles Seiende, beinhaltet alle Gegensätze und *ist* somit Einheit.

Erreichen wir auf unserem Entwicklungsweg das Selbst – und dies ist mit der Rücknahme aller Projektionen, der persönlichen wie der archetypischen, verbunden – so haben wir den Schritt zur Selbstverwirklichung getan. Doch dieser Schritt ist viel gewaltiger, als man gemeinhin glaubt.

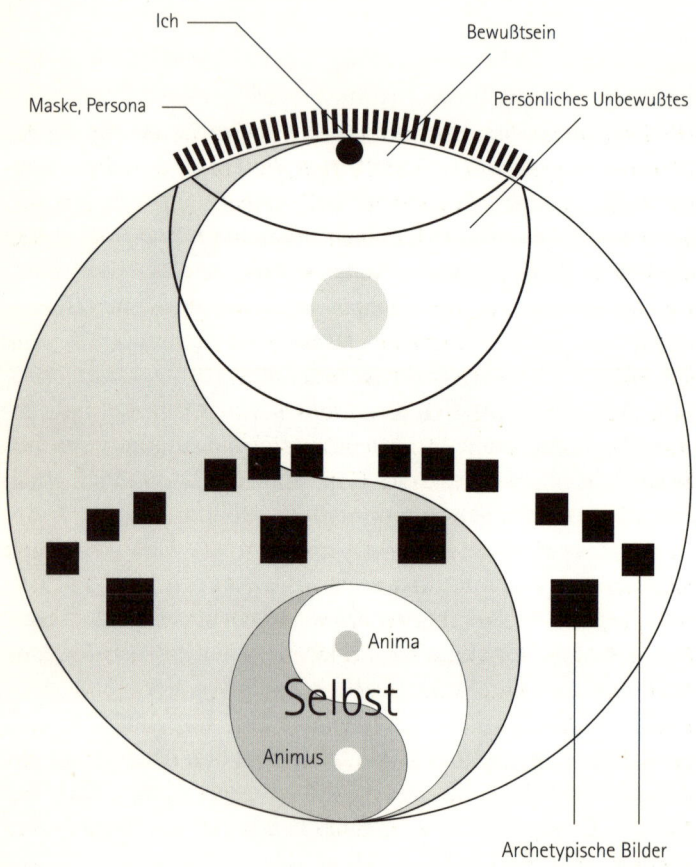

Zeichnung von den Bereichen der Persönlichkeit

TEIL 2
Reiki–Grundlagen II:
Die Esoterik

Die Psychologie hat uns nun einen Einblick in die Psyche des Menschen gegeben. Doch stellt sich die Frage, wie diese Psyche in den Kosmos eingebettet ist? Welchen Lebensbedingungen ist die Seele eines Menschen unterworfen? Auf diese und ähnliche Fragen gibt die Esoterik Antwort:

Der Mensch ist aus der Einheit gekommen und wird wieder in die Einheit zurückkehren. Dazwischen liegt das Leben in der Polarität. Die Polarität ist gekennzeichnet durch das Gefühl des Getrennt-Seins. Der Mensch empfindet sich als getrennt von anderen Menschen, als getrennt vom Höheren Selbst oder als getrennt von Gott. Aus diesem Gefühl heraus erwächst Leid und Schmerz.

Das Höhere Selbst ist Seele. Aus dieser seelischen Einheit löst sich ein Teil und inkarniert in einen menschlichen Körper. Jenen Teil aus dem Höheren Selbst, der sich löste und in einen Körper inkarnierte, bezeichnet man als fragmentierte Seele, als Seele des einzelnen.

Das Bewußtsein und das Ich einer fragmentierten Seele wird als Mittleres Selbst bezeichnet. Der Bereich der Seele, der für den Kontakt zum Höheren Selbst zuständig ist, ist das Niedere Selbst. Das Niedere Selbst steht für das Unbewußte. Ziel der esoterischen Entwicklung ist unter anderem, die Verbindung zwischen Höherem Selbst und Mittlerem Selbst wiederherzustellen und wahrzunehmen. Dann wird man sich nicht mehr als vom Höheren Selbst getrennt empfinden und

51

somit ein sinnerfülltes und zufriedenes Leben führen können. Doch dieser Weg führt eben nur über das Niedere Selbst, das Unbewußte. Die Esoterik teilt also die Psyche des Menschen ebenso wie die Psychologie in verschiedene Bereiche ein: das Höhere, das Mittlere und das Niedere Selbst.

Das Mittlere Selbst entspricht unserem Bewußtsein mit dem Ich. Das Niedere Selbst entspricht dem persönlichen Unbewußten und auch den Archetypen des kollektiven Unbewußten – mit Ausnahme des Selbst. Der esoterische Weg ist also mit dem der Psychologie eng verzahnt. Die Esoterik sucht den Weg zum Höheren Selbst aber aus einer etwas anderen Sicht zu gehen: Der Mensch muß Einsicht in die kosmischen Zusammenhänge erfahren. Er muß die esoterischen Grundgesetze kennen und in sein Leben integrieren. Erst aus dieser Einsicht heraus wird es ihm möglich, auf dem Weg zum Höheren Selbst fortzuschreiten. Doch auch hier müssen Projektionen aus dem Außen zurückgenommen werden. Daneben gilt es, einen tiefen Erkenntnisprozeß zu durchlaufen, der Einsicht in das Wesen des Seins gewährt. Aus diesem Erkenntnisprozeß nun ergibt sich eine Erweiterung der bisherigen Definition von Individuation aus esoterischer Sicht. Der psychologische Individuationsprozeß »endet« mit der Selbstverwirklichung. Wobei der Zustand der Selbstverwirklichung wohl nur wenigen Menschen in diesem Leben vergönnt ist.

Aus esoterischer Sicht ist das Ziel die Selbsterkenntnis. Um der Selbsterkenntnis näherzukommen, muß man sich weiter entwickeln als »nur« bis zum Zustand der Selbstverwirklichung. Dies erreicht man unter anderem, indem man durch Erkenntnis Einsicht in das Wesen des Seins erlangt. Aus dieser Einsicht in das Wesen des Seins, die man unter anderem durch das geistige Durchdringen der esoterischen Grundgesetze vorantreibt, ergeben sich für das Leben unterschiedliche Aufgaben. Eine davon ist die Lichtbefreiung.

Die esoterischen Grundgesetze

Gesetz der Ordnung

Die Welt, in der wir leben, ist Teil des Kosmos. Kosmos (griechisch) bedeutet Ordnung. Beispielsweise kreisen die Planeten in fest vorgeschriebenen Bahnen um die Sonne. Wirft man einen Stein, so fällt er gesetzmäßig auf den Boden. Erhitzt man Eis, so schmilzt es zu Wasser, irgendwann wird es zu kochen beginnen und dann verdampfen. Man könnte hier viele Beispiele aufführen, denen allen eines gemein ist: Jedes Phänomen unterliegt einer bestimmten Ordnung und Gesetzmäßigkeit. Eine Ordnung besteht aus festen Strukturen, innerhalb deren sich das jeweilige Phänomen manifestiert.

Das, was wir in der Natur feststellen, läßt sich auch beim Menschen ohne weiteres beobachten: Ein Mensch wird geboren, ist hilflos und auf seine Umwelt angewiesen. Er wächst und reift heran. Dabei durchläuft er Phasen wie das Kindesalter, die Pubertät, das Erwachsenenalter, die Zeit als alter Mensch. Jeder Mensch durchläuft diese Phasen des Wachstums und der Entwicklung, sofern er das jeweilige Alter erreicht. Doch hat es noch keinen Erwachsenen gegeben, der beispielsweise die Pubertät übersprungen hätte, keinen Menschen, der nicht regelmäßig essen und trinken mußte, keinen, der nicht schlafen mußte, keinen, der sich nicht wenigstens für eine bestimmte Zeit seines Lebens bewußt nach Liebe und Geborgenheit gesehnt hätte. Man sieht, daß auch der Mensch aus der Ordnung nicht ausgeschlossen ist. Unser Leben stellt eine Ordnung dar und ist einer Ordnung unterworfen. Wer die Ordnung erkennt, erkennt auch die in ihr wirkenden Gesetzmäßigkeiten. Daher gibt es keinen Zufall im Sinne eines Ereignisses, das nicht einer Gesetzmäßigkeit unterworfen wäre. Alles Geschehen ist bestimmten Gesetzmäßigkeiten unterworfen.

Ereignisse, deren Zusammenhänge, Ursachen und Wirkungen wir nicht begreifen können, bezeichnen wir oftmals als Zufall, Glück, Pech oder sonstiges. Doch ist jedes Ereignis im Leben, auch wenn wir es nicht verstehen, etwas, das uns gesetzmäßig »zufällt«. Die Sinnhaftigkeit jener Geschehnisse wird uns oftmals erst mit zeitlichem Abstand bewußt. Gäbe es im Kosmos auch nur ein außergesetzmäßiges Ereignis, so würde dieser zusammenstürzen.

Was auf materieller, körperlicher Ebene gilt, trifft auch für den immateriellen, geistigen Bereich zu. Es gibt keinen Grund, das Leben des Menschen, seine Psyche und seine Entwicklung von einer Grundordnung auszunehmen.

Liegt dem Leben ein Plan zugrunde, so muß eine Abweichung von unserem Lebensplan – aufgrund unserer freien Willensentscheidungen – immer zu Korrekturen führen. Diese Korrekturen sind schmerzhaft und werden oftmals als Schicksal interpretiert.

Die Ordnung im geistig-seelischen Bereich spiegelt sich unter anderem in den sogenannten »Esoterischen Grundgesetzen« wider. Die Esoterischen Grundgesetze machen Aussagen über grundsätzliche Zusammenhänge des menschlichen Lebens. Im folgenden sollen die wichtigsten Gesetzmäßigkeiten dargestellt werden.

Gesetz der Analogie

Das Analogiegesetz lautet verkürzt: Wie oben, so unten. Wie unten, so oben. Daraus ergibt sich: Wie im kleinen, so im großen. Wie im Mikrokosmos, so im Makrokosmos. Wie im Innen, so im Außen. Wie im Materiellen, so im Immateriellen.

Hinter dem Analogiegesetz steht die Annahme, daß überall im Kosmos die gleichen Gesetzmäßigkeiten herrschen. Der Kosmos stellt ja eine Ordnung dar. Und diese Ordnung gilt für alles Leben, für das ganze Universum. Ein und dieselbe Ordnung durchdringt alle Bereiche des Lebens. Diese Ordnung muß dann ebenso im Atom wie im Sternenhimmel gelten. Wie im kleinen, so im großen.

Ein Beispiel kann den Inhalt dieses Gesetzes hervorragend veranschaulichen: Im Atom gibt es einen Atomkern. Um diesen Atomkern kreisen viele kleine Teilchen. Der Atomkern ist das Zentrum, an dem sich alle anderen Teilchen orientieren. Er bildet das Zentrum in der atomaren Welt. Zudem reiht sich Atom an Atom, um in ihrer Summe ein Ganzes zu bilden.

Dies ist ein Phänomen, das sich auf einer sehr kleinen Ebene manifestiert – für unsere Augen nicht sichtbar. Nach dem Analogiegesetz muß diese Ordnung und Gesetzmäßigkeit auch eine Entsprechung in größeren Dimensionen haben und dort zu beobachten sein. Betrachtet man nun unser Sonnensystem, so fällt diese Analogiebildung nicht schwer. Auch hier gibt es einen Kern, ein Zentrum, um welches sich alles dreht. Es ist die Sonne. Alle Planeten kreisen in festen Bahnen um die Sonne. An unser Sonnensystem grenzen wiederum andere Sonnensysteme, genauso wie sich in der atomaren Welt Atom an Atom reiht.

Man sieht nun an diesem kleinen Beispiel, wie das Analogiegesetz anzuwenden ist. Hat man eine Gesetzmäßigkeit auf einer Ebene erkannt, so kann man diese auf andere Ebenen übertragen.

Auf dem Weg der Erkenntnis benötigt man das Analogiegesetz, da das menschliche Wahrnehmungs- und Vorstellungsvermögen begrenzt ist. Zusammenhänge in mittleren Dimensionen können wir uns meist vorstellen. Richten wir jedoch unseren Blick auf sehr große oder sehr kleine Zusammenhänge wie beispielsweise die atomare oder kosmische Welt, so versagt das Vorstellungsvermögen. Hier hilft nun das Analogiegesetz weiter, welches uns durch analoges Übertragen von Gesetzmäßigkeiten der einen Ebene auf eine andere, beispielsweise auf eine größere oder kleinere, Zusammenhänge verschiedenster Art erkennen läßt.

So können wir auch Erkenntnisse der Atomphysik auf eine größere Ebene übertragen oder das Wissen der Astrophysik auf eine kleinere Ebene.

Ein Beispiel hierfür wäre das »Zwillingsphänomen« in der Atomphysik: Erzeugt man auf subatomarer Ebene ein Teilchen, so entsteht gleichzeitig ein anderes Teilchen, das sogenannte Zwillingsteilchen. Es wird nun deswegen Zwillingsteilchen genannt, da es in seinen Eigenschaften in jeder Beziehung konträr zum anderen Teilchen ist. Das eine ist positiv geladen, das andere negativ. Verändert man nun – durch entsprechende technische Vorrichtungen – die Bewegungsbahn des einen Teilchens, beispielsweise nach oben, so ändert sich gleichzeitig die Bewegungsrichtung des anderen Teilchen nach unten – ohne daß dieses durch irgendeine Versuchsvorrichtung beeinflußt worden wäre. Die Teilchen weisen also eine Spiegelung ihrer polaren Eigenschaften auf. Das Verblüffende an diesem Phänomen ist eindeutig, daß zwischen der künstlichen Änderung der Bewegung des einen Teilchens und der Bewegungsänderung des anderen Teilchens kein kausaler Zusammenhang besteht. Es scheint, als ob beide Teilchen zusammengehören, eine Einheit bilden und miteinander verbunden sind. Zudem ist auch kein zeitlicher Unterschied in der Reaktionsgeschwindigkeit festzustellen. Ändert sich das eine Teilchen in irgendeiner Weise, so ändert sich das andere ohne Zeitverzug in konträrer Weise.

Dieses »Zwillingsphänomen« beschreibt nichts anderes als die Yin/Yang-Thematik. Das eine Teilchen ist vom anderen, seinem Gegensatz abhängig. Beide Aspekte erschaffen sich gegenseitig. Zerstört man das eine Teilchen, so verschwindet auch das andere.

Wir müssen uns darüber im klaren sein, daß die ganze Welt, jeder Gegenstand, die Natur, der Körper aus subatomaren Teilchen aufgebaut sind. Jetzt können wir das Analogiegesetz anwenden und dieses Phänomen in eine größere Ebene übertragen: Auch jeder materielle Prozeß, der für uns wahrnehmbar ist, vollzieht sich innerhalb dieses polaren Zusammenhangs, und zwar ohne einen kausalen Bezug und ohne Zeitverzug. Verändere ich durch Bearbeitung eines Stoffes seine Zusammensetzung, Form und Gestalt, so muß sich dies innerhalb der polaren Welt sofort ausgleichen, indem sich ein anderer Stoff in konträrer Weise verändert. Wir sehen also, daß sich die Polarität auch im materiellen Bereich manifestiert. Sie muß es sogar nach dem Analogiegesetz. Zu diesem Ergebnis wäre man auch gekommen, wenn man das Analogiegesetz in der Form von »Wie innen, so außen« angewandt hätte. Wir nehmen die Welt ja durch unser Inneres wahr. Und die Wahrnehmung ist eben polar. Wenn die innere Wahrnehmung polar ist, so muß es auch die äußere sein. Und die äußere Wahrnehmung richtet sich eben auf die materielle Welt. Also muß auch diese polar sein.

Ein anderes Beispiel für die Anwendung des Analogiegesetzes – jetzt in der Form von »Wie im Materiellen, so im Immateriellen« oder »Wie innen, so außen« – wäre folgendes:

Das, was sich sichtbar in der materiellen Welt ereignet, ist nichts anderes als das Spiegelbild der immateriellen, der geistigen Welt. Das, was wir in der Welt sehen, ist das, was in unserem Inneren liegt: Wache ich morgens auf und öffne meine Augen, so erblicke ich nichts anderes als das Innenleben der Menschen. Die Seele des Menschen offenbart sich in den sichtbaren Dingen. Denn wie innen, so außen. Dies ist eine der grundlegendsten Erkenntnisse auf dem esoterischen Pfad: Die Psyche spiegelt sich im Außen, also in der materiellen Welt. Dies bedeutet, daß die ganze Erde, die Planeten, ja unser ganzes Sonnensystem eine Spiegelung der menschlichen Psyche ist. Insofern muß alles Sichtbare eine analoge Entsprechung innerhalb der menschlichen Psyche haben, da alles Sichtbare ein Abbild der Psyche ist.

So spiegelt sich unser Ich-Bewußtsein in unserem physischen Körper wider. Wir identifizieren uns ja auch mit unserem Körper. Das Ich unterhält mittels des Bewußtseins verschiedene Beziehungen zu psychischen Inhalten. Diese Beziehung ist es, die dem Ich die Wahrnehmung der psychischen Inhalte überhaupt erst erlaubt. So ist – wie wir mittlerweile wissen – einem Menschen ein psychischer Inhalt erst dann bewußt, wenn er eine Beziehung zum Ich hat. Die Aufgabe, Beziehungen zum Ich herzustellen, hat das Bewußtsein inne. Das Ich haben wir nach dem Analogiegesetz als in unserem Körper gespiegelt erkannt. Das Bewußtsein spiegelt sich in der ganzen Erde wider. Da sich unser Körper auf der Erde bewegt und kommuniziert, stellt er Beziehungen zu anderen Objekten her. Diese Objekte nun sind dem Ich bewußt.

Doch abwechselnd ist ein Teil der Erde immer im Dunkeln. Es ist Nacht. Der andere Teil ist immer im Licht. Dort ist Tag. Genauso ist es mit unserem Bewußtsein. Nur die eine Hälfte unseres eigenen Wesens ist uns bewußt, die andere nicht. Die dunkle Hälfte des Bewußtseins, welche dem Ich nicht bekannt ist, bezeichnen wir als den Schatten, als das persönliche Unbewußte. Und die andere Hälfte ist eben die des Ich mit dem Bewußtsein.

Somit haben wir als Entsprechung zwischen Psyche und Materie, zwischen innen und außen, die Erde als Repräsentant von Bewußtsein und persönlichem Unbewußten sowie den Körper als Repräsentant des Ich.

Als nächste Analogie nach der Erde kommt der Mond. Wenn nun die Erde die individuelle Psyche eines Menschen repräsentiert, so entspricht all das, was nicht zur Erde gehört, nämlich das ganze Sonnensystem mit seinen Planeten und Sternen, dem kollektiven Unbewußten. Da ein Teil unserer Psyche, nämlich das Ich, mittels des Körpers das Sonnensystem sehen kann, existiert auch eine Beziehung zu diesem Sonnensystem. Diese Beziehung ist aber zumeist unbewußt, zumal sie nicht vom Bewußtsein, sondern vom Unbewußten hergestellt wird. Somit ist es eine Beziehung, die das Ich und das Bewußtsein beeinflußt, die das Ich aber auch nicht kontrollieren oder ohne weiteres beeinflussen kann, wie etwa die Beziehungen zu psychischen Inhalten, die vom Bewußtsein hergestellt werden.

Somit halten wir einmal fest: Es gibt im immateriellen, also psychischen Bereich Faktoren, die Einfluß auf das Bewußtsein mit dem Ich als Mittelpunkt haben. Diese Faktoren spiegeln sich materiell im – uns sichtbaren – Sonnensystem wider und gelten für alle Individuen. Im psychischen Bereich entspricht dem Sonnensystem das kollektive Unbewußte. Da das Sonnensystem verschiedene Planeten und Sterne hat, die eine bestimmte Anziehungskraft aufeinander haben und sich in bestimmten Bahnen bewegen, muß es auch im kollektiven Unbewußten solche Kraftzentren geben, die zueinander in einem bestimmten Kraftverhältnis stehen. Diese Kraftzentren im kollektiven Unbewußten haben wir schon als Archetypen beziehungsweise archetypische Bilder bezeichnet. Sie sind es, die alles Leben bestimmen. Die Astrologie beschäftigt sich mit eben diesen Archetypen. Leider unterliegt sie häufig dem Fehlschluß, daß die Sterne und Planeten direkte Kraft auf den Menschen ausüben würde. Vielmehr ist es so, daß die Planeten und die jeweiligen Konstellationen nur ein Abbild der entsprechenden psychischen Situation sind. Die Kräfte selbst sind immaterieller, psychischer Natur.

Die Archetypen wirken auf das Bewußtsein und ordnen sogar alles psychische Leben an. Das psychische Leben spiegelt sich im materiellen Bereich. Dort haben wir den menschlichen Körper, die Erde und das Sonnensystem. Die Planeten und Sterne bewegen sich und weisen somit unterschiedliche Konstellationen auf. Die unterschiedlichen Konstellationen drücken unterschiedliche Schwerpunkte der Archetypen im Leben eines Menschen aus. Die Astrologie berechnet diese Schwerpunkte im Geburtshoroskop. Hier geht es um die Zeitqualität. Diese spiegelt sich in der jeweiligen Archetypenkonstellation wieder. Somit ist der Sternenhimmel ein hervorragendes Mittel, um zum Geburtszeitpunkt jene Kräfte zu bestimmen, die im individuellen Leben eine besondere Rolle spielen: Jene Kräfte, die für das Individuum ein Spannungsverhältnis darstellen.

Doch ist es wichtig zu erkennen, daß die Kräfte eben psychischer Natur sind und sich eben – für uns sichtbar – im materiellen Bereich spiegeln.

Der Mond beispielsweise umkreist die Erde und ist dann sichtbar, wenn es Nacht ist. Er ist deshalb sichtbar, da er von der Sonne beleuchtet wird, genauso wie die eine Erdhälfte am Tag von der Sonne beleuchtet wird. Er ist der Erde, also der individuellen Psyche am nächsten. Er ist daher die Verbindung zum kollektiven Unbewußten und wird manchmal als Symbol des Unbewußten überhaupt angesehen. Im psychischen Bereich entspricht der Mond dem Archetypus der Anima beziehungsweise des Animus. Der Archetyp der Anima regelt die Beziehung zum Unbewußten, also die Beziehung der individuellen Psyche zum eigenen Schatten und den gesamten kollektiven Archetypen. Diese Sonderstellung drückt sich materiell im Mond aus.

Die Sonne ist der Mittelpunkt des Sonnensystems. Alle Sterne und Planeten umkreisen die Sonne in bestimmten Bahnen. Sie spendet Licht und Leben und scheint *der* anordnende Faktor zu sein. Im psychischen Bereich entspricht sie dem Höheren Selbst beziehungsweise dem Archetypen des Selbst. Das gesamte Selbst ist das Universum. Jeder ist Teil des Ganzen. Alles ist Teil eines jeden. Daher bist du ich. Ich bin du. Wir gehören zusammen, sind eine Einheit.

Wir sehen nun, wie vielfältig das Analogiegesetz anzuwenden ist. Wer es richtig zu gebrauchen weiß, dem werden sich viele neue Erkenntnisdimensionen erschließen.

Zusammenfassung

Wie im kleinen, so im großen. Wie oben, so unten. Wie innen, so außen. Wie im Materiellen, so im Immateriellen.

Das Analogiegesetz erlaubt uns – unabhängig von unserem Wahrnehmungsvermögen –, von sehr kleinen und sehr großen auf mittlere, für uns nachvollziehbare Ebenen zu schließen.

Im Analogiegesetz zeigt sich uns der Aspekt der Spiegelung der Welt und ihrer Gesetzmäßigkeit auf allen Ebenen des Seins.

Welche möglichen Analogiebildungen fallen dir spontan ein? Wähle dir einen Bereich, der dich interessiert, beispielsweise die Biologie, die Chemie oder die Physik. Wähle dir weiterhin eine Gesetzmäßigkeit aus diesem Bereich und versuche diese Gesetzmäßigkeit auf kleinere und größere Ebenen zu übertragen. Du kannst beispielsweise versuchen, eine Gesetzmäßigkeit der Chemie auf Phänomene der Physik zu übertragen. Du wirst zu erstaunlichen Ergebnissen gelangen und Zusammenhänge sehen, die dir vorher nicht bewußt gewesen sind.

Gesetz der Evolution

Bisher haben wir erfahren, daß das ganze Universum, der ganze Kosmos einer Ordnung unterworfen ist. Diese Ordnung manifestiert sich in Gesetzmäßigkeiten, die auf allen Ebenen des Seins wirken. Doch wissen wir auch, daß das Leben Bewegung ist, daß es Veränderungen mit sich bringt. Daher stellt sich die Frage, welches Ziel die Veränderungen haben, wohin wir uns entwickeln? Diese Frage beantwortet das Gesetz der Evolution:

Alles, was ist, was war und was sein wird, ist ein Produkt der Evolution. Die Evolution ist eine permanente Entwicklung und Veränderung. Sie kennt keine Pause. Manche Veränderungen können auch wir Menschen ohne weiteres nachvollziehen. Beispielsweise die Erwärmung der Erde, das Wachstum von Pflanzen, das Aussterben von Lebewesen, die Verschiebung der Kontinente und vieles mehr. Die Evolution bewertet diese Entwicklung nicht. Sie gibt dem Strom des Lebens kein positives oder negatives Vorzeichen.

Aus dem Gesetz der Ordnung erkennen wir, daß es ein Ziel menschlicher Entwicklung geben muß. Dieses Ziel menschlicher Entwicklung wird vom Evolutionsgesetz beantwortet: Im seelisch-geistigen Bereich zeigt sich die Evolution in einer steten Erweiterung des menschlichen Bewußtseins. Der Mensch ist dem Gesetz der Evolution dahingehend unterworfen, daß er nicht umhin kann, zu lernen, zu erkennen und zu integrieren, sein Bewußtsein zu erweitern.

Das Bewußtsein des Menschen hat innerhalb der letzten Jahrtausende entscheidende Veränderungen erfahren. Der Primitive war sich seiner selbst gar nicht bewußt. Er lebte im Unbewußten. Doch mußte er um des Überlebens willen seine Lebensumstände permanent verbessern. Dies bedeutete für ihn, die Welt mit ihren Eigenheiten zu erkunden und daraus zu lernen. Dieser Lernzwang führte zu einem Menschen, der sich seiner Eigenständigkeit mehr und mehr bewußt wurde. Er wurde sich der Differenz zwischen Innen- und Außenwelt bewußt. Und daraus erwuchsen die ersten Konflikte und Spannungen. Diese wiederum führten zu einem verstärkten Lernzwang, da man danach strebte, diese Konflikte zu überwinden. Die Lernspirale drehte sich somit immer höher und immer schneller – bis zu dem Punkt, an dem wir heute stehen.

Heute hat sich ein Teil der Menschheit die Grundlage dafür geschaffen, nicht mehr permanent um das Überleben kämpfen zu müssen. Dies ist die Voraussetzung für die weitere geistig-seelische Entwicklung des Menschen.

Wenn also der Mensch ein Entwicklungsziel und der Kosmos eine gesetzmäßige Ordnung hat, so müssen auch die Lernprozesse, die zur Erreichung des Lernzieles führen, einer Grundordnung unterworfen sein. Diese Grundordnung im Lernprozeß des einzelnen spiegelt sich unter anderem im individuellen Lebensplan wider. Jeder Mensch hat einen Lebensplan, der die zu absolvierenden Lernerfahrungen beinhaltet. Es handelt sich hierbei um Prinzipien, die man erfahren muß, die jedoch nicht an konkrete Situationen gebunden sind. Dies bedeutet, daß ein Mensch für das jetzige Leben das Thema Macht als Hauptthema in seinem Lebensplan haben kann. Ein anderer wiederum muß sich mit dem Thema Einsamkeit auseinandersetzen. Die konkreten Situationen können jedoch variieren, da wir uns bewußt für oder gegen etwas entscheiden können. Das Prinzip des Themas muß aber gelebt und erfahren werden.

Neben dem individuellen Entwicklungsziel gibt es auch ein kollektives, und somit betrifft es auch wieder den einzelnen. Das Ziel dieses kollektiven Lernprozesses ist u. a. die Fähigkeit zur bedingungslosen Liebe – zu uns selbst und zu unseren Mitmenschen. Jedes Individuum hat das Ziel, jenes Bewußtsein zu erlangen, was sich in einem gütigen und liebevollen Umgang zu den Mitmenschen ausdrückt. Nur Liebe ermöglicht ein erfülltes Leben. Seit jeher wird sie besungen, und das ganze Leben dreht sich um sie. Die Selbstverwirklichung des Menschen kann daher nur ein Verwirklichen der Liebe sein. Wer in der Lage ist, aufgrund von Liebe zu leben und zu handeln, der wird in dieser Welt weniger Schmerz erfahren.

Aus der Verwirklichung der Liebe ergibt sich die Fähigkeit, Licht zu befreien. Überall ist Licht verborgen. Licht steckt im Materiellen ebenso wie im Immateriellen. So hat die Wissenschaft entdeckt, daß jede Zelle Licht ausstrahlt. Die Lichtbefreiung aus der Materie wird von den Alchemisten schon seit Jahrhunderten bewußt angestrebt.

Doch auch wenn wir einem Menschen ein Lächeln schenken, befreien wir Licht. Licht, welches in unserer Welt, der feinstofflichen und der grobstofflichen, gefangen ist. Dieses Licht nun wird vom Höheren Selbst dazu verwendet, seine eigenen

Aufgaben auszuführen. Dazu gehört auch der Übergang in eine neue Welt. Und dies bedeutet für den Menschen Erlösung.

Das Ziel seelisch-geistiger Entwicklung ist also die bedingungslose Liebe. Dafür wiederum ist es notwendig, den Weg zur Selbstverwirklichung zu gehen. Das Instrument hierfür ist der Weg der Bewußtwerdung, der mit Hilfe der verschiedensten Methoden – beispielsweise Reiki – gegangen werden kann.

Der Evolutionsprozeß der Bewußtseinserweiterung und Lernerfahrungen läuft rhythmisch und wellenförmig ab. Auf geistiger Basis zeigt sich dieser Prozeß in einer schöpferischen und einer kontraktiven Phase. In der schöpferischen Phase wird man im Leben mit neuen Situationen konfrontiert, die eine Herausforderung darstellen, weil man mit den bisherigen Reaktionsmustern wahrscheinlich nicht zum gewünschten Ergebnis kommt. Man muß das Neue erst einmal aufnehmen, das Geschaffene erst einmal wirken lassen, bevor sich die schöpferische Phase in ihrem Höhepunkt wendet und zusammenzieht. Diese Kontraktion empfinden wir oftmals als Stillstand. Jedoch sollten wir für sie dankbar sein, da sie uns die Reflexion über die aktive schöpferische Phase ermöglicht. Nun können wir alles einordnen und bearbeiten. Dies braucht auch Zeit. Die Rhythmik des Prozesses selbst gibt sie uns. Wir sollten sie annehmen und nutzen, nicht Angst vor Stillstand oder gar Rückschritt haben, der ohnehin nicht möglich ist.

Die Phase der Kontraktion wird in ihrem Extrem wieder von der schöpferischen Phase abgelöst. Der stete Rhythmus von Schöpfung und Kontraktion wiederholt sich unentwegt. Und immer wieder verläuft er auf einer höheren Schwingungsfrequenz, da wir unentwegt lernen und bewußter werden. Die Lernergebnisse nützen wir als Basis für neue schöpferische

Aktivitäten, die sich im materiellen Bereich, aber auch im geistigen Bereich als Kreativität und Entwicklung zeigen. Wenn wir uns öffnen, können wir an dem steten Schöpfungsprozeß teilhaben und so die Fülle des Seins erleben. Verschließen wir uns, so glauben wir, gegen diesen Prozeß leben zu können. Leid und Krankheit sind die Folge.

Die evolutorische Entwicklung im materiellen Bereich läßt sich anhand der Naturgesetze prognostizieren. Im geistig-seelischen Bereich ist dies nicht anders. Hier wirken die esoterischen Grundgesetze. Sie manifestieren sich in unserem Alltag.

Der Weg der Bewußtwerdung und somit der Weg der Evolution läßt sich aus menschlicher Sicht folgendermaßen skizzieren:

Entwicklungsstand $\Rightarrow$ Impulse $\Rightarrow$ Handeln $\Rightarrow$ Erfahrung

$\Downarrow$

Schmerz

$\Uparrow$ $\Downarrow$

Erkenntnis

$\Downarrow$

$\Leftarrow$ $\Leftarrow$ $\Leftarrow$ Bewußtsein

$\Downarrow$

Liebesfähigkeit

Jeder Mensch hat seinem Entwicklungsstand gemäß bestimmte Impulse, die sich beim Ausleben in bestimmten Handlungen zeigen. Aus diesen Handlungen heraus macht der Mensch Erfahrungen. Manche Erfahrungen bedeuten auch Schmerz. Aus diesem Schmerz heraus versucht der Mensch, sich weiterzuentwickeln. Er empfindet in der schmerzhaften Situation einen Motivationsfaktor zur Weiterentwicklung, um jenen Schmerz künftig zu vermeiden. Seelischer Schmerz resultiert immer aus Angst (u. a. Angst vor Offenheit, vor dem Ausleben der eigenen Impulse, vor Neuem, vor Veränderungen und vieles mehr). Angst ist der Gegenpol der Liebe. Je mehr Angst ich habe, desto weniger bin ich in der Lage, bedingungslos zu lieben. Ein erfülltes, schmerzfreies Leben ist jedoch nur auf der Basis bedingungsloser Liebe möglich. Seelischer Schmerz ist also letztendlich ein Resultat mangelnder Liebe und vorherrschender Angst. Dies bedeutet, daß der grundlegende Motivationsfaktor für die Evolution des menschlichen Bewußtseins aus der Vermeidung von Schmerz beziehungsweise aus dem Bedürfnis der Liebe erwächst.

Zusammenfassung
Alles Seiende befindet sich im steten Wandel, ist dem Evolutionsprozeß unterworfen. Dieser bedeutet für den Menschen, Lernerfahrungen zu machen, sich seiner selbst bewußt zu werden.
Der Evolutionsprozeß führt kontinuierlich zu einem höheren, weiteren Bewußtsein des Menschen. Das Ziel der geistigen Evolution ist Liebesfähigkeit und Befreiung von Licht.

Fragen zur Selbstreflexion

Welche Lernprozesse kannst du in deinem Leben erkennen, die zu einem weiteren Bewußtsein führten? Welche Erfahrungen mußtest du dabei machen? Konntest du danach deine Mitmenschen ein wenig mehr annehmen, wie sie sind? Konntest du sie aufgrund deiner Erfahrungen ein wenig mehr lieben?

Gesetz der Energie

Man kann die psychischen Prozesse des Menschen, das Bewußtsein und das Leben auf vielerlei Art und Weise beschreiben. Ich möchte hierfür den energetischen Ansatz verwenden, da dadurch viele Inhalte einsichtiger werden.

Das Gesetz der Energie besagt: *Alles, was ist, ist Energie!* Man kann diese Aussage nicht deutlich genug betonen, will man ihre umfassende Bedeutung für das Leben jedes Menschen ausdrücken. Alles Seiende ist Energie! Und zwar Energie im psychischen oder im physikalischen Sinn – je nach Betrachtungsweise. Jede Form von Materie, jedes Gefühl, jedes Wort, ja jeder Gedanke ist Energie. Alles, was wir wahrnehmen können, sind Energien oder energetische Prozesse. Die Energien unterscheiden sich nur in ihrer manifestierten Form, in ihrer Schwingungsfrequenz und der beinhalteten Information.

Die Energien der polaren Welt ergeben sich aus einer einzigen Grundenergie. Diese Grundenergie repräsentiert Einheit, ist also göttlichen Ursprungs. Ein Teil dieser Energie manifestiert sich als Lebenskraft. Dies ist der Heilige Geist, die Lebensenergie, die Reiki-Energie oder Liebe. Die Beziehungen hierfür sind gleich. Diese Lebensenergie durchdringt jedoch alles und ist Grundlage von allem.

Weiterhin muß der Mensch jedoch diese Energie nach den Gesetzmäßigkeiten seiner Wahrnehmung erfahren. Und diese ist polar. Das bedeutet, daß der Mensch Teile dieser Grundenergie nur in Gegensätzen wahrnehmen kann. Aus der Grundenergie der Einheit ergibt sich die Grundenergie der Polarität: Yin und Yang, passiv und aktiv, negativ und positiv, weiblich und männlich. Aus Yin und Yang ergeben sich die Energien der vier Elemente: Wasser und Erde (Yin) sowie Feuer und Luft (Yang). Aus den vier Elementeenergien ergeben sich die zwölf archetypischen Energien: Pluto, Mond, Neptun (Wasser), Merkur, Venus, Saturn (Erde), Sonne, Mars, Jupiter (Feuer), Venus, Merkur, Uranus (Luft). Aus diesen wiederum ergeben sich die »zehntausend« Energien, wie im Tao te King von Lao-tse erklärt. Und mit diesen »zehntausend« Energien muß sich der Mensch täglich auseinandersetzen.

Grobstoffliche Materie, wie unser Körper oder ein Gegenstand, hat sehr niedrigschwingende Energieformen mit dem höchsten Dichtigkeitsgrad. Das Bewußtsein oder der Geist hingegen hat sehr hochschwingende Energieformen mit einem sehr geringen Dichtigkeitsgrad.

Je mehr wir in den feinstofflichen Bereich vordringen und die grobstoffliche Materie hinter uns lassen, desto mehr geraten wir in den höherfrequenten Energiebereich.

Energie hat zudem immer einen quantitativen und qualitativen Aspekt. Der quantitative Aspekt vermittelt uns die Kraft der Energie. Der qualitative hingegen vermittelt eine oder mehrere Informationen.

Wenn nun alles Energie ist, so ist auch alles miteinander in Kontakt, wirkt alles aufeinander. Da auch unser Bewußtsein und unser Gefühlsleben Energien sind, so stehen wir immer in Verbindung mit anderen Menschen, mit unserer Umwelt, mit der Natur, mit den unbewußten Bewußtseinsschichten und auch mit dem Höheren Selbst. Wir sind auf energetischer Ebene nicht voneinander getrennt. Dies empfindet nur unser Bewußtsein so.

Wir wissen weiterhin, daß Energie niemals vernichtet werden kann. Sie kann nur ihre Form ändern und transformiert werden. So können wir das Leben als einen Prozeß von Energietransformationen ansehen. Doch was bedeutet die Energietransformation nun konkret für unser Bewußtsein? Jede Energie hat eine bestimmte Information. Manche energetischen Informationen können wir wahrnehmen, manche nicht. Zu den Energien, die wir visuell und taktil wahrnehmen können, gehören alle stofflichen Dinge. Manche davon sind feinstofflich – beispielsweise die Aura eines Menschen, so daß wir die Wahrnehmungen unserer Augen verändern und unser Empfindungsvermögen verfeinern müssen, um die Aura zu sehen oder zu spüren.

Es gibt auch andere Energien, die man nicht sehen oder fühlen, sondern nur hören kann. Dazu gehört unsere Sprache. Sie ist ebenfalls eine Energieform und vermittelt uns Informationen. Wenn wir sprechen, finden energetische Prozesse statt. Die durch die Sprache benutzten Energien enthalten verschiedene Informationen, die in unserem Gehirn bearbeitet werden, so daß wir kommunizieren können. Die Information einer Energie kann man auch als deren Inhalt bezeichnen. Der Inhalt einer Energie kann wahrgenommen und verstanden werden oder auch nicht. So können wir beispielsweise die energetischen Inhalte einer Fremdsprache zwar wahrnehmen, aber nicht verstehen – sofern wir diese Sprache nicht gelernt haben. Jeder Inhalt hat aber auch immer eine bestimmte Form. Form und Inhalt bedingen einander.

Ein bestimmter Inhalt kann sich immer nur in eine bestimmte Form ergießen. Wollen wir auf verbaler Ebene kommunizieren, so wählen wir für unseren Inhalt (das, was wir mitteilen möchten) eine gewisse Form der Sprache, beispielsweise Hochdeutsch, Englisch o. a. Wir können uns auch auf nonverbaler Ebene, in Form von Körpersprache ausdrücken. Wenn wir jemanden nicht leiden mögen, so können wir ihm den Rücken zuwenden. Die Information ist ebenso verständlich, die Form der Kommunikation – und damit der Energie – eine andere. In unserem Alltag spielen wir unentwegt mit verschiedensten Formen und Inhalten. Verbale Kommunikation ist hierfür ein Beispiel.

Jede Form hat auch immer eine Struktur. Je nach Beschaffenheit der Struktur zeigt sich uns die Form. Letztendlich ist die Struktur entscheidend, welcher Inhalt sich in die Form ergießt. Form und Inhalt bedingen einander. Verändere ich das eine, so wird sich auch das andere ändern. Habe ich als Form einen Topf, kann ich einen bestimmten Inhalt hineingeben, beispielsweise Wasser. Ändere ich nun die Form des Topfes ein wenig, indem ich ihn verkleinere, so wird sich auch der Inhalt ändern. In unserem Beispiel würde sich die Menge an Wasser ändern, also die Quantität der Energie, die ich einfließen lassen kann.

Nehme ich nun den Topf und füge ich ihm einige Löcher zu, so ändert sich die Struktur und somit Form des Topfes grundlegend. In diese geänderte Form kann sich nun nur noch ein bestimmter Inhalt ergießen. Wasser würde von dieser Form nicht mehr aufgenommen werden, wohl aber Lehm oder Steine. Es hat sich nun der qualitative Aspekt der Energie geändert, die sich in die Form ergießt.

Dies können wir auf den Bereich des Bewußtseins übertragen. Bewußtsein ist ja auch nichts anderes als Energie mit bestimmter Form, Inhalt (Qualität) und Information. Auch unser Bewußtsein weist unterschiedliche Strukturen auf, so daß sich unterschiedliche Bewußtseinsinhalte und Energien darin ergießen. Kraft unseres Verstandes, Geistes und Willens können wir unsere Bewußtseinsstrukturen verändern und somit auch die Inhalte, die in die Bewußtseinsstrukturen fließen. Dies bedeutet konkret, daß auch unsere Gefühle (Energien) einer bestimmten Bewußtseinsstruktur bedürfen, um sich in ihr zu ergießen. Und diese benötigte Struktur ist die mentale Struktur eines Menschen. Also die Art und Weise, wie er denkt.

Ändern wir unsere mentale Struktur, so können wir auch unsere Gefühle ändern. Und da wir ja festgestellt haben, daß der Mensch ein Entwicklungsziel hat, daß er Teil des großen Veränderungsprozesses Evolution ist, der auf ein immer weiteres menschliches Bewußtsein zustrebt, müssen wir nun konkret an unserem Bewußtsein arbeiten. Haben wir das Bewußtsein ein Stück erweitert, so hat sich der Inhalt der Energie, der sich in das Bewußtsein ergießt, geändert. Und dafür ist es eben notwendig, die Form und die Struktur unseres Bewußtseins zu ändern. Und diese wiederum drückt sich in unserer mentalen Konstitution aus. Wir können daraus schließen, daß unsere Entwicklung in engem Zusammenhang mit Energiearbeit und mit einer Veränderung unserer Gedanken steht.

Wenden wir uns wieder dem Phänomen der Energien zu: Energien haben – zeitlich gesehen – immer einen wellenförmigen Verlauf.

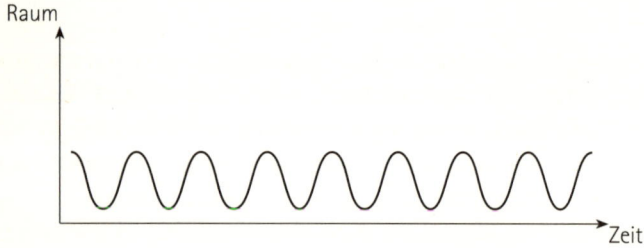

Auch wenn Zeit eine Illusion unseres Tagesbewußtseins ist, so sind wir doch daran gebunden und müssen die uns wahrnehmbaren Phänomene mit einem zeitlichen Begriff umschreiben. Energien bewegen sich also immer wellenförmig. Banale Beispiele hierfür wären die Lichtwellen, Sinus und Kosinus, die Wirtschaftsentwicklung usw.

Aber auch unsere eigenen Stimmungen haben einen wellenförmigen Verlauf. Freude und Trauer, Zufriedenheit und Unzufriedenheit usw. wechseln sich stets ab. Genauso ist es mit der Bewußtseinsentwicklung, die sich wellenförmig stets nach oben bewegt und somit zu immer höherem und weiterem Bewußtsein führt. Wenn wir uns selbst über einen längeren Zeitabschnitt daraufhin untersuchen, so können wir diesen wellenförmigen Verlauf beziehungsweise unsere eigenen Gefühle sehr gut erkennen.

Der wellenförmige Verlauf einer bestimmten Energie ist gekennzeichnet durch zwei Extrempunkte, das Plus und das Minus. In diesen Extrempunkten wandelt sich die Qualität der Energie und wendet sich dem anderen Extrempunkt zu. Eine Energie benötigt ja immer zwei Spannungspunkte, Plus und Minus, zwischen denen sie sich bewegen kann. Im Leben erfahren wir dieses Spannungsverhältnis als ein »Hin-und-Her-Schwingen« zwischen Plus und Minus. Dieser Prozeß wird auch in Volksweisheiten wie »Nach jedem Hoch kommt ein Tief« oder »Wenn du glaubst, es geht nicht mehr, kommt von fern ein Lichtlein her« beschrieben.

Es gibt Phasen im Leben, da scheint alles schiefzulaufen. Hier haben sich bestimmte Energien in das Leben gedrängt, die nun in die verschiedensten Lebensbereiche ausstrahlen. Und dann, wenn man glaubt, am Tiefpunkt angekommen zu sein, erreichen auch jene Energien meist ihren Wendepunkt und wandeln somit ihre Qualität, so daß es wieder aufwärts geht. Jedoch sind es immer wir selbst, die die Form für die jeweiligen Energien in unserem Bewußtsein bereitstellen, so daß sich die Gefühlsenergien überhaupt erst in unsere Bewußtseinsstruktur ergießen können. Und unser jetziges Bewußtsein ist ein Ergebnis unserer bisherigen Entwicklung. Wollen wir also unsere Gefühle und unser Leben verändern, so müssen wir unser Bewußtsein mit der entsprechenden Form und Struktur verändern.

Ein Beispiel für eine Energie und ihre Qualität wäre der gegenpolare Zusammenhang von Freude und Trauer. Reine

Freude und tiefste Trauer bilden die Extrempunkte dieser wellenförmig verlaufenden Energie.

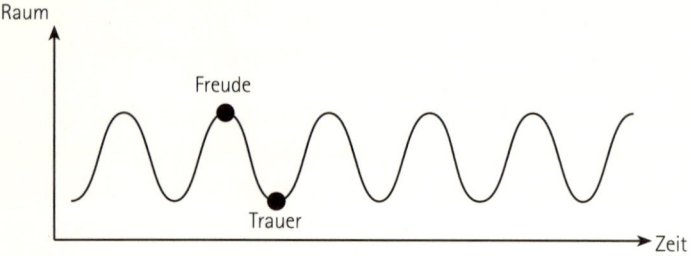

Je nach Struktur (und somit Entwicklungsstand) unseres Bewußtseins kann diese Energie stärker oder schwächer in unser Leben treten, kann sie mehr nach oben und unten in ihre Extrema ausschlagen, kann sie länger oder kürzer in unserem Leben vorherrschen. Läßt das Bewußtsein jener Energie ihren Lauf, so wird sie in ihrer Urform, mit aller Kraft walten.

Man sieht an diesem Beispiel, daß zwei so gegensätzliche Empfindungen wie Freude und Trauer einer einzigen Energieform zugeordnet werden. Dies deutet einen für unser Bewußtsein nicht nachvollziehbaren, paradoxen Zusammenhang an, der im Abschnitt über die Polarität dargelegt wird. Damit wird jedoch schon ausgedrückt, daß sich zwei Extrema energetisch nicht unterscheiden, daß sie zwei Aspekte ein und derselben Energie sind.

Erinnern wir uns daran, daß Zeit ein Phänomen unseres Tagesbewußtseins ist. Sehen wir uns den wellenförmigen Verlauf unserer Freude-Trauer-Energie an und nehmen wir den Faktor Zeit aus der bildlichen Darstellung heraus, so ergibt sich ein Kreis.

74

Im Kreis gibt es kein »Oben« oder »Unten«, kein »Positiv« oder »Negativ« – alles ist gleichwertig. Im Kreis ist es uns auch nicht mehr möglich zu unterscheiden, an welcher Stelle nun der Aspekt der »Freude« und an welcher Stelle der Aspekt der »Trauer« vorzufinden sind. Dies bedeutet: Wie wir eine Energie empfinden, ob als Freude oder Trauer, hängt einzig und allein von uns selbst ab. Unser Standpunkt entscheidet. Unser Standpunkt ergibt sich aus unserer Erfahrung, also aus unserer mentalen Struktur und unserem Bewußtseinzustand. Die Transformation von Energien bedeutet nun unter anderem, das eigene Bewußtsein weiterzuentwickeln und die Strukturen zu verändern. Innerhalb welchen Zusammenhangs dies geschieht, zeigt das Kapitel über Polarität.

Der gegensätzliche Zusammenhang von Energieextremen, also der Polarität, findet sich im chinesischen Symbol von Yin und Yang wieder. Man kann hier unter anderem erkennen, daß sich beide von uns als gegensätzlich empfundenen Energien die Waage halten und auch, daß die eine Energie in ihrem Extrem schon den Keim für das Entstehen der anderen, gegenpolaren Energie in sich trägt. Dies wäre in unserer Darstellung der Extrempunkt, an dem sich die Energiequalität für unser Bewußtsein von Freude in Trauer ändert.

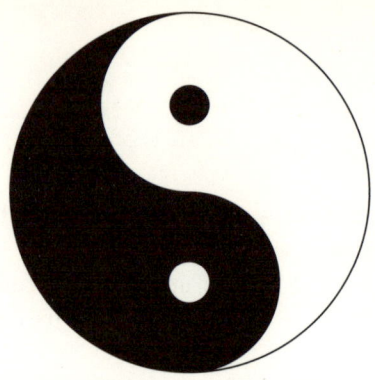

Im Yin/Yang-Symbol zeigt sich uns noch ein anderer Aspekt, nämlich der des Kreises, der die Energien umschließt. Der Kreis als Symbol der Harmonie und der Einheit ist jedem bekannt. Dies drückt sich auch in vielen Mandalas aus. Das, was der Kreis beinhaltet, muß also immer harmonisch sein, muß ausgeglichen sein. Übertragen wir dies auf unseren energetischen Ansatz, so müssen sich auch die Energien innerhalb des Kreises die Waage halten, müssen ausgeglichen und harmonisch sein. Diese Zusammenhänge werden durch das Polaritätsgesetz noch einsichtiger.

Fragen zur Selbstreflexion

Welche Energien – in Form von Gefühlen, Stimmungen oder Ereignissen – kannst du in deinem Leben erkennen? Welche Energien erfährst du häufig? Welche weniger oft? Welche mentale Struktur liegt in dir, so daß sich diese Energie darin ergießen können? Inwiefern haben sich die Energien in deinem Leben geändert, als du durch einen Lernprozeß auch deine mentale Struktur verändert hattest?

Zusammenfassung

Alles Seiende ist Energie.

Jede Energie hat eine bestimmte Quantität, Qualität, Information beziehungsweise Inhalt, Form beziehungsweise Struktur.

Energie kann niemals vernichtet, nur verändert beziehungsweise transformiert werden.

Alles ist mit allem verbunden, und daher wirkt alles auf alles.

Energien verlaufen wellenförmig, haben zwei gegenpolare Extrempunkte.

Die energetischen Extrempunkte werden nur von unserem Bewußtsein unterschiedlich wahrgenommen.

Alle Energien sind gleichwertig und stellen eine Einheit dar, die unser Bewußtsein nicht wahrnehmen kann.

Gesetz der Polarität

Bisher haben wir festgestellt, daß alles einer Ordnung mit bestimmten Gesetzmäßigkeiten unterworfen ist und daß sich alles Sein in Form von Energie manifestiert. Es stellt sich nun die Frage, wie der Mensch das Leben mit seinen Energien wahrnimmt, welcher grundsätzlichen Gesetzmäßigkeit er hierbei unterworfen ist. Hierüber gibt das Polaritätsgesetz Auskunft. Das Polaritätsgesetz erscheint zunächst sehr simpel, birgt aber bei der Integration in das eigene Leben oftmals große Schwierigkeiten.

Das Polaritätsgesetz lautet folgendermaßen: Der Mensch ist nur in der Lage, die Welt innerhalb von Gegensätzen zu erfahren. Alles, was keinen Gegensatz hat, kann sich ein Mensch nicht vorstellen. Das Polaritätsgesetz besagt also, daß *alles* einen Gegenpol hat. Hätte es diesen nicht, so könnte es nicht sein. Das eine bedingt das andere.

Die Polaritäten des Lebens, die wir alltäglich erfahren, sind beispielsweise das Ein- und Ausatmen, das Schlafen und Wachen, die Anspannung und Entspannung, die Nahrungsaufnahme und Verdauung. Atme ich ein, so muß ich auch wieder ausatmen. Atme ich aus, so muß ich wieder einatmen. Man sieht sofort: Ein Pol kann nur über seinen Gegenpol erreicht werden. Der eine Pol erzwingt den anderen. Nehme ich einen Pol weg, so existiert auch der andere nicht mehr. Atme ich nicht mehr ein, kann ich auch nicht mehr ausatmen.

Diese Zusammenhänge gelten für *alle* Polaritäten. Auch für jene, die wir nicht auf den ersten Blick erkennen können. Wir können ohne die Erfahrung der Trauer auch nicht die der Freude beschreiben.

Wir leben und denken in Gegensätzen. Das, was keinen Gegenpol hat, Gott, können wir uns nicht vorstellen. Denn: Jeder Pol benötigt seinen Gegenpol. Beide bedingen einander, erschaffen einander und können nur gemeinsam existieren. Dieser Zusammenhang zeigt sich deutlich im Yin/Yang-Symbol. Hier sind beide Pole gleichwertig. Erst beide zusammen, die helle und die dunkle Seite, sind ein Ganzes, sind eine Einheit. Daher sind die Pole nur zwei Aspekte ein und derselben Sache.

Allgemeine Beispiele für unsere polare Wahrnehmung und unser polares Leben sind: Tag und Nacht, hell und dunkel, oben und unten, Diesseits und Jenseits, sauer und alkalisch, schwarz und weiß, Sommer und Winter, heiß und kalt, Himmel und Erde, Krieg und Frieden, Mann und Frau, Leben und Tod, positiv und negativ, Plus und Minus.

Da alles auf dieser Welt eine Form von Energie ist, sind auch unsere Gefühle und Emotionen polar. Die Polaritäten des emotionalen Bereichs, also des Empfindens, können vom

Menschen transformiert und überwunden werden. Dadurch nähert man sich der Liebe und befreit das Licht. Beispiele für jene Polaritäten und Energien sind:

ANGST	LIEBE
Haß	Selbstliebe
Gewalt	Gewaltlosigkeit
Neid	Selbstentfaltung
Egoismus	Altruismus
Stolz	Hingabe
Ärger	Selbstannahme
Kummer	Unbeschwertheit
Leid	Unversehrtheit
Schmerz	Glücksgefühl
Ungeduld	Geduld
Unzufriedenheit	Zufriedenheit
Sorge	Sorglosigkeit
Aggression	Friedfertigkeit/Selbstzufriedenheit
Ablehnung	Annahme
Nichtbeachtung	Anteilnahme
Trauer	Freude
Eitelkeit	Natürlichkeit
Begrenzung	Selbstverwirklichung
Verzweiflung	Hoffnung
Macht	Demut

GÜTE, BEDINGUNGSLOSE LIEBE

Das Polaritätenpaar Angst und Liebe ist *der* emotionale Motivationsfaktor unseres Lebens, aus welchem heraus sich alle anderen ergeben. Denn es ist immer die Angst, die der Liebe gegenübersteht. Angst hindert uns, so zu sein, wie wir eigentlich möchten. Die Pole der linken Seite sind jene, die auf Angst gründen. Leben wir diese Pole, so müssen wir uns nach den zugrundeliegenden Ängsten fragen. Die Pole der rechten Seite basieren auf der Motivation zur Liebe, zum liebevollen Umgang miteinander. Sie sind nicht »besser«, jedoch angenehmer.

Je nach unserer Lebensaufgabe werden wir mit bestimmten polaren Energien konfrontiert. Manchmal müssen wir ein Polaritätenpaar bis zum Extrem leben, um es auf eine höhere Ebene transformieren zu können. Das Erleben eines Pols führt zu Erfahrungen. Nur aus Erfahrungen können wir lernen. Wir werden so lange mit einem Pol konfrontiert, bis wir einsehen, was wir daraus lernen sollen, und dies dann auch im täglichen Leben umsetzen.

Beispielsweise muß man beim Polaritätenpaar Macht und Demut Situationen erleben, die diese Energien beinhalten, um daraus lernen zu können. Macht an sich ist nichts »Schlechtes«, genauso wenig alle anderen Pole auf der linken Seite der Aufzählung. Allerdings kann jeder Pol »mißbraucht« oder mißverstanden werden. Aus diesem Mißbrauch erwächst anderen Menschen – und letztendlich auch immer mir selbst – Leid. Mißbrauche ich einen Pol, so werde ich so lange mit unangenehmen Situationen konfrontiert, bis ich meinen Mißbrauch eingesehen habe.

Als Ergebnis der Transformation der Polaritäten nähert man sich mehr und mehr der Fähigkeit zu Güte und bedingungsloser Liebe im Leben.

Wollen wir uns entwickeln, so müssen wir immer beide Pole eines Polaritätenpaares erleben. Erst dann können wir notwendige Erfahrungen und Lernprozesse machen. Durch das Leben der Pole können wir deren Energie auf eine höhere Ebene transformieren. Natürlich wird diese Polarität dann nicht aus dem Leben verschwinden. Doch sie wird auf einer höheren Ebene leichter zu leben sein. Vor allem der negative Pol, beispielsweise die Trauer, kann somit weniger schmerzlich erfahren werden. In der Energietransformation zeigt sich noch ein anderer Aspekt: Die Lichtbefreiung. Haben wir ein Polaritätenpaar in unserem Leben auf ein höheres Niveau gehoben, so haben wir dadurch Licht befreit. Wir schwingen nun auf einer höheren Bewußtseinsebene. Und die höchste energetische Schwingung erfahren wir als Licht und Liebe. Je mehr wir die Pole transformieren, desto mehr nähern wir uns der Liebe, desto mehr Licht befreien wir.

Dies waren nun die grundsätzlichen Zusammenhänge unseres Lebens. Einerseits ist unsere Welt polar. Andererseits ist alles in unserer Welt eine bestimmte Energieform. Doch stellt sich die Frage, wie man nun genau mit den polaren Energien umgehen soll?

Wir wissen nun, daß gegensätzliche Pole und Energien zwei Aspekte ein und derselben Sache sind. Es ist jedoch unser Bewußtsein, welches nun einen Pol im Leben oftmals ablehnt und den anderen bevorzugt. Da jedoch beide gleichwertig sind, ist dies ein folgenschwerer Fehler. Denn der Pol, den ich ablehne und verdränge, fällt in meinen Schatten.

Beachtet man nun all diese Aussagen, so bedeutet dies, daß es niemals »Gut« oder »Schlecht« geben kann. Zudem sind es ja wir, die etwas als »gut« oder »schlecht« bewerten. Die Natur wertet nicht. Für sie sind die Pole zwei Aspekte ein und derselben Sache.

Weiterhin heißt dies auch, daß jene Menschen, die sich als »gut« bezeichnen und sich daher in der Wertschätzung über andere stellen, genausoviel Verantwortung für das »Schlechte« tragen wie die sogenannten »Schlechten« selbst. Sie erzwingen es sogar. Insofern ist das Gute auch schlecht und das Schlechte auch gut. Dies ist ein Paradoxon. Jedoch nur durch Paradoxa läßt sich die polare Welt sinnvoll beschreiben.

Überdenken wir endlich unsere bisherigen Wertvorstellungen, um uns selbst zu befreien. Die Polarität des Daseins allein ist schon »Kette« genug, als daß wir diese noch durch unsere unpassenden Wertvorstellungen verstärken müßten. Da die Welt aus energetischen Polaritäten besteht, müssen wir auch diese Polaritäten leben – sofern sie von uns als Individuum sowie Kollektiv noch nicht vollständig zu Licht transformiert wurden.

Da nun Wertsysteme in unseren Gesellschaften oftmals derart aufgebaut sind, daß alles sogenannte »Negative«, jeder negative Pol des Polaritätenpaares, schlecht ist, verdrängen die Menschen oftmals ihre scheinbar »negativen« Impulse, um »gut« zu sein. Dies ist nicht förderlich für die Entwicklung, für die Gesundheit. Denn solange ich noch einen bestimmten Impuls in mir verspüre, habe ich die entsprechende polare Energieform noch nicht genügend gelebt, noch nicht transformiert. Die Pole zu leben bedeutet unter anderem, sich ihrer Energie und Information bewußt zu werden, ihren Einfluß auf alle Lebensbereiche zu erkennen.

Verdrängte Impulse führen zur Verstärkung des Schattens. Dieser erzwingt aber auch den Energieausgleich und versucht, in das Bewußtsein zu gelangen, will nach »oben« ausbrechen und gelebt werden. Unsere Reaktion auf unsere Schattenimpulse ist jedoch oftmals weitere Verdrängung. Daraus resultieren auch viele Krankheiten – wie wir noch sehen werden. Es bilden sich viele Blockaden, die in ihrem Energiepotential um so größer werden, je mehr sie verdrängt werden. Der Schatten stellt also immer jene Pole dar, die wir nicht leben. Da das Verdrängte nicht weg, sondern im Schatten ist, wirkt es auch energetisch. Es zieht bestimmte Energien an, hat Resonanz. Diese Energien manifestieren sich für uns sichtbar in einer bestimmten Lebenssituation. Je nachdem, wie wir diese Situation interpretieren, wird sie als Schicksalsschlag, Zufall, Unglück, Pech oder sonstiges bezeichnet. Jedoch entspricht dies nicht den Tatsachen. Denn: Ich selbst habe die Situation geschaffen, indem ich Impulse, Teile meiner selbst nicht gelebt habe, die sich nun Platz in meinem Leben erzwingen. Die Folge daraus ist, daß man seine Bedürfnisse und Impulse dann leben soll, wenn sie auftreten – und das in ihrer ganzen Konsequenz.

Unbedingte Konformität als Gegensatz zu Individualität ist nichts anderes als die kollektive Verdrängung bestimmter Lebensinhalte. Insofern hat auch jede Gemeinschaft, jeder Staat einen Schatten, der sich irgendwann wieder den ihm gebührenden Platz im Leben schaffen wird. Hierauf wird noch im Kapitel über das Gesetz des Impulses tiefer eingegangen.

Aus dem Polaritätsgesetz heraus ergibt sich die Existenz des Jenseits. Wir leben im Diesseits, also muß es auch ein Jenseits geben. Dieses Jenseits ist örtlich nicht von unserem Diesseits unterschieden. Unsere Wahrnehmung hindert uns meist, das Jenseits aus dem Diesseits heraus zu erfahren. Es befindet sich für unsere Wahrnehmung nur auf einer anderen Frequenz, welche für unsere Sinne meist nicht zugänglich ist. Beim Tod eines Menschen verlassen die Seele und der Geist den Körper. Die Seele wechselt in den anderen Pol, in das Jenseits. Von dort aus wird sie wieder zu dem Pol zurückschwingen, den wir mit Diesseits bezeichnen. Somit ergibt sich aus dem Polaritätsgesetz auch die Reinkarnation. Der Reinkarnationszyklus wird so lange andauern, bis sich die fragmentierte Seele vervollkommnet hat. Sie muß also während ihrer vielen Inkarnationen sämtliche Polaritäten leben, bis sie jene zu Licht und Liebe transformiert hat. Hat sie dies geschafft, so wird ihre Seelenstruktur gleich der eines reinen Kristalls sein. Nur noch Licht und Liebe können sich darin ergießen. Die polaren Energien dieser Welt werden sie nicht mehr anziehen. Sie wird in einer neuen Welt die Erlösung finden. Und so zeigt sich auch hier das Polaritätsgesetz als hervorragend geeignet, um die Welt zu beschreiben. Man kann die Einheit, also Erlösung nur über ihren Gegenpol erfahren. Und der Gegenpol zur Einheit ist eben die polare Welt.

Lernen wir aus dem Polaritätsgesetz, daß es immer nur ein »Sowohl-Als-auch«, also die Akzeptanz beider Pole gibt, niemals ein »Entweder-Oder«. Lernen wir, daß alles, was ist, »gut« ist. Der negative Pol an sich ist nicht »schlecht«. Er kann mißbraucht werden oder in einem falsch verstandenen Sinne gelebt werden. Ist dies der Fall, erfahren wir »negative« Konsequenzen. Daraus lernen wir so lange, bis wir die rechte Einstellung gefunden haben.

Zusammenfassung

Der Mensch kann sich die Welt nur innerhalb von Gegensätzen vorstellen.

Diese Gegensätze bezeichnen wir als Polaritäten.

Eine Polarität besteht aus zwei Polen, die sich gegenseitig bedingen.

Beide Pole bilden eine Einheit, die unser Bewußtsein nicht wahrnehmen kann.

Daher sind beide Pole gleichwertig. »Gut« und »schlecht« als Absolutum gibt es nicht.

Leben wir einen Pol nicht, obwohl wir mit ihm konfrontiert werden, so verdrängen wir ihn in den Schatten. Von dort aus wird sich der Pol irgendwann wieder in unser Bewußtsein drängen, unter Umständen schmerzhaft.

Bestimmte Polaritäten sind Lebensaufgaben des einzelnen. Er muß die polaren Energien in ihren Extremen leben, um sie zu überwinden, zu transformieren.

Welche polaren Energien treten immer wieder in dein Leben? Welche Pole möchtest du in deinem Leben vermeiden? Wie erfährst du diese Polaritätenpaare in deinem Leben? Sind sie sehr intensiv? Welche Polaritätenpaare hast du in deinem Leben schon auf eine höhere Ebene transformiert? Welche Ergebnisse haben sich für dich aus dieser Transformation ergeben? Wie hat sich dieses Polaritätenpaar in deinem Leben weiterhin gezeigt?

Gesetz der rhythmischen Schwingung

Das Gesetz der Schwingung ist eng mit dem der Polarität verwandt. Der Mensch ist innerhalb der polaren Welt mit polaren Energien konfrontiert. Da nach dem Evolutionsgesetz alles in steter Veränderung und Entwicklung begriffen ist, müssen also die Energien der polaren Welt sich ständig wandeln und bewegen. Sie tun dies zwischen ihren beiden Polen. Und zwar in einer Art und Weise, die das Gesetz der Rhythmischen Schwingung beschreibt: Alles, was ist, hat seinen individuellen Rhythmus. Das Pendel schwingt nach rechts im gleichen Ausmaß wie nach links.

Der Wandel der Evolution ist auch rhythmisch. Dem Zerfall großer Kulturen folgt der Aufbau neuer Kulturen. Nach der Zerstörung folgt immer der Neuaufbau. Dieses Hin und Her zwischen zwei Polen verläuft immer mit einem bestimmten Rhythmus. Es ist im materiellen wie im immateriellen Bereich zu erkennen. Dem Tag folgt die Nacht – je nach Jahreszeit innerhalb einer bestimmten Rhythmik.

Die Jahreszeiten wiederum wiederholen sich ebenfalls rhythmisch: Frühling, Sommer, Herbst und Winter befinden sich in einem steten Kreislauf. Wobei Sommer und Winter die Extrema des Pendels kennzeichnen. Schlägt das Pendel vom Winter zurück in Richtung Sommer, so findet die Übergangsphase des Frühlings statt. Wendet sich der Sommer in seinem Extrem wiederum dem Pendelausschlag zum Winter zu, so folgt die Übergangsphase des Herbstes.

Oder: Aktiv-schöpferische Phasen werden von Ruhephasen abgelöst. Freude wird von Trauer abgelöst. Und umgekehrt. Das Gefühl der Freiheit wechselt in das Gefühl der Enge. Die Enge transformiert sich in ihrem Extrem wieder zur Freiheit.

Die unterschiedlichen Rhythmen, so wie wir sie erfahren, sind von der Frequenz der Schwingung abhängig. So schwingt ein Taktgeber je nach Einstellung rhythmisch mit der Frequenz 60mal in der Minute hin und her, zwischen beiden Polen. Bei einer anderen Einstellung schwingt er mit der Frequenz von 90 Schwingungen. Was er aber auf jeden Fall macht, ist schwingen – und das rhythmisch.

Dies ist mit allen Erscheinungen des Lebens so. Alles schwingt rhythmisch zwischen zwei Polen, und das mit einer bestimmten Frequenz. Nichts steht still. Alles bewegt sich, alles schwingt. Der Unterschied liegt in der Frequenz. Doch selbst in einem Betonstück sind die Atome ständig in Schwingung. Die Kraft und Dichtigkeit, die sie dabei erzeugen, läßt uns den Beton so schwer und fest erscheinen.

Ebenso ist es mit den Energien, die immateriell sind: Gedanken, Gefühle, Wünsche, der Wille. Auch sie sind Energien, die innerhalb einer bestimmten Frequenz rhythmisch schwingen. So ist der Mensch als ein Energiesystem zu sehen, welches unendlich viele Energieformen mit ebenso unendlich vielen Frequenzen beinhaltet. Diese Energien schwingen alle rhythmisch. Die Summe dieser Energien bewirkt die Ausstrahlung eines Menschen und kennzeichnet sein Schwingungsniveau. Und dieses ist um so höher, je mehr man sich seiner selbst bewußt ist.

Wie wir wissen, ziehen sich Energien an oder sie stoßen sich ab. Da unsere Energien und ihre Schwingung von unserem Bewußtsein bestimmt sind, sind wir auch für alles, was wir anziehen oder abstoßen, selbst verantwortlich. Denn nur wir selbst können unser Bewußtsein entwickeln. Wir strahlen also Energien aus, die auf andere Menschen, auf Situationen anziehend oder abstoßend wirken. Jeder Mensch tut dies. Hierin liegt die Erklärung für Sympathie, Antipathie, Geselligkeit, Streit, oder auch die Erklärung dafür, daß sich zwei Menschen, ohne ein Wort zu sprechen, einfach verstehen. Jeder zwischenmenschliche Kontakt nimmt seinen Verlauf entsprechend der Energien, die von den Beteiligten in den Kontakt eingebracht werden. Die Energien eines jeden Menschen haben ihre eigene individuelle Schwingungsfrequenz. Je mehr diese Schwingungsfrequenz mit der anderer Menschen harmoniert oder ihnen ähnlich ist, desto größer ist das gegenseitige Verständnis.

Diese Harmonie der Schwingungsfrequenzen kann auch als eine gleiche Resonanz zwischen zwei Menschen gesehen werden. Im Alltag spricht man davon, mit einem Menschen »auf einer Wellenlänge zu liegen«.

Nun sehen wir auch, daß eine Liebe zwischen zwei Menschen auf dieser Art von Resonanzphänomen beruht. Zwei sich liebende Menschen harmonieren in ihrer Schwingungsfrequenz und verstehen es, sich auf den anderen einzulassen. Je größer die Fähigkeit der Menschen ist, miteinander in Resonanz zu gehen, desto größer ist auch das Verständnis untereinander. Zu meinem Leben, zu meiner Welt gehören meine bisherigen Erfahrungen, die geistigen Bereiche, mit denen ich mich beschäftige, mein Beruf, meine Einstellungen, meine Werte usw. All dies sind ja auch Energien, und diese bilden in ihrer Summe mein Energiesystem. Mein Energiesystem ist dafür verantwortlich, was ich ausstrahle. Das, was ich ausstrahle, ziehe ich auch in meinem Leben an. Meine Ausstrahlung ist meine Resonanz zu der Welt. Und all dies ist von meinem Bewußtsein abhängig. Nur über das Bewußtsein kann ich mein Leben verändern.

Die Schwingungsfrequenz entscheidet darüber, wie sich die Energie manifestiert, ob sie Materieform (Körper, Gegenstand) annimmt oder ob sie immaterielle Formen annimmt wie die Ausstrahlung oder die Aura eines Menschen.

Energie ist wirkende Kraft. So ist alles, was existiert eine wirkende Kraft – ob im materiellen oder immateriellen Bereich. Denken ist auch wirkende Kraft. Man bewegt durch das Denken immaterielle Energie, die trotzdem genauso real ist wie materielle und einen weitaus größeren Einfluß auf unser Leben hat als letztgenannte. Je mehr ich einen bestimmten Gedanken habe, desto größer wird seine wirkende Kraft. Das heißt, er strebt danach, sich in der Welt zu verwirklichen. Insofern ist auch der Glaube eines Menschen eine seiner größten Energiequellen. Glaube kann Berge versetzen. Fester Glaube ist stete Kraft, die wirkt und sich irgendwann im Leben eines Menschen auch konkret manifestieren kann.

Befinde ich mich in einer finanziell scheinbar ausweglosen Situation und verharre ich in den negativen Gedankenmustern, so trage ich zur Besserung meiner Situation nicht bei. Im Gegenteil: Ich produziere durch meine Gedanken (»Ich schaffe es nicht«) eine Kraft, die einer Besserung entgegenwirkt. Gleiches zieht Gleiches an! Das heißt, ich verstärke durch meine Gedanken die rhythmische Schwingung zu einem Pol hin – und dies ist nicht nötig. Man soll sich dem Rhythmus hingeben, also auch einen Pol leben, ihm Raum und Platz im Leben geben. Jedoch gibt es Menschen, die aufgrund ihrer Glaubensüberzeugungen grundsätzlich vom

»Schlechten« ausgehen. Sie neigen dazu, durch ihre Gedanken die Schwingung zu dem jeweiligen »negativen« Pol zusätzlich zu intensivieren, zu verlängern. Es bildet sich eine Negativspirale, die jene in ihrer bisherigen Glaubenshaltung bestärkt. Dieser Kreislauf kann nur schwer durchbrochen werden. Die ewigen Pessimisten können hiervon sicherlich vieles berichten. Stete Gedanken haben die Macht, sich als Handlungen, als Situationen in meinem Leben zu manifestieren. Wir denken zwischen 12 000 und 16 000 Gedanken am Tag. Viele davon sind auch negativ, obwohl sie es nicht sein müßten. Sind wir in der Lage, unsere Gedanken zu lenken, so können wir auch unser Leben besser lenken. Und so kann man sich die Macht der Gedanken zunutze machen, um Lebenssituationen zu verändern. Allerdings ist dies keine Aufforderung zum unentwegten »Positiven Denken«. Die »Positivdenker« sind das Pendant zu den Pessimisten. Positives Denken hat in bestimmten Lebenssituationen seine Berechtigung. Beispielsweise bei unbegründeten Ängsten, die mich in Strukturen und Mustern festhalten, die meiner Entwicklung abträglich sind. Positives Denken sollte jedoch nicht zu einer künstlichen Intensivierung und Verlängerung der Schwingung zum »positiven« Pol werden. Denn je mehr das Pendel in eine Richtung schwingt (positiver Pol), desto weiter muß es auch in die andere Richtung schwingen (negativer Pol). Und hier neigen Menschen, die immer zwanghaft positiv denken, dazu, den negativen Pol durch ihre Gedanken in einen positiven wandeln zu wollen. Dies ist jedoch nicht möglich und führt letztendlich immer nur zur weiteren Schattenbildung. Positives Denken hat auch dann nichts in meinem Leben verloren, wenn ich etwas zu lernen habe. Schicksal, Leid und Krankheit sind Zeichen für mich, Inhalte zu lernen und sie in mein Leben zu integrieren. Befinde ich mich in so einer Situation, so sollte ich mich dem Schmerz auch vorerst hingeben, ihn leben. Zugleich sollte ich mich mit meiner Situation beschäftigen und mich fragen, worin die Ursachen hierfür liegen, was ich daraus lernen soll. Erst wenn dieser Bewußtwerdungsprozeß stattgefunden hat, sollte mein Optimismus, mein positives Denken wieder einsetzen, so daß ich nun bewußt zum anderen Pol schwingen kann. Setze ich es schon vorher ein, so überdecke ich das eigentliche Problem, verdränge es. Und ich kann mir sicher sein, daß mich das Prinzip jenes Problems später noch stärker treffen wird.

Beobachten wir uns und unsere Umwelt, so können wir das harmonische Ineinanderwirken der Gesetzmäßigkeiten erkennen. Alles ist miteinander verwoben, in einer Komplexität, die für uns Menschen kaum zu erfassen ist. Alles hat seinen Sinn und seine Berechtigung – zum jeweiligen Zeitpunkt.

Positive, lebensbejahende Gedanken, Freude und Liebe haben sehr hohe Schwingungsfrequenzen. Traurige oder depressive Zustände haben demgegenüber eine relativ niedrige Schwingungsfrequenz. Es ist nun – wie wir wissen – nicht möglich, nur Freude zu empfinden und Trauer zu vermeiden. Wir können nicht laufend in »höheren Sphären« schweben, fröhlich und glücklich sein und diese hohen Schwingungsfrequenzen immer leben. Dem steht das Polaritäts- und auch Energiegesetz gegenüber. Irgendwann hat jede Freude ihr Ende, irgendwann müssen wir wieder »runterkommen« und dem anderen Pol, der Trauer oder der Melancholie, zu seinem Recht verhelfen, indem wir zu ihm hinschwingen und ihn leben.

Wenn wir uns entwickeln, findet dieser Prozeß auf immer höheren Schwingungsfrequenzen statt. Dies bedeutet auch, daß ein Mensch im Laufe des Bewußtwerdungsprozesses die regelmäßig wiederkehrende, tiefe Depression zu Melancholie transformieren kann. Man wird durch Melancholie ebenso wie durch Depression dem »anderen« Pol gerecht. In beiden Zuständen wird der Schmerz, die Ruhephase, die Phase der

Reflexion und inneren Einkehr gelebt. Entscheide ich mich für Entwicklung, so kann ich mein Bewußtsein von der niedrigschwingenden Depression zu der höherschwingenden Melancholie transformieren.

Man sieht also, daß die Schwingung einer Energie dafür verantwortlich ist, wie wir uns fühlen. Eine Energie besitzt immer zwei Pole, beispielsweise Freude und Trauer, die sich nur in ihrer Schwingungsfrequenz unterscheiden und daher eine bestimmte Qualität der Energie darstellen. Energien schwingen naturgemäß rhythmisch zwischen ihren Polen. Wenn wir uns willentlich gegen diesen Rhythmus entscheiden und nicht »mitschwingen« möchten, verdrängen wir den jeweiligen Pol aus unserem Bewußtsein. Selbst falls es uns gelingen sollte, einen Pol kurzfristig zu vermeiden, werden wir letztendlich nicht umhin können, jenen zu leben. Der verdrängte Pol wirkt mit seiner ganzen Kraft und Dynamik in unserem Schatten. So lange, bis er sich in unser Bewußtsein drängt.

Zusammenfassung

Alles schwingt – und zwar in einem bestimmten Rhythmus, einer bestimmten Frequenz. Die Schwingung erfolgt immer zwischen zwei Polen. Je nachdem, wie mein Bewußtsein beschaffen ist, besitzt es eine bestimmte Schwingung, die letztendlich verantwortlich ist, wie intensiv ich das Leben empfinde. Die Schwingung meiner Energien zeigt sich verantwortlich dafür, wie ich mit anderen Menschen umgehe, welche Menschen ich sympathisch und unsympathisch finde. Schwingen die Energien zweier Menschen gleich oder ähnlich, läßt sich eine Resonanz herstellen, und Kommunikation findet auf einer angenehmeren Ebene statt.

Positiv empfundene Energien haben eine hohe Schwingung, negativ empfundene eine niedrige.

In welchem Rhythmus schwingst du zwischen den Polen hin und her? Bist du über Monate hinweg in Hochstimmung, dafür dann einige Wochen in tiefer Depression? Oder wechseln sich die jeweiligen Höhen und Tiefen in kürzeren Abständen ab? Wie lange verweilst du in einem Pol? Verstärkst du ihn, indem du dich fallen läßt? Versuchst du die Pendelschwingung zu einem »negativen« Pol krampfhaft zu vermeiden, beispielsweise durch Positives Denken? Wenn ja, ist es dir wirklich gelungen, einen Pol über lange Zeit aus deinem Leben zu verdrängen?

Gesetz des energetischen Ausgleichs

Aus den Gesetzen der Energie, der Polarität und Rhythmischen Schwingung ergibt sich das Gesetz des energetischen Ausgleichs. Es besagt, daß jede polare Energie immer ihren Ausgleich findet. So wie der Kosmos eine Ordnung mit bestimmten Gesetzmäßigkeiten und Harmonien darstellt, so müssen auch seine polaren Energien in ihm ausgeglichen sein. Jede energetische Veränderung oder Wandlung wird ohne zeitliche Verzögerung ausgeglichen. Die Handlung eines einzelnen Menschen hat ja immer Wirkung auf das Ganze. Diese Handlung muß innerhalb des Kosmos auch ihre entsprechende Gegenbewegung aufweisen. Insofern wirkt die Handlung des einzelnen auch kollektiv. Der Kosmos kennt kein energetisches Ungleichgewicht. Dieser Energieausgleich ist ein kollektiver. Er gilt für die Menschheit als Ganzes. Somit hat es konkreten Einfluß auf mich, wie die Menschen in Afrika oder Asien leben – auch wenn dieser Einfluß nicht ohne weiteres zu erfahren ist.

Daneben erfolgt der Energieausgleich auch immer individuell. Man wird immer das ernten, was man gesät hat. So wird jeder Mensch die Auswirkungen der eigenen Handlungen auch erfahren, da er durch das Gesetz des Energieausgleichs die entsprechenden Energien zurückerhält, die er auch ausgesandt hat. Dieser Zusammenhang ist vielen Menschen deswegen nicht einsichtig, da sie die Wirkung ihres Verhaltens nicht immer sofort erfahren. Denn der energetische Ausgleich kann sich auch erst viel später ereignen. Dies kann beim Tod oder auch in einer anderen Inkarnation sein. Bei letzterem sprechen wir eben von Karma. Daher wird das Phänomen des Energieausgleichs auch oftmals als Karmagesetz bezeichnet. Karma gründet grundsätzlich auf Handlungen, die darauf abzielen, andere Menschen zu schädigen. So kann Karma nur dann entstehen, wenn man einem Menschen bewußt weh tut, wenn man die Würde eines Menschen bewußt verletzt, wenn man die Grenzen eines anderen Menschen bewußt mißachtet. Habe ich einen Menschen über Jahre hinweg unterdrückt und entwürdigt (beispielsweise innerhalb einer Partnerschaft), so ist hier ein energetisches Ungleichgewicht entstanden. Kollektiv-global gesehen hat es sich schon ausgeglichen. Doch aus individueller Sicht besteht in der Beziehung zwischen diesen beiden Menschen ein energetisches Ungleichgewicht. Und dieses kann man bis nach seinem eigenen Tod mit sich tragen. In einer anderen Inkarnation muß und wird sich dieses individuelle Ungleichgewicht wieder ausgleichen.

Auch wenn man im Leben nicht immer sofort das Feedback des eigenen Verhaltens, der eigenen Handlungen oder der eigenen Gefühle erhält, so kann man sich sicher sein, daß dies irgendwann geschehen wird. Das, was ich säe, was ich ausstrahle, was ich gebe, wird mir auch vom Leben wieder zurückgegeben!

Der energetische Ausgleich ist jedoch nicht an feste Situationen gebunden. Vielmehr orientiert er sich am Prinzip der Energie, die als Ursache gesetzt wurde. Habe ich einem Menschen weh getan, indem ich ihn beispielsweise mit einem seiner Minderwertigkeitskomplexe bewußt aufgezogen habe, so wird sich jenes, was ich als Ursache gesetzt habe, einst wieder ausgleichen. Entweder wird mein Gegenüber selbiges sofort bei mir tun, indem er mich mit einem meiner Minderwertigkeitskomplexe aufzieht, oder es kann auch sein, daß ein anderer mir in einer völlig anderen Situation selbiges widerfahren läßt und somit den energetischen Ausgleich herbeiführt. Die Situation ist beliebig. Wichtig ist das Prinzip, welches lautet: Schmerzen aufgrund von Minderwertigkeitskomplexen, mit denen ein Mensch bewußt aufgezogen und somit verletzt wurde. Das Prinzip wird sich immer ausgleichen, ob wir es nun sofort erfahren oder nicht.

Somit ist klar: Nichts kommt von nichts. Alles hat eine Ursache und eine Wirkung. Jene Geschehnisse, deren Ursache wir nicht begreifen, bezeichnen wir als Schicksal, Pech, Glück usw. Trotzdem hat alles seine Ursache. Unsere jetzige Lebenssituation ist immer ein Produkt von vielen Ursachen, die wir selbst in der Vergangenheit gesetzt haben. Doch können wir in diese Ursachenkette eingreifen und somit unser Leben verändern.

Erkennen wir dies, so können wir gleich heute damit beginnen, Ursachen in unser Leben zu setzen, deren Wirkungen für uns angenehmer sind. Sind diese von uns gesetzten Ursachen auf Liebe gegründet, so wird unser Sein ein Segen für die Welt sein

Bei alledem dürfen wir jedoch unsere Impulse nicht vergessen. Sie sind ein Spiegelbild unseres bisherigen Bewußtseins- und Entwicklungsstandes. Gegen ihn können wir nicht handeln. Allerdings sollten wir dabei immer die Würde des anderen Menschen achten. Wer hierzu in der Lage ist, wird sich kein Karma mehr aufladen.

Zusammenfassung
Alle polaren Energien müssen sich ausgleichen. Der Energieaustausch orientiert sich immer am Prinzip der Ursache, die ich gesetzt habe. Er erfolgt für das Kollektiv ebenso wie für das Individuum. Alles hat Ursache und Wirkung. Jeden Tag setze ich neue Ursachen, die wiederum zu Wirkungen führen. Je mehr Ursachen ich setze, die auf Liebe, Mitmenschlichkeit und Güte beruhen (also nichtpolarer Energie), desto angenehmer sind die Wirkungen, die mir daraus erwachsen. Denn: Ich ernte immer, was ich gesät habe!

Fragen zur Selbstreflexion

Hast du einen Menschen bewußt in seiner Würde verletzt? Hast du seine Grenzen mißachtet? Wenn ja: Hast du etwas unternommen, damit dir dein Handeln verziehen wird?
Wo kannst du in deinem Leben feststellen, daß sich der energetische Ausgleich vollzogen hat? Was hast du bisher gesät? Was hast du geerntet?

Gesetz der Resonanz

Bisher haben wir uns intensiv mit den Themen Energien und Polarität auseinandergesetzt. Und nun stellt sich die Frage, warum sich manche Energien und Erfahrungen in unser Leben drängen und andere wiederum nicht. Diese Frage beantwortet das Resonanzgesetz. Der Begriff »Resonanz« kommt aus dem Lateinischen und bedeutet »wiedertönen«, »zurückklingen«. Das Resonanzgesetz besagt, daß man im Außen immer nur das finden und erfahren kann, wofür man in sich selbst eine Resonanz beziehungsweise Entsprechung besitzt. Man kann nur jene Energien aus dem Außen in das eigene Leben ziehen, die mit den Energien im eigenen Inneren einen Zusammenhang aufweisen.

Zwei Beispiele aus dem Alltag für das Resonanzgesetz wären: In einem Raum befindet sich eine Stimmgabel. Nun werden verschiedene Töne erzeugt. Die Stimmgabel schwingt genau dann mit, wenn ein bestimmter Ton ihrer Eigenfrequenz entspricht. Ist dies nicht so, so kann die Stimmgabel den Ton nicht »empfangen«. Oder: Ein Radiosender, der auf UKW eingestellt ist, kann keine Sendungen auf MW oder LW empfangen, da seine Resonanz nur UKW entspricht.

Ebenso ist es im Bereich unserer Wahrnehmung: Wir müssen uns unseren Körper und unsere Psyche als eine Art Radioempfänger vorstellen, der auf bestimmten (Energie-)Frequenzen ausstrahlt und empfängt. Dieser Frequenzbereich entspricht eben dem bisherigen Bewußtseinsstand. Normalerweise empfangen unsere Wahrnehmungsorgane nur Informationen auf Frequenzen, die wir als Diesseits bezeichnen. Nichtsdestotrotz sind die »Frequenzwellen« aller anderen »Kanäle« – nämlich die des Jenseits – auch immer um uns herum. Nur unser Radioempfänger, unser Sender, die Wahrnehmung ist nicht darauf eingestellt.

Das, was es im materiellen Bereich gibt, hat also analog seine Entsprechung im geistig-seelischen Bereich. Ein Mensch kann im Außen immer nur mit Situationen, Themen, Ideen in Berührung kommen, die schon in ihm liegen, für die er eine Resonanz, eine Affinität besitzt. Die menschlichen Energien, als da wären Gedanken, Gefühle, Erfahrungen, Erlebnisse, Einstellungen, haben eine bestimmte Form und einen bestimmten Inhalt. Diese Energien nun wirken nach außen in zwei Richtungen:

Zum einen ziehen sie jene Energien und somit Situationen, Menschen und Ereignisse an, die man selbst verdrängt hat, die den eigenen Schatten darstellen. Somit drängt sich der ganze Schatten über die Hintertür, nämlich die Umwelt, das Außen, in das eigene Leben. Man kann ihm nicht entkommen. Werden wir mit dem Schatten konfrontiert, so sehen wir in der Außenwelt das, was uns zur Ganzheit noch fehlt. Das Außen kann uns also anspornen, das zu integrieren, was uns in unserem eigenen, gelebten Bewußtsein noch fehlt.

Zum anderen wirken die eigenen Energien, indem sie jene Energien anziehen (Gleiches zieht Gleiches an), die man nach außen lebt. Beispielsweise finden sich Menschen mit gleicher Gesinnung, Lebensgefühl, Einstellungen oftmals in Gruppen zusammen. Dazu gehören der Freundeskreis, die Parteiangehörigkeit, partnerschaftliche Beziehungen, Hobbys und ähnliches.

Man kann also im Außen immer nur das finden, wofür man im Bereich des Bewußtseins oder im Bereich des persönlichen Unbewußten eine Affinität besitzt. Dabei findet jeder Topf seinen Deckel: Form und Inhalt von Bewußtsein und Unbewußtem sich treffender Menschen harmonieren immer miteinander. Dabei spielt es keine Rolle, ob wir diese Harmonie als angenehm oder unangenehm empfinden.

Die Umwelt, das Außen ist gleichsam ein Spiegel: Es zeigt uns immer nur uns selbst. Wenn sich jemand über das Verhalten eines Menschen aufregt, so deutet dies darauf hin, daß er selbst jenes Verhalten in sich trägt, sonst hätte er keine Resonanz, wäre hierfür durchlässig und könnte sich gar nicht erregen und mitschwingen. Denn: Man kann im Außen immer nur das erfahren, wofür in einem selbst schon eine Affinität besteht. Regt mich das Verhalten eines Menschen auf, so sollte ich primär in mir selbst nach der resonanten Energie forschen, die mich »mitschwingen« läßt. Da die Umwelt gleich einem Spiegel ist, ist auch jeder Kampf mit dem Außen ein sinnloser Kampf im Sinne von Gewinnen-Können. Denn letztendlich kämpft man gegen sich selbst, gegen den eigenen Schatten, die eigenen Persönlichkeitsanteile. Wer sollte denn beim Kampf gegen das eigene Spiegelbild gewinnen?! Man schlägt ja auch nicht morgens im Bad gegen das eigene Spiegelbild, um das mufflige Gesicht nicht mehr sehen zu müssen. Man weiß ja: Lächle ich, so lächelt mein Spiegelbild zurück. Schaue ich mißmutig, so schaut mich das eigene Spiegelbild mißmutig an. Genauso ist das eigene soziale Umfeld, die eigenen Lebensumstände als Spiegelbild zu sehen. Darin kann man sich erkennen. Ist man sich dieser Zusammenhänge bewußt, so erscheinen alle Kämpfe des Menschen im Außen für oder gegen etwas als lächerlich.

Geschieht in meinem Außen etwas Unangenehmes, so ist es nichts anderes als eine Aufforderung an mich, daß ich mich diesem Bereich in mir selbst widme. Habe ich noch den Impuls, trotzdem im Außen gegen mich selbst zu kämpfen, so soll ich es tun. Die darauffolgenden Phasen der Reflexion eröffnen Stück für Stück die Sinnlosigkeit dieses Kampfes. Irgendwann spürt man den Impuls des Mitkämpfens immer weniger, bis er verschwunden ist. Alle Energie für den Kampf im Außen kann auch vorteilhafter eingesetzt werden: Für die Selbsterkenntnis, die eigene Entwicklung, für Kreativität und Produktivität. Wir sollten im Außen nicht kämpfen, sondern Angebote machen, unsere Erfahrungen und Wissen anbieten. Denn: Übe ich im Außen zu großen Druck aus, will ich unbedingt überzeugen, so erzeuge ich immer Gegenwehr aufgrund der polaren Energien, erzeuge Ablehnung und Verschlossenheit. Will ich etwas erreichen, so kann ich nur Angebote machen. Jemand, der für sich einsieht, daß jenes

Angebot im Augenblick gewinnbringend ist, greift zu. Genauso greift man selbst bei Angeboten anderer zu und verschließt sich, wenn Druck ausgeübt wird. Jemand, der noch nicht einsichtig ist, wird niemals zugreifen. Erst recht nicht, wenn ich Druck ausübe oder gar kämpfe. Doch ist es auch klar, daß viele Menschen allein aufgrund ihres Entwicklungsstandes kämpfen müssen, sich mit dem Außen, ihrem eigentlichen Inneren, reiben müssen. Irgendwann hat sich das Bewußtsein soweit entwickelt, daß die Sinnlosigkeit des Kampfes eingesehen wird.

Der Mensch braucht also eine Entsprechung in sich, durch die er die Wirklichkeit wahrnimmt. Nur das, was in ihm schon vorhanden ist – als energetische Schwingung – kann er empfangen, nur damit kann er »mitschwingen«. Die bisherigen Erfahrungen, die ja auch wiederum Energien im Menschen darstellen, bestimmen das Weltbild eines jeden Menschen. Und so wie es Milliarden unterschiedliche Menschen gibt, gibt es Milliarden unterschiedliche Weltbilder. Was außerhalb des bisherigen Weltbildes liegt, kann nicht wahrgenommen werden. So wird ein Mensch mit einem gesellschaftlich gewachsenen, rein rationalen, wissenschaftlichen Weltbild wenig Erfahrungen machen, die selbiges erschüttern könnten. Und die wenigen Erfahrungen, die er diesbezüglich macht, deutet er im Sinne seines Weltbildes, oder er verdrängt sie einfach. Ein Mensch ist also immer determiniert bezüglich seiner Erfahrungen. Doch diese Determination hat er sich selbst erarbeitet. Er hat sich selbst hierfür entschieden. Er könnte sich genausogut dafür entscheiden, sich für andere Lebensbereiche zu öffnen. Dies würde dazu führen, daß ihm anderes widerfährt oder er die Lebensereignisse anders interpretiert. Doch Voraussetzung ist eine Öffnung des Inneren.

In jedem Menschen finden sich grundsätzlich alle möglichen Eigenschaften. Seien sie nun als von uns positiv oder negativ bewertet. Denn der Mensch ist Teil der Einheit. Das individuelle Bewußtsein entspringt ja dem kollektiven. Und dort finden sich alle möglichen menschlichen Eigenschaften. Aufgrund seines Entwicklungsstandes hat der Mensch bestimmte polare Energieformen schon transformiert, indem beide Pole gelebt und erkannt wurden. Für jene Polaritäten ist er durchlässig, hat keine Resonanz mehr und wird daher die entsprechenden Charaktereigenschaften nicht mehr leben müssen. Zum anderen legt ein Mensch auf bestimmte Energieformen besonders großen Wert, entsprechend seiner Lebensaufgabe. Somit unterscheiden sich natürlich auch die Prioritäten, die Interessen, die Erfahrungen und Einstellungen beziehungsweise Meinungen der Menschen.

Das Resonanzgesetz besagt also, daß ich im Außen immer nur jenes vorfinden kann, wofür ich im Inneren eine Resonanz besitzen.

Resonanz besitzen heißt auch, daß ich im Außen das finde, was ich in meinem Schatten verdrängt habe. Daß mir nur Dinge und Ereignisse widerfahren, aus denen ich lernen kann beziehungsweise muß. Solange sich »schlechte« Ereignisse wiederholen, habe ich noch nicht aus ihnen gelernt. Resonanz zu besitzen bedeutet auch, daß ich mich immer im Außen wiederfinde. *Das Außen, meine Umwelt und mein Bewußtsein bilden das Ganze, die Einheit meiner selbst.* Komme ich mit dem Außen nicht klar, habe ich immer ein Problem mit mir selbst.

Hier wird die Subjektivität des Seins deutlich: Im Leben eines Menschen kann es nur das geben, wofür er Resonanz hat. Da aber die Strukturen und Aufgaben der Seelen sehr unterschiedlich sind, hat kein Individuum mit einem anderen für immer genau die gleiche Resonanz. Jeder Mensch erlebt die Welt auf seine eigene, individuelle Weise.

Weiterhin bedeutet Resonanz, daß jeder Mensch, der mir begegnet, für mich einen Inhalt hat, der für meine weitere Entwicklung gewinnbringend ist. Egal, ob es der Mensch in der Straßenbahn oder der im Café ist. Menschen, für die ich keine Resonanz habe, existieren nicht für mich! So ist es auch völlig klar, daß diese Zeilen ausschließlich jenen Menschen zugänglich werden, für die der Zeitpunkt gekommen ist, sich über die hier angesprochenen Themen Gedanken zu machen.

Zusammenfassung

Ich kann im Außen nur das erfahren, wofür ich eine Resonanz besitze.

Meine Resonanz ist abhängig von meinem Bewußtseinsstand, meiner Entwicklung, also meiner Seelenstruktur. Daher können nur bestimmte Energien in mein Leben treten, die Teil meiner Aufgabe, meines Bewußtwerdungsprozesses sind.

Das, was ich in den Schatten verdrängt habe, zeigt sich mir im Außen. Das, was ich noch lernen muß, zeigt sich mir im Außen. Das, was ich bin, zeigt sich mir im Außen.

Mein Bewußtsein und mein Außen bilden eine Einheit, sind mein Selbst.

Fragen zur Selbstreflexion

Welche konkreten Situationen und Ereignisse ziehe ich in meinem Leben an? Für welche Energien habe ich Resonanz? Für welche Menschen und Ereignisse habe ich Resonanz?

Welche Polaritätenpaare können den Situationen in meinem Leben zugeordnet werden? Läßt sich daraus schließen, daß ein bestimmtes Polaritätenpaar, welches auffällig oft Teil meines bewußten Lebens ist, auch ein bestimmter Teil meines Lebensplanes ist? Wenn ja, dann muß ich mich dieser Polarität vorrangig widmen, um die nötigen Lernerfahrungen zu machen.

Welche Energien, die von außen an mich herantreten, lehne ich ab? Verschließe ich mich bewußt gegen Ereignisse, die ich anziehe?

Welche Probleme in meinem Leben gibt es, die immer wiederkehren? Läßt sich ein roter Faden mit ähnlichen Schwierigkeiten durch mein Leben ziehen? Welcher Art sind diese Schwierigkeiten? Habe ich diese Probleme und Schwierigkeiten bisher bewußt bearbeitet oder bin ich ihnen aus dem Weg gegangen?

Gesetz des Impulses

Wir haben bisher die grundsätzlichen Gesetzmäßigkeiten erkannt, die dem Leben zugrunde liegen. Wir wissen um die Ordnung, um die Polarität, um die Energien mit ihrem Ausgleich. Wir wissen auch, daß wir nur jenes in unserem Leben erfahren können, wofür wir Resonanz haben. Es können sich nur jene Energien in unserem Leben manifestieren, die Teil unseres Lernprozesses sind. Doch stellt sich die Frage, wie man nun mit den Situationen und Ereignissen umgehen soll, die in das Leben treten? Wie soll man sich und seine Entwicklung bewerten? Welchen Maßstab sollte man grundsätzlich dem eigenen Handeln zugrunde legen? Hierauf gibt uns das Gesetz des Impulses Antwort.

Das Gesetz des Impulses ist für mich eines der wichtigsten Gesetze. Es besagt, daß wir alle unserem jeweiligen Bewußtsein und Entwicklungsstand gemäß Bedürfnisse und Impulse in uns tragen, die wir leben *müssen*.

Doch stellt sich hier die Frage, welches sind überhaupt meine Impulse? Viele unserer Impulse können wir bewußt wahrnehmen. Sie zeigen sich uns als Gedanken oder Gefühle, die uns zum Handeln motivieren. Doch bleiben von uns auch viele andere, genauso wichtige Impulse einfach ungehört. Wir haben nicht gelernt, alle unsere Impulse zu hören, sie zu verstehen. Nur noch die lauten Impulse können wir hören. Die feinen Impulse jedoch aus unserem Inneren überhören wir, nehmen wir gar nicht mehr wahr. Dieses Nichtwahrnehmen der ureigenen, wesentlichsten Impulse des Menschen ist gleich einem Schlaf. Erst wenn wir wieder gelernt haben, unsere wichtigsten Impulse zu hören, die immer tief aus unserem Inneren kommen, können wir aufwachen. Erst dann, wenn wir aufgewacht sind, stellen wir fest, daß wir geschlafen haben. Allein dies ist erschütternd genug. Jedoch genauso erschütternd für uns ist es zu erkennen, daß fast alle Menschen schlafen – ohne dies zu wissen.

Doch sind wir aufgewacht, so sind wir erst einmal orientierungslos. Jetzt gilt es, die eigenen Impulse wieder wahrzunehmen. Und dies alles ist kein leichter Prozeß. Aber es bleibt keinem von uns erspart, diesen Prozeß einmal zu beginnen. Der beste Zeitpunkt für Veränderung im Leben ist immer jetzt.

Leben wir unsere Impulse nicht, dann verdrängen wir sie und nähren somit unseren Schatten, den wir eigentlich abbauen sollten. Dadurch erzwingen wir zugleich die immer stärker werdende Kraft des Schattens, die dann irgendwann gewaltsam in das eigene Leben tritt. Hat der Schatten einmal diese Kraft erreicht, hat sich viel Energie angestaut, wird er uns mit seinen Inhalten, die wir stets verdrängt haben, unweigerlich in bestimmten Lebenssituationen konfrontieren. Diese Lebenssituationen bezeichnen wir dann als Krankheit, Leid, Kummer, Schicksal oder Pech. Oft vergessen wir dabei zu leicht, daß wir es selbst waren, die jene Situationen erschaffen haben.

Es kann in unserem Leben nur Impulse geben, die von unserer Psyche ausgehen. Dies sind Impulse, die uns zu einem bestimmten Verhalten animieren, um dadurch zu lernen, damit wir ein neues Bewußtsein erlangen.

Wie kommt man darauf? Ein toter Körper handelt nicht aus sich selbst heraus. Die Materie hat keinen eigenen Handlungswillen beziehungsweise Impuls – sonst würde der tote Körper ja Impulsen nachgehen. Vielmehr geht der tote Körper den Gesetzmäßigkeiten der Natur, des Stoffes nach und verwest. Der tote Körper kennt also keine Handlungen aus sich selbst heraus. Im Unterschied dazu hat der belebte Körper, ein lebender Mensch, jene Impulse. Wenn also der tote Körper aus sich selbst heraus keine Handlungsimpulse besitzt, so müssen diese Handlungsimpulse entweder im Bewußtsein oder im Unbewußten entspringen. Nun bewirken diese Impulse Handlung. Und diese Handlung richtet sich dann entweder auf den Körper oder auf immaterielle Dinge. Die Impulse selbst haben ihren Ursprung jedoch in der Psyche eines Menschen. Sie äußern sich auf unterschiedliche Weise. Beispielsweise verspüren wir täglich Impulse, zu essen, zu entspannen, zu schlafen, uns zu bewegen. Dies sind Impulse, die auf den Körper gerichtet sind, um unseren wertvollen Seelenträger zu pflegen. Andere Impulse richten sich dagegen auf immaterielle Ziele. So hat man auch das Bedürfnis, zu kommunizieren, mit anderen Menschen zusammen zu sein, sich zu entwickeln. Jetzt wissen wir, wo unsere Impulse ihren Ursprung haben – nämlich in der Psyche des Menschen. Das Gesetz des Impulses sagt nun, daß diese Impulse grundsätzlich ausgelebt werden sollen, denn alle Impulse entspringen meinem Selbst.

Eines der markantesten Beispiele für die Folgen einer steten Impulsverdrängung ist unsere Sexualität. Je weniger wir sie leben, je mehr wir sie verdrängen, je mehr wir sie unterdrücken, desto stärker und unbändiger wird ihr Trieb. Unsere nicht gelebte, verdrängte Sexualität projizieren wir nach außen und suchen uns dadurch ein Ventil für die Verdrängung. Die Projektion findet ihren Ausdruck in unzähligen Sexmagazinen, pornographischen Filmen u. ä., die ihren Sinn darin haben, die permanente Spannung des nicht gelebten Sexualtriebes etwas zu lindern – wenn auch nur für kurze Zeit.

Weiterhin zeigt sich diese Projektion in der ständigen Verherrlichung der »Schönheit«. Schönheitsideale werden aufgebaut, die uns täglich vor Augen geführt werden und uns in unserem eigenen Gefühl als minderwertig erscheinen lassen, weil wir diesem Ideal nicht entsprechen. Weil wir uns selbst nicht lieben, nicht annehmen, nicht schön finden, projizieren wir das Schöne nach außen und erheben es zum Kult. Gleichzeitig dreht sich die Spirale weiter, und wir sehen die scheinbare Differenz zwischen uns selbst und dem Ideal, woraufhin wir unsere Minderwertigkeitskomplexe weiter verstärken, uns selbst verachten für unser So-Sein. Was für ein trauriger Prozeß. Und das alles nur, weil wir uns selbst nicht annehmen, nicht lieben, weil wir unsere Bedürfnisse verdrängen, unsere Impulse nicht leben, sie dann nach außen projizieren oder einen gewaltigen Schatten aufbauen.

Aus dem Analogie- und Resonanzgesetz wissen wir, daß wir im Außen immer nur das Spiegelbild unseres Inneren erfahren. Für eine bestimmte Situation sind aufgrund der eigenen Resonanz immer alle Beteiligten verantwortlich. Bis hierher mag man mir zustimmen. Doch übertrage ich dies auf die Vergewaltigungssituation, so wird Unverständnis die Folge sein. Trotzdem ändert dies nichts am Prinzip. Der Täter trägt die gleiche Verantwortung wie das Opfer. Unsere Gesetze beurteilen dies anders, und dies ist für die jetzige Situation auch angemessen. Trotzdem sollten wir uns alle der gleichen

Verantwortung, auch für die Vergewaltigungssituation, bewußt sein. Wir selbst sind es, die uns in der Gesellschaft Ketten anlegen. Wir verdrängen bestimmte Bereiche so gerne aus unserem Leben, weil sie »schlecht« sind. Dazu gehören die Themen Macht, Gewalt und Sexualität. Genau jene Themen, die auch bei der Vergewaltigung eine Rolle spielen. Eine Vergewaltigung ist der extreme Ausdruck der permanenten Verdrängung unserer eigenen Impulse. Ich will hiermit keine Vergewaltigung rechtfertigen. Nur möchte ich auf die Hintergründe für eine derartige Situation aufmerksam machen. Hier nun ist der Scheideweg. Hat man zu den bisherigen Ausführungen stillschweigend mit dem Kopf genickt und sich gedacht, es hörte sich alles ganz logisch an, so kommt nun der Zeitpunkt, sich selbst diese Wahrheit einzugestehen und diese Verantwortung zu übernehmen. Natürlich kann ich, der ich hier sitze und schreibe, eine jetzt stattfindende Vergewaltigung nicht verhindern. Doch ich kann durch die eigene Zuwendung der größten Aufgabe im Leben, nämlich mir selbst, zur Besserung der Gesamtsituation beitragen.

Wir unterdrücken jene Impulse, die Macht, Gewalt und Sexualität repräsentieren. Jene bezeichnen wir als »schlecht«. Leben wir sie jedoch dann, wenn sie auftreten, wenn sie in ihrer Kraft noch relativ klein sind, so bauen wir keinen Schatten auf, der größer und größer wird, der machtvoller wird und irgendwann nicht mehr beherrschbar sein wird. Seien wir wieder wie Kinder und gehen unseren Bedürfnissen nach.

Betrachten wir nun die typische Vergewaltigungssituation: Eine Frau wird von einem Mann durch seine körperliche Überlegenheit gewaltsam zum Geschlechtsverkehr gezwungen. Wie konnte es nun dazu kommen? Folgende Erklärung wäre möglich: Die Frau als Opfer hat die Themen Sexualität,

Gewalt und Macht, die ihr in Form von Impulsen stetig begegnet sind, nicht gelebt. Sie hat sie unterdrückt und verdrängt. Es hat sich ein Schatten gebildet, der genau diese Themen als Energien in sich trug. Über die Zeit hinweg wurde der Schatten größer und größer. Er hat eine sehr machtvolle Anziehungskraft entwickelt auf jene Energien, die ihm zum einen gleich sein können oder die ihm gegensätzlich sind. Das gleiche nun hat auch ein Mann sein Leben über getan und somit einen Schatten aufgebaut, der auf den Schatten der Frau anziehend wirkte. Beide, Mann und Frau, in ihrer nach außen gelebten Persönlichkeit sowie in ihrem Schatten, ziehen sich nun an. Es kommt zur Vergewaltigungssituation. Genau jene Bereiche werden nun der Frau gewaltsam vor Augen geführt, die sie ihr Leben lang nicht gelebt hatte. Spätestens jetzt sollte sie durch Lernen und Einsicht aus dem Geschehenen jene Bereiche in ihr Leben integrieren. Der Mann hat im Prinzip nichts anderes getan als die Frau. Er hat die jeweiligen Impulse so lange verdrängt, bis sie in ihm so übermächtig wurden, daß er sie gewaltsam ausleben mußte. Die Frau hat die Themen so lange verdrängt, bis auch bei ihr sich ein derart kraftvoller Schatten gebildet hatte, der darauf drängte, jene Bereiche zu leben – egal in welcher Form. Die Situation wirkte auf beide nun »reinigend«, wenn auch schmerzvoll. Der Schatten der Frau hat ein Ventil gefunden, so wie der Schatten des Mannes.

Die Frau kann aus dieser Situation sofort lernen. Der Mann, falls er verurteilt wird, wird die Zeit dazu haben, sich mit jenen Energien zu beschäftigen, die ihn dazu trieben, gewalttätig zu werden. Da der Mann in vollem Bewußtsein handelte, wie im allgemeinen anzunehmen ist, wird er für die Ursache, die Vergewaltigung, die er setzte, auch zu gegebener Zeit die Wirkung empfangen, die das energetische Ungleichgewicht wieder aufhebt.

Die Frau hat als Ursache die Verdrängung ihrer Persönlichkeitsanteile gesetzt, die Wirkung, die darauf folgte, war die Vergewaltigung. Der Mann könnte aber auch gegenteilig gelebt haben. Denn auch Gegensätze ziehen sich an. Er könnte die Themen Sexualität, Gewalt und Macht schon immer auf eine überzogene Art und Weise gelebt haben und so in eine Negativspirale geraten sein, die ihn in diese Situation führte.

Dies ist natürlich eine Reduktion der vielfältigen Faktoren, die zur Vergewaltigung führen können. Trotzdem ändert dies nichts am Prinzip der gleich großen Verantwortlichkeit beider an dieser Situation. Vergewaltigung ist durch nichts zu rechtfertigen, auch nicht durch das Erkennen der Gründe, die zu einer Vergewaltigung führen. Die Gesellschaft muß den Täter sanktionieren. Doch sollte sie auch dem Opfer neben Anteilnahme, Verständnis und Sympathie jenes Maß an Bewußtwerdung zukommen lassen, um eine solche Situation zukünftig zu vermeiden.

Unterdrücke ich meine Impulse, so unterdrücke ich auch meine latent vorhandenen Anlagen, Fähigkeiten und Fertigkeiten. Wie wichtig jene für den Wachstumsprozeß sind, haben wir schon festgestellt. Unterdrücke ich also jene Persönlichkeitsanteile, verdränge ich sie in den Schatten, so weise ich diesbezüglich ein Defizit auf.

Wage ich es beispielsweise nicht, mich in bestimmten Situationen durchzusetzen, obwohl es angebracht wäre, da ich den Impuls in mir spüre, so habe ich – bei steter Wiederholung – ein Defizit an Durchsetzungsvermögen und befinde mich im Minuspol. Dieser Minuspol muß ausgeglichen werden, der Schatten drängt darauf. Das Resonanzgesetz nun wird uns mit jenen Situationen und Menschen in Berührung bringen, die ihre Durchsetzungsfähigkeit ausleben. Und das meist überzogen. Ein überzogen gelebter Pluspol einer Eigenschaft ist nicht mehr anzustreben als ein Minuspol. Das rechte Maß in der Mitte ist der goldene Weg.

Daß dies je nach Bewußtseinszustand nun mehr oder weniger möglich ist, wissen wir auch. Um bei unserem Beispiel zu bleiben: Das Nichtleben der eigenen Durchsetzungsfähigkeit führt dazu, daß im Außen genau jenes Defizit in mir ausgeglichen wird, indem ich mit Menschen konfrontiert werde, die ihr Durchsetzungsvermögen überzogen ausleben. Die Situation will uns nur darauf aufmerksam machen, daß wir in diesem Bereich noch zu lernen haben, uns entwickeln müssen, daß wir unsere Durchsetzungsfähigkeit fördern, indem wir in bestimmten Situationen unseren Impulsen folgen und unseren Standpunkt vertreten.

Meist jedoch interpretieren wir diese Situationen gegenteilig: Wir sehen in ihr eine Bestätigung unserer Durchsetzungsschwäche und resignieren. Die Negativspirale baut sich also weiter auf. Wir werden in unserer Schwäche bestätigt und verdrängen sie weiterhin, um Schmerz zu vermeiden. Doch passiert nichts anders, als daß wir mit genau jenen Situationen wieder konfrontiert werden.

Betrachten wir also die Situationen, in denen wir uns befinden, und erkennen daraus, welche unserer Impulse wir bisher nicht lebten und verdrängten, welche Anlagen, Fähigkeiten und Fertigkeiten wir nicht entwickelt haben. Lernen wir, unsere Impulse zu leben. Dies ist Voraussetzung, um auf dem Weg zur Ganzwerdung vorwärtszukommen.

Sicherlich läßt sich dadurch nicht ein Leben frei von schmerzvollen Situationen erzeugen. Wir alle müssen lernen. Jedoch befreien wir uns aus Negativspiralen, festgefahrenen Mustern, erfahren mehr Lebensfreude und fühlen uns glückliches als vorher.

Es gibt zwei Faktoren, die dem Ausleben der Impulse entgegenstehen: Mein eigenes Gewissen und die Gesellschaft.

Auch die Gesellschaft hat einen Schatten. Dies drückt sich meist im »ungeschriebenen Gesetz«, den Normen, den Werten und den Einstellungen aus, die unter anderem auf Verhaltensweisen abzielen, die man »einfach nicht tut«.

Das kollektive Wertesystem ist gewachsen und kann nicht von heute auf morgen geändert werden. Es hat auch seinen Sinn. Jedoch ist es für unser Verhalten so lange mitbestimmend und somit immer uns selbst eingrenzend, als wir uns nicht von jenen Teilen des Wertesystems befreien, die unserer Entwicklung entgegenstehen. Dabei ist natürlich *immer* die Würde und Entfaltungsfreiheit unserer Mitmenschen zu beachten und zu respektieren.

Doch gibt es viele Bereiche, in denen wir ohne weiteres in der Lage wären, Freiräume für uns selbst zu schaffen, die für uns ein Spielplatz unserer Impulse werden könnten. Selbst wenn sich andere diese Freiräume selbst nicht nehmen, sie daher für sich ablehnen und auch nicht möchten, daß andere sie leben, sollten wir uns dieses Recht zugestehen, soweit wir niemanden damit in seiner Entwicklung beschränken. Befreien wir uns also von gesellschaftlichen oder familiären Forderungen, die uns selbst nicht entsprechen, die wir bisher nur den »anderen zuliebe« eingehalten haben. Befreien wir uns also von unserer negativen Persona.

Wenn ich das Bedürfnis habe, in einem Restaurant laut zu lachen, so sollte ich es tun. Selbst wenn andere Restaurantbesucher kurzzeitig ihren Blick auf mich wenden und mir bedeuten: Während des Essens ziemt es sich nicht, laut zu lachen! Oder wenn ich das Bedürfnis habe, meinen Partner auf offener Straße eng umschlungen zu küssen, so sollte ich es tun. Auch wenn andere dies als »unsittlich« betrachten und sich darüber ärgern.

Doch wissen wir mittlerweile, daß Ärger nur Ausdruck der eigenen Resonanz für das Verhalten ist, welches einen erregt.

Nur wer sich selbst nicht traut, seine Gefühle in der Öffentlichkeit zu zeigen, wird dieses auch anderen nicht zugestehen.

Befreien wir uns von diesen beschränkenden Normen und Werten, die nichts anderes sind als die Verneinung des Lebens. Sagen wir JA zum Leben, zu unseren Gefühlen, zu unseren Impulsen.

Man könnte nun einwenden, daß auch das Bedürfnis, einen Menschen zu schlagen oder zu töten, ein Impuls ist, ob man diesen etwa auch leben soll? Zum einen sei erwähnt, daß immer die Würde des anderen zu beachten ist, zum anderen wird es immer Menschen geben, die aufgrund ihrer bisherigen Entwicklung, ihres bisherigen Bewußtseins nicht in der Lage sind, sich in solchen Situationen zu beherrschen. Insofern wird die Situation so oder so geschehen. Wenn ein Mensch ein höherentwickeltes Bewußtsein hat, wird er sich beherrschen können. Kann er es trotzdem nicht, wird er hierfür – wie wir wissen – auch die Wirkungen und Konsequenzen erfahren, aus denen er lernen wird, ja lernen muß. Also: Lerne dich kennen! Deine Gefühle, Bedürfnisse und Impulse. Akzeptiere und lebe auch jene! Vergleiche, welche von deinen Impulsen mit denen der Gesellschaft, dem Umfeld, der Familie, dem Freundeskreis kollidieren. Prüfe sie daraufhin, ob sie bei einem Ausleben zur Beschränkung der Selbstentfaltung eines anderen beitragen oder ob sie nur auf Ablehnung aufgrund von Schuldgefühlen, Minderwertigkeitskomplexen, dem Schatten o. ä. der anderen beruhen. Ist nur letzteres der Fall, wage es, sie umzusetzen, sie auszuleben. Deine Umgebung wird sich daran gewöhnen. Sicherlich nicht alle. Doch nur du lebst dein Leben, nicht die anderen.

Befreie dich, indem du dein Gewissen prüfst, welchen Forderungen du dadurch unterlegen bist. Dein Gewissen hat sich zum großen Teil aus dem Verhaltenskodex deiner Eltern und somit auch der Gesellschaft gebildet. Überprüfe, ob dieser Verhaltenskodex auch wirklich dem deinen entspricht. Nötigenfalls ändere ihn.

Wir haben unzählig viele Impulse. Manche davon setzen wir tagtäglich um, andere beachten wir nicht. Wiederum andere sind tief in uns, so daß wir sie kaum wahrnehmen können. Doch je tiefer die Ursprungsebene eines Impulses liegt, desto glücklicher macht er uns letztendlich, wenn wir ihn leben. Der tiefste und stärkste Impuls überhaupt, den wir haben, ist der nach der Rückkehr in die Einheit, aus der wir gekommen sind. Daher ist unser aller Tun, auch wenn wir uns dessen nicht bewußt sind, auf jenem Impuls aufgebaut. Alle anderen Impulse sind nichts anderes als Ableitungen dieses einen Impulses. Zwischen der Erfüllung unseres tiefsten Impulses zur Rückkehr in die Einheit und unserem heutigen Entwicklungsstand liegt eine Diskrepanz. Diese Diskrepanz gilt es durch Lernerfahrungen zu überwinden. Die nötigen Lernerfahrungen machen wir zwangsläufig, wenn wir zuerst jenen (abgeleiteten) Impulsen folgen, die uns momentan bewußt sind. Da sie ihre Basis in unserem ureigensten Impuls haben, werden sie immer derart sein, daß wir mit bestimmten Situationen in Berührung kommen, die schmerzen und aus denen wir lernen. Aus dem Lernen ergibt sich eine Auflösung des bisherigen Impulses, so daß andere Impulse in den Vordergrund treten. Je mehr man seine Impulse lebt, desto mehr lösen sie sich auf. Je mehr sie sich auflösen, desto mehr treten jene tieferen Impulse in unser Bewußtsein, die zuvor von den jetzt aufgelösten Impulsen überlagert waren. So nähert man sich Schritt für Schritt dem ureigensten Impuls, zur Einheit zurückzukehren. Verspürt man diesen Ur-Impuls das erste Mal, so ist der Wendepunkt erreicht. Von nun ab werden immer mehr jene Impulse im eigenen Leben wichtig, die uns der tatsächlichen Rückkehr in die Einheit näherbringen. Vor dem Wendepunkt war es unser (oftmals nicht bewußtes) Bestreben, alle unsere Impulse zu leben (dadurch zu lernen), um den tiefsten Impuls überhaupt erst zu verspüren, ihn zu hören. Danach beginnt man den Weg nach Hause. Davor führte der eigene Weg scheinbar fort von der eigentlichen Heimat. Nun bringt uns der Weg dieser Heimat auch bewußt näher.

Genau hierin liegt die Aufforderung, die eigenen Impulse zu leben, begründet. Je mehr wir unsere Impulse leben, desto mehr kommen wir unserem Ziel näher – auch wenn der Weg noch scheinbar in die entgegengesetzte Richtung verläuft. Auch dies läßt sich mit einem Paradoxon beschreiben: Je weiter ich weg bin, desto näher bin ich.

Unsere unterschiedlichen Entwicklungsstadien und daraus abgeleitet unsere unterschiedlichen Impulse sind es, die uns alle auf gewisse Weise einzigartig machen. Unsere Impulse sind Ausdruck unseres evolutorischen Standes und zugleich *die* Motivation der Weiterentwicklung. Was wäre ein Wissenschaftler oder Forscher ohne jenes brennende Gefühl in sich, seine Arbeit weiterzuführen? Nur durch unsere steten Impulse sind wir aktiver Teil der Evolution. Die Evolution offenbart sich uns als Wechselspiel von Werden und Vergehen. Dieses Wechselspiel ruht in größter Harmonie. Auch der Mensch an sich ist Teil der Evolution und somit in den Prozeß des Werdens und Vergehens inbegriffen. Wenn wir unsere Impulse zulassen, nehmen wir aktiv an jenem natürlichen Prozeß der Evolution teil. Unsere Impulse fließen frei (Werden) und verändern sich (Vergehen). Verdrängen wir unsere Impulse, so handeln wir jener Naturgesetzmäßigkeit zuwider. Ein Zuwiderhandeln der harmonischen Rhythmik der Natur führt immer zu Reibung. Reibung kostet Kraft und schmerzt. Auch hierin können wir wieder die Aufforderung des Lebens unserer Impulse ableiten. Genauso wie die Natur ihr Werden und Vergehen nicht bewertet, so sollten wir auch unser Werden und Vergehen (Leben der Impulse) und das von anderen nicht bewerten.

Das Werden und Vergehen der Natur führt zu einer steten Höherentwicklung, einer Frequenzerhöhung. Stellen wir uns in den Rhythmus des Werdens und Vergehens, indem wir unsere Impulse leben, so werden auch wir uns stetig weiter- und höherentwickeln.

Der Mensch kann erst dann in sich gehen, wenn er im Außen war. Der Weg des Menschen führt über das Außen zu seinem Inneren. Insofern sind jene Impulse, die uns ins Außen drängen, zu handeln drängen, genauso gleichwertig wie die, die uns unserem Innenleben zuführen. Solange ich nämlich noch den Impuls verspüre, im Außen zu handeln und dort aktiv zu sein, muß ich ihn auch leben. Deshalb, weil ich noch nicht alle notwendigen Erfahrungen, die sich alleinig auf das Außen beziehen, gemacht habe – sonst wäre der Impuls ja nicht vorhanden. Der Impuls an sich ist immer Ausdruck meines jetzigen Entwicklungsstadiums. Ein Impuls zeigt mir immer Bereiche, die ich noch nicht ausführlich gelebt habe und aus denen ich noch lernen muß. Habe ich beispielsweise den Impuls, als Politiker etwas bewirken zu wollen, dann muß ich auch den Weg des Politikers gehen. Wenigstens so lange, bis ich für mich – durch bestimmte Lernerfahrungen – eingesehen habe, daß Politik nicht mehr das richtige Betätigungsfeld ist. Sollte mich Politik zeit meines Lebens faszinieren, bleibe ich natürlich dabei. Denn meine Bedürfnisse und Impulse weisen mir den Weg. Sind sie da, muß ich sie leben. Sie weisen den Weg zu bestimmten Erfahrungen, aus denen ich wiederum bestimmte Lernergebnisse ziehe. Habe ich einen Impuls ausreichend gelebt, so wird er nicht mehr in mir auftauchen und somit auch keine Kraft gewinnen können.

Nun vermag ich jene Impulse besser wahrzunehmen, die sich schon immer neben oder unter dem nun gelebten Impuls befanden, doch erst jetzt Zugang zu meinem Bewußtsein finden. Verfolgen wir die gesamte Entwicklung des Menschen, so ist festzustellen, daß er zuerst das Außen in all seinen Facetten erkunden muß, die Polarität in all ihren extremen Ausformungen leben muß, um dann am Wendepunkt den Schwerpunkt auf das eigene Innere zu legen.

Sind nun bestimmte Lernerfahrungen gemacht, so verwandeln sich die Impulse. Jene, die vordem laut und unüberhörbar waren, werden nun immer leiser, bis sie völlig verschwinden. Jene, die vordem leise und kaum wahrnehmbar waren, treten nun in den Vordergrund. Je mehr ich Impulse verspüre, mich meinem Innenleben zuzuwenden, desto mehr werde ich mir meiner selbst bewußt. Dadurch erwächst Einsicht und Verstehen der Welt. Aus dieser Einsicht heraus entwickelt sich immer positives soziales Verhalten. Man erkennt sich im anderen wieder. Man erkennt im Kampf mit dem Außen den Kampf mit sich selbst. Wen sollte ich noch beschimpfen oder bekämpfen, wenn ich feststelle, daß nur ich selbst Objekt meines Kampfes bin?

Dies muß so sein. Der Mensch wird sich zwangsläufig vom Außen zum Innen wenden. Dadurch wird er sich kultivieren. Sein Leben, sein Verhalten, sein Handeln und Denken werden andere Inhalte erlangen, die sich letztendlich in einer bestimmten Lebenskultur ausdrücken.

Das, was ich also jetzt in mir verspüre, sollte ich leben. Denn es ist genau das richtige für meine weitere Entwicklung. Durch Leben meiner Impulse konfrontiere ich mich bewußt mit noch zu lernenden Inhalten. Dies mag auch manchmal schmerzvoll sein, jedoch habe ich den Inhalt gelernt, dann kann ich mich Neuem zuwenden. Lebe ich meinen Impuls nicht, so verdränge ich Persönlichkeitsanteile meiner selbst und vermeide Lernerfahrungen. Eine vorübergehende Vermeidungshaltung entläßt uns jedoch nicht aus dem Lernprozeß. Die zeitliche Verzögerung bewirkt nichts anderes als eine Verstärkung der Art und Weise wie der Lerninhalt, der immer in Form einer bestimmten Lebenssituation auftritt, auf mich zukommt. Ich kann mir sicher sein, daß diese Verzögerung zu mehr Schmerz führt. Wir drehen uns also bei einer Impulsverdrängung im Kreis. Deswegen sollten wir uns darum bemühen, die eigenen Impulse und Bedürfnisse in einer entwicklungsfördernden Form zu leben.

Zusammenfassung

Jeder trägt in sich Impulse, die Ausdruck seines bisherigen Entwicklungsstandes sind.

Grundsätzlich sind alle Impulse gleichwertig und lebenswert.

Erst das stete Verdrängen von Impulsen führt zu einem Anwachsen der Impulsenergie, bis sie sich in unserem Leben Raum erzwingt. Dieses Einbrechen der angestauten Impulsenergie kann in extremen Situationen nicht mehr rational gesteuert werden.

Das Ausleben der eigenen Impulse führt zu einem Schattenabbau und zu Lernerfahrungen. Daher sollten wir sie immer leben, so lange die Würde eines anderen Menschen dadurch nicht angetastet wird.

Das Wahrnehmen und Leben der Impulse ist wesentlicher Teil des eigenen Weges.

Welche Impulse verspüre ich in mir? Welche sind laut, welche leise? Wie gehe ich mit diesen Impulsen um? Verdränge ich manche Impulse regelmäßig? Lebe ich nur bestimmte Impulse aus? Bin ich darin einseitig und möchte nur Impulse ausleben, die dem positiven Pol entspringen?

Anhand der esoterischen Grundgesetze kann man Aussagen über die verschiedensten Bereiche des Lebens treffen. Ich möchte im folgenden auf die beiden Themen Krankheit und Heilung eingehen.

Krankheit

Der Gegenpol von Gesundheit ist Krankheit. Das Leben schwingt auch hier von einem Pol zum anderen. Dies ist unabänderlich. Also gehört Krankheit notwendigerweise zum Leben wie Gesundheit. Doch wir verstärken oftmals den Pendelausschlag zum einen Pol, der Krankheit, obwohl dies so nicht sein müßte. Denn auch hier kann uns ein entsprechendes Bewußtsein helfen, die wahre Mitte zu erreichen.

Wie wir wissen, können wir nicht einen Pol leben und den anderen dauernd aus unserem Leben drängen. Krankheit gehört zum Leben wie Gesundheit. Beides bedingt einander. Was wir jedoch beeinflussen können, ist die Art, die Intensität und die Schmerzhaftigkeit der Krankheit. Dazu müssen wir lernen, die Symptome zu deuten und unsere Impulse zu leben. Dies ist die eine Seite. Die andere Seite ist, daß Krankheit ebenso zum Weg des Menschen gehört wie Gesundheit. Der Mensch muß in die Dunkelheit (Krankheit) hinabsteigen, um gestärkt an das Licht (Gesundheit) zu gelangen. Wichtig ist nur die Erfahrung, das Lernen.

Lernen müssen wir. Also sollten wir aktiv lernen. Aktives Lernen bedeutet zu beginnen, sich selbst zu erkennen und bewußter zu werden. Es bedeutet, die hierfür nötigen Schritte auch selbständig anzugehen, den eigenen Schatten abzubauen.

Der Zusammenhang von Schatten und Krankheit ist sehr wichtig. Daher möchte ich diesen Zusammenhang ausführlich darstellen:

Der Körper und der feinstoffliche Teil der Aura eines Menschen sind das materielle Pendant zu unserer geistig-seelischen Welt. Dies haben wir aus dem Analogiegesetz erkannt. Also ist jedes körperliche Krankheitssymptom eine Spiegelung eines psychischen Inhalts. Welcher psychische Inhalt wird nun im Körper gespiegelt? Es ist wieder einmal der Schatten. Nun stellt sich die Frage, wie es dazu kommt:

Der Mensch muß sich in der polaren Welt immer für etwas entscheiden. Dadurch entscheidet er sich auch immer gegen etwas anderes. Im Laufe des Lebens nun wird der Mensch einseitig. Er hat seine festen Gewohnheiten und Eigenschaften. Alles andere lehnt er für sich ab. Dies führt zum Schatten. Da aber der Schatten danach drängt, vom Bewußtsein wahrgenommen und integriert zu werden, muß er sich dem Bewußtsein bemerkbar machen. Und dies tut er eben zuerst über das Außen. Dort bekämpft man ihn. Dieser Zusammenhang ist schon bekannt. Doch jetzt kann dieser Prozeß noch weiter gehen: Werde ich nicht einsichtig, also integriere ich nicht meinen Schatten, so vergrößert sich dieser und somit auch seine Kraft. Die Schatteninhalte drängen mehr und mehr danach, Teil des Bewußtseins zu werden. Da sie es bisher nicht geschafft haben, das Bewußtsein dazu zu bringen, eine Schattenintegration vorzunehmen, wechseln die Schatteninhalte die Manifestationsebene. Zeigten sich die Schatteninhalte auf einer bestimmten Stufe noch im Außen – beispielsweise in der Projektion auf andere Menschen oder im Umgang mit anderen Menschen –, so wechseln sie nun auf eine Ebene, wo wir nicht mehr umhinkönnen, ihnen stärkere Aufmerksamkeit zu schenken: die körperliche Ebene.

Schatteninhalte, die auf die körperliche Ebene hinabsteigen, bezeichnet man allgemein als Krankheit. Damit greift unser Schatten zum radikalsten Mittel, um auf sich aufmerksam zu machen. Er wechselt auf die körperliche Ebene. Zuerst zeichnet sich eine Veränderung in der Aura ab. Steigt der Schatten noch weiter in den stofflichen Bereich hinab, so zeigt sich das Symptom am Körper.

Ich möchte hierfür ein kurzes Beispiel anführen: Ein Mann steht im Berufsleben und arbeitet auf mittlerer Ebene. In seiner Firma herrscht ein autoritärer Führungsstil. Damit kommt dieser Mann überhaupt nicht zurecht. Viel zu oft muß er sich in Diskussionspunkten seinem Vorgesetzten fügen. Er kann sich in die eigene Arbeit nicht einbringen und muß sich zudem noch ein herabwürdigendes Verhalten von Kollegen gefallen lassen. Auch werden ihm des öfteren Fehler zugerechnet, die er selbst nicht verschuldet hat.

In solchen Situationen nun reagiert der Mann immer mit dem gleichen Muster: Er kuscht um des Friedens willen. Auch deswegen, weil er denkt, dadurch eher eine Beförderung zu erreichen. Doch im Gefühlsleben des Mannes spielt sich genau das Gegenteil von dem ab, was er nach außen zeigt: Er möchte am liebsten vor Wut einmal kräftig auf den Tisch schlagen. Doch das tut er nicht. Er möchte nichts mehr »schlucken« müssen. Dennoch lehnt er es für sich ab, endlich die Initiative zu ergreifen und den Mut aufzubringen, vor den anderen Kollegen und Vorgesetzten die eigene Position zu vertreten. Auch deswegen, weil er in früheren ähnlichen Situationen schlechte Erfahrungen mit einem aktiven Verhalten gemacht hat.

Diese Initiative und Aktivität verdrängt er aus dem Bewußtsein, und daher wird dies Teil seines Schattens. Da der Schatten integriert werden möchte, macht er auf sich aufmerksam. Er macht darauf aufmerksam, daß dem Bewußtsein noch etwas fehlt. Nämlich genau das, was er beinhaltet: die Initiative und Aktivität, die Fähigkeit, nicht alles hinzunehmen.

Der Schatten zieht nun im Außen immer solche Situationen an, die unser Mann schon seit jeher in der Firma erfährt.

Doch anstatt diese Situationen als Anlaß zu nehmen, die Initiative zu übernehmen, verdrängt er weiterhin. Der Schatten wird nun stärker. Er erhält durch jede neue Situation, die der Mann erfährt, neue Kraft. Dann kommt der Zeitpunkt, wo er soviel Kraft hat, sich im stofflichen Bereich zu manifestieren. Nun beginnen manche Bereiche der Aura immer dunkler zu werden. Vor allem im Bereich des Kopfes und des Magens zeigen sich deutliche Veränderungen. Es treten auch schon ab und an Kopfschmerzen und Beschwerden bei der Verdauung auf. Spitzt sich die Situation weiterhin zu, so wird der Mann unter ständigen Kopfschmerzen leiden und zudem ein Magengeschwür bekommen. Spätestens jetzt sollte ein Bewußtwerdungsprozeß einsetzen. Der Mann sollte die Symptome deuten und sich fragen: Was in meinem Leben bereitet mir Kopfzerbrechen? Was kann ich nicht verdauen? Womit habe ich Schwierigkeiten im Umgang? Stellt er sich diese Fragen, wird er eine Antwort darauf finden. Stellt er sie nicht, wird er zum Arzt gehen und mit einem Medikament seine Symptome zum Verschwinden bringen. Die Ursachen der Symptome sind jedoch noch vorhanden. Im Schatten werden sie weiterhin wirken. So lange, bis die Symptome chronisch werden. Es gilt also letztlich, Krankheitssymptome als fehlende Bewußtseinsinhalte zu deuten.

An dieser Stelle sei auch der – meines Erachtens – hervorragende Ansatz zur Deutung der Krankheitssymptome von Dethlefsen/Dahlke* erwähnt.

Das Symptom der Krankheit ist das sichtbar gewordene Ergebnis von unseren Bewußtseinsentscheidungen. Wir haben einen Weg eingeschlagen, der unserem Lebensplan nicht entspricht. Genau dieses Symptom nun kann uns dabei helfen,

---

* Thorwald Dethlefsen/Rüdiger Dahlke, Krankheit als Weg, München 1983.

unseren Weg zu ändern. Es zeigt uns, was wir noch in unser Leben integrieren müssen. Doch dafür müssen wir das Symptom deuten. Und genau dies ist ein Prozeß, der heutzutage in der Medizin meist nicht vollzogen wird. Betrachten wir nämlich Krankheit unter diesen Aspekten, so muß man erkennen, daß Krankheit nichts anderes ist als ein fehlender Teil unseres Bewußtseins, der sich nun gewaltsam in unser Leben drängt. Das, was uns fehlt, drückt sich in der Krankheit, in den Symptomen aus. Es ist gleich einem Puzzle. Das fehlende Stück zeigt sich uns bildhaft in der Krankheit. Wir müssen nun hergehen und dieses Stück als das, was es ist, erkennen und es dann in unser Bewußtsein einfügen.

Ein Kritikpunkt an der heutigen Medizin kann in diesem Zusammenhang nur die Unfähigkeit zur Deutung der Symptome sein. Die Medizin hat sich angewöhnt, allein die Symptome zu bekämpfen, sie zu unterdrücken. Was sie jedoch außer acht läßt, ist die Ursachenebene. Jene befindet sich immer im Bewußtsein eines Menschen!

Natürlich muß ein Tumor, eine Geschwulst ab einem bestimmten Stadium operiert werden. Natürlich kann manchmal das Überleben eines Menschen nur noch durch Medikamenteneinsatz oder Operation gesichert werden. Hier hat die Schulmedizin ihre Stärken und auch ihre Bedeutung.

Jedoch ist es doch ein langer Weg dahin, bis der Körper beispielsweise mit einem chronischen Leiden reagiert. Und genau um diesen Weg geht es! Was die Schulmedizin versäumt, ist, auf diesem langen Weg die Symptome als fehlende geistige Prinzipien zu erkennen. Sie sieht nur die Symptome und die Medikamente, die jenes Symptom überdecken können. Ist das Symptom verschwunden, so war die Behandlung erfolgreich. Doch hat dies nichts an der Ursachenebene geändert. Das fehlende Prinzip wurde ja nicht integriert, es hat keine Bewußtseinsentwicklung, keine Integration in das Bewußtsein stattgefunden. Die Folge ist, daß die Ursache weiterhin latent vorhanden ist. Die fehlende Bewußtseinsintegration führt zu einer energetischen Verstärkung des Schattens. Jene macht sich irgendwann wieder bemerkbar, indem sie sich erneut als Krankheit in unser Leben drängt. Meist ist die Krankheit nun schlimmer als zuvor. Eventuell drückt sich das Erstarken der Ursache nun in einem körperlichen oder psychischen Bereich aus, der vordem noch gesund war. Die Ausdrucksebene des Symptoms kann sich geändert haben. Insofern ist es oftmals nicht leicht, die Zusammenhänge einer Krankheitsgeschichte zu verfolgen. Wird jedoch in diesen Kreislauf nicht eingegriffen, indem man irgendwann das Symptom deutet und das fehlende geistige Prinzip in das Leben und Bewußtsein integriert, so muß der Körper oder die Psyche einmal schwer krank werden.

Krankheit ist immer ein Ausdruck von Nichtleben unserer Impulse. Unsere ursprünglichen Impulse können gar nicht anders, als uns unserem Entwicklungsstand und Lernziel gemäß zu leiten. Beachten wir sie nicht, so können wir bestimmte Erfahrungen, die auch schmerzvoll sein können, nicht machen. Diese Erfahrungen sind jedoch wichtig, da sie Teil unseres Lernprozesses sind. Wir verdrängen also einen Impuls, vermeiden bestimmte Erfahrungen und somit Erkenntnisse aus einem Lernprozeß. Diese (oftmals anwachsende) Verdrängung nimmt einen langen Weg über unsere verschieden stofflichen und nichtstofflichen Ebenen, zeigt sich regelmäßig als bestimmtes Symptom und manifestiert sich letztlich als körperliche oder psychische Krankheit. Nun werden wir unausweichlich mit dem Symptom, dem verdrängten Impuls, dem fehlenden Bewußtsein konfrontiert. Wir sollten spätestens jetzt das Symptom deuten und die nicht gemachte Erfahrung in unser Leben integrieren. Dies ist der Kreislauf vom innersten Impuls bis hin zur Krankheit. Der Kreislauf kann nur unterbrochen werden, wenn wir das Symptom deuten und den fehlenden Inhalt in unser Bewußtsein als Information integrieren. Die Symptome können sich nun auf psychischer Ebene oder körperlicher Ebene ausdrücken. Insofern gibt es keine Krankheiten, die ihre Ursachen im stofflichen Bereich haben. Vielmehr korreliert ein stofflicher Erreger mit bestimmten Symptomen. Was für ein wunderbares Geschenk des Lebens. Es zeigt uns Bilder, die das Gleichnis für das Nichtsichtbare darstellen. Wir müssen nun dieses Bild deuten und dann unser Bewußtsein ändern beziehungsweise erweitern.

Der Weg der Krankheit in der Übersicht

Impulse auf Bewußtseinsebene

Verdrängung / Nichtbeachtung / Vermeidung
Schattenaufbau

Erfahrung- und Lernvermeidung
Schatten

Materielle Ebene: Störung/Blockade in der Aura

weitere Verdrängung

Nichtdeutung des seelischen Symptoms

erneuter Impuls, weitere Verdrängung

Anwachsen der Störungskraft

⇓

schmerzhaftes Symptom / evtl. Wechsel der seelischen
Manifestationsebene

⇓

seelische oder körperliche Krankheit

⇓

Nichdeutung der Symptome / Nichtintegration in das Bewußtsein

⇓

schmerzhaftere, chronische Krankheit / Wechsel der körperlichen
Manifestationsebene

Fragen zur Selbstreflexion

Welche Krankheitsbilder hast du schon erlebt? Wie könntest
du die Symptome deuten? Welche Zusammenhänge zwischen
den Symptomen und deinem geistig-seelischen Leben kannst
du erkennen?

Heilung

Heilung bezieht sich nicht nur auf unseren Körper. Heilsein bedeutet nicht nur Abwesenheit von körperlichem Schmerz. Heilung bedeutet auch, Geist und Seele in den Prozeß der »Heilwerdung« mit einzubeziehen. Man muß sich Körper, Seele und Geist als Einheit vorstellen. Diese Einheit ist gleich einer elastischen Kugel. Egal an welcher Stelle ich auf dieser Kugel Druck ausübe, Impulse gebe, es hat immer Einfluß auf die ganze Kugel. Keine Stelle verspürt diesen Druck nicht. Die Intensität ist unterschiedlich. Jedoch wirkt alles auf alles. Insofern ist Heilung immer ein »ganzer« Prozeß, der Seele, Geist und Körper gleichermaßen miteinbezieht.

Ein wesentlicher Aspekt der Heilung ist die Polarität. Da Heilung aber immer Ganzheit bedeutet und Ganzheit nichts anderes ist als die Überwindung der Polarität hin zur Einheit, erscheint es so, als wäre Heilung für unser Bewußtsein niemals möglich.

Durch Entscheidungen gegen etwas werden wir noch nicht zwangsläufig krank. Erst die stete und wiederholte Entscheidung gegen einen Aspekt unseres Seins, welcher sich immer in Form unserer Bedürfnisse beziehungsweise Impulse zu erkennen gibt, führt zu Krankheit. Dies bedeutet nichts anderes, als die Impulse zu leben und unsere Anlagen und Fähigkeiten zu entfalten. Dabei achten wir die Würde anderer Menschen. Wir achten aber auch unsere eigene Würde und lassen unsere Würde auch nicht von anderen verletzen.

Unsere Impulse sind polar. Und das ist gut so. Sie vermitteln uns regelmäßig beide Aspekte einer Sache, d. h., allein unsere Impulse zu leben bedeutet eine Integration des jeweiligen Themas in das eigene Leben als Ganzes (auch wenn die beiden Aspekte zeitlich auseinander liegen). Doch streben wir ja immer nach Konsequenz und setzen einseitiges Verhalten mit Charakterstärke gleich. Doch genau das Gegenteil ist der Fall. Wir müssen uns heute für etwas entscheiden und morgen gegen dasselbe, um den gegenpoligen Aspekt zu integrieren. Wer hierzu in der Lage ist, nämlich heute stark und morgen schwach, heute weise und morgen dumm, heute Sieger und morgen Besiegter sein zu können, immer seinen eigenen Impulsen folgend, der wird die Polarität mehr und mehr auch als Einheit empfinden zu können. Auch hier wird die Bedeutung der eigenen Impulse deutlich. Sie führen uns nicht nur zu jenen Lernsituationen, die wir gerade nötig haben, sondern sind Wegweiser und Hilfsmittel zugleich, um die Einheit zu erlangen und die Polarität zu überwinden.

Doch was tun? Wie soll dies geschehen? Jetzt ist der Punkt gekommen, an dem wir uns auf den Weg machen. Wir beschreiten einen neuen Weg in unserem Leben. Dieser Weg soll uns unsere ureigensten Impulse wieder bewußt machen. Jene liegen tief in unserem Inneren. Also führt uns dieser Weg in unser Inneres. Der Weg wird zur Selbsterkenntnis. Der Weg wird zur Bewußtwerdung. Je weiter der Weg gegangen wird, desto mehr empfinden wir das Leben und uns selbst als Einheit. Dies ist nichts anderes, als was schon seit jeher von den Weisen der Welt gesagt wurde: Erkenne dich selbst! Nur die Selbsterkenntnis und die daraus entstehende Bewußtwerdung kann den Menschen ins Heil führen. Der Weg führt uns tiefer in die Polarität, damit wir uns der Einheit nähern können. Im Mittelpunkt dieses Weges steht immer das Ziel der Selbstverwirklichung und Selbsterkenntnis.

Der esoterische Weg der Individuation

Jeder muß einmal beginnen, den Weg zu gehen. Der Weg führt uns in das Innen, in die Tiefen unserer Seele. Auf dem »Weg« sind für mich drei Worte besonders wichtig: Impulse, Selbsterkenntnis und Bewußtwerdung. Zu den Impulsen wurde schon viel gesagt. Die Bedeutung des Auslebens der eigenen Impulse ist nicht zu überschätzen, auch wenn wir dies bei manchen Impulsen in Zweifel ziehen.

Selbsterkenntnis und Bewußtwerdung beschreiben gemeinsam einen Prozeß. Innerhalb dieses Prozesses stellt man Fragen über das Leben, über sich selbst, über die Menschen, über die Welt, über Gott und vieles andere mehr. Man strebt nach Erkenntnis und Bewußtwerdung. Die alten Antworten sind untauglich geworden. Doch neue Antworten findet man nicht von heute auf morgen. Man begibt sich auf den Weg. Zu Beginn des Weges sieht man sich vielen Fragen gegenüber, die einen nicht mehr loslassen. Auf dem Weg jedoch sollten wir uns Zeit nehmen. Denn Zeit brauchen wir, und zudem haben wir sie im Überfluß.

Wir alle tragen in uns den Urschmerz der Trennung. Aus diesem Urschmerz heraus haben wir Angst vor der Trennung, vor dem Alleinsein. Diese Angst ist Basis für alle anderen Ängste. Ängste sind das Gegenteil von Liebe und Ursache für alles, was nicht auf Liebe basiert und von uns als »negativ« oder »schlecht« bewertet wird. Unsere Erfahrungen bereiten uns oftmals Schmerzen. Weitere oder stärkere Ängste, Realitätsverzerrungen, Verdrängungen, Neurosen und Traumata sind die Folge. Unser Schatten vergrößert sich. Wir befinden uns in einem Negativkreislauf, der ausweglos erscheint.

Unsere Ängste, ob begründet oder unbegründet, sind es, die uns einengen. Angst allein ist es, die das Leben einengt. Jede einzelne Begrenzung unseres Daseins beruht auf irgendeiner Angst. Viele unserer Ängste sind uns auch gar nicht bewußt, so daß wir ihre lebensbeengende Wirkung auf uns nicht wahrnehmen können.

Alles Einengende unterdrückt unsere Impulse. Die Impulsverdrängung führt wiederum zum Schattenaufbau, da die Polarität vor allem einseitig, in einem Pol gelebt wird. Der Schatten zieht jene Situationen in unser Leben, die Schmerz und Krankheit bedeuten, die wiederum zum Verstärken der Ängste führen. Der Ausweg aus diesem Negativkreislauf kann nur in der Selbsterkenntnis liegen. Selbsterkenntnis schließt keinen Aspekt des Lebens aus. Alles ist Teil unseres Lebens. In allem können wir uns entdecken und erkennen.

Die persönlichen Probleme führen zu der Auseinandersetzung mit sich selbst, mit dem eigenen Wesen und dem eigenen Sein. Man beginnt, nach innen zu schauen, sich selbst zu erkunden, und erfährt Dimensionen und Tiefen, die zuvor unmöglich schienen. Auch wird man feststellen, daß alle Antworten in einem selbst liegen und nur dort gefunden werden können. Viele Schmerzen wird man auf diesem Weg nach innen erfahren. Erkenntnis tut weh. Doch Erkenntnis erleichtert auch das Leben. Irgendwann hat man einen eigenen Bezugsrahmen für die Phänomene des Lebens. Je weiter dieser Bezugsrahmen ist, desto zufriedener kann man leben – mit sich selbst und den Menschen. Man sieht in seinem Handeln und Sein einen tieferen Sinn, der erfüllt. Auch das Leben selbst, die Natur und der Mensch erscheinen in neuem Glanz. Möchte man sich von Altem und Belastendem befreien, Neues in das Leben integrieren, um sich »heiler« zu fühlen, so muß man auf allen Ebenen arbeiten – auf der körperlichen, der geistigen und der seelischen. Alle Ebenen stehen ja in direktem Kontakt, und alle Ebenen wirken aufeinander. Dabei ist es unabdingbar, sich selbst so anzunehmen, wie man ist. Sich selbst lieben, im ganzen So-Sein. Weniges kann so schwierig sein, wie sich selbst zu lieben. Doch ist auch weniges so wichtig auf dem Weg wie die Selbstliebe. Um mich selbst lieben zu können, muß ich mich erst einmal kennen. Selbsterkenntnis bringt uns auch mit unseren Schattenseiten in Kontakt, die wir alle lieber nicht hätten. Jene gehören aber genauso zu uns wie die Lichtseiten und haben auch den gleichen Wert. Wir erkennen also unser Wesen und unseren Charakter. Wir erforschen Verhaltensweisen und die Reaktion auf bestimmte Ereignisse. Wir erkennen den Sinn von vergangenen Ereignissen. Dadurch wird es uns auch einfacher, die aktuellen Ereignisse so anzunehmen, wie sie sind, da wir um die Sinnhaftigkeit wissen. Dies bedeutet keinesfalls Gleichgültigkeit dem Leben gegenüber. Dagegen spricht die Verantwortung, die wir alle tragen. Wir lernen, zwischen dem zu unterscheiden, was wir annehmen müssen, und dem, was wir gemäß unserem So-Sein verändern können. Es entwickelt sich eine Bejahung des Lebens in allen seinen Facetten, die auf unser Lebensgefühl befreiend wirkt.

Im Hier und Jetzt zu leben ist ein weiteres Ziel auf dem Wege. Was sich so einfach anhört, ist so unendlich schwer. Wir alle hängen unseren Gedanken nach und bewerten alle Wahrnehmungen nach unseren Erfahrungen. Oftmals fesseln uns alte Muster und verzerren unsere Wahrnehmung. Lebenssituationen, die uns eigentlich Freude bereiten könnten, sehen wir daher mit Augen, die jede Freude zunichte machen.

Ein Leben im Hier und Jetzt ist ohne jegliche Aufarbeitung der Vergangenheit nicht möglich. In der Vergangenheit liegt der Schlüssel unseres So-Seins. Das So-Sein behindert uns meist durch seine lebensverneinenden Strukturen. Daher sollten jene Strukturen erkannt werden, sollte Vergangenes verstanden und unter neuen Blickwinkeln in das eigene Leben integriert werden. Unser heutiges So-Sein ist das Ergebnis unserer bisherigen Lernerfahrungen und Entwicklungen, die wir bis heute gemacht haben. Sind wir mit unserem So-Sein, sprich unserem Charakter, unserem Verhalten, unserem Denken und Fühlen nicht einverstanden, so ist der Ansatzpunkt zur Heilung vorerst in der Vergangenheit zu suchen. Unsere Vergangenheit ist es, die sich in unserem heutigen So-Sein zeigt. Insofern ist eine Aufarbeitung der eigenen Vergangenheit so lange nötig, bis man sich nicht mehr durch sie negativ beeinflußt sieht.

Auf dem Weg erkennen wir unsere unbegründeten Ängste. Wir arbeiten Verdrängungen, Traumata und Verletzungen der Vergangenheit auf und erkennen unsere Lebensproblematik, unseren Lebenssinn und unsere Lebensaufgabe. Wir erkennen und verstehen die Gesetzmäßigkeiten der eigenen Seele, der Welt und des Kosmos.

Wir erkennen, daß wir auf der Suche nach etwas sind, das wir nicht definieren können. Zuerst suchen wir dieses Etwas im Materiellen. Doch dort finden wir es nicht. Nun glauben wir, das Gesuchte in den Menschen um uns herum zu finden. Wir konzentrieren uns auf Beziehungen und streben nach romantischer Liebe. Doch auch hier finden wir nichts. *Und so bleibt letztlich die Erkenntnis, daß wir nach Gott suchen –* doch ihn nirgends gefunden zu haben glauben. Diese Erkenntnis kann der Grundstein für ein anderes Leben sein. An diesem Punkt der Entwicklung wird es möglich, die Qualität der Suche zu verändern. Man weiß nun, daß man sich im Kreis bewegt hat. Man weiß, daß man nun stehen bleiben kann und einfach *sein* kann. Man erkennt sich als Teil des

Kreises und den Kreis als Ausdruck Gottes. Man hält inne und beobachtet. Und alles, was man sieht, erfährt man als Ausdruck Gottes. Man lebt im Hier und Jetzt.

In der Selbsterkenntnis liegt der Schlüssel der Welt. Wer ihn einmal gefunden hat, der verliert ihn nicht wieder.

TEIL 2
Theorie und Praxis des Individuationsweges mit Reiki

Die Voraussetzungen sind nun geschaffen, um den konkreten Entwicklungsweg mit Reiki darzustellen. Die psychologischen und esoterischen Grundlagen sind unabdingbar, will man den Entwicklungsprozeß überblicken und auch verstehen.

Zu Beginn werden allgemeine Themen bezüglich Reiki dargestellt. Danach wird Einblick in die Wirkungsweise von Reiki gegeben. Es schließt sich das Kapitel über den Reiki-Prozeß an, welches die Entwicklung vom ersten bis zum Lehrergrad aufgreift. Hier werden auch die verschiedenen Reiki-Grade in konkreten Bezug zu den einzelnen Entwicklungsstufen gesetzt. Schließlich werden einerseits die grundsätzlichen Anwendungsmöglichkeiten zu den einzelnen Reiki-Graden dargestellt und andererseits die praktischen Übungen und Techniken zu den jeweiligen Aufgabenbereichen angeführt.

Allgemeines

Die Geschichte von Reiki

Es ranken sich verschiedene Geschichten um die »Wiederentdeckung« von Reiki durch Mikao Usui. Sie klingen alle beinahe märchenhaft. Auch wenn nicht mehr mit Sicherheit gesagt werden kann, wie Usui die Reiki-Kraft empfangen hatte, so spiegeln doch die meisten Darstellungen den wesentlichen Kern der Reiki-Geschichte wider – wie auch die folgende: Mikao Usui wurde in der Mitte des 19. Jahrhunderts in Japan geboren und interessierte sich schon seit frühester Jugend für das Leben und Wirken Buddhas. Usui war fasziniert vom Streben nach Erkenntnis und Erleuchtung und verspürte auch in sich den Wunsch, anderen zu helfen. Viele Menschen, die er kannte, waren unglücklich oder krank. Das Leiden um ihn herum und die Faszination für Buddha erweckten in ihm das Bedürfnis, gleichsam wie einst Jesus und Buddha, Menschen zu helfen und sie zu heilen. Dieses Bedürfnis in ihm war so stark, daß er sich – ohne zu wissen, wie er die Fähigkeit zu heilen erlangen konnte – auf die Suche begab. Während seiner Reisen durch Japan beschäftigte er sich mit den Studien über Buddhismus und sprach mit vielen Mönchen und Gelehrten. Doch kam er seinem Ziel scheinbar nicht näher, da die Fähigkeit zu heilen entweder verlorengegangen war oder geheimgehalten wurde. Nach langer Zeit lernte er einen Abt in einem Zen-Kloster kennen. Jener war auch an der Kunst des Heilens interessiert und unterstützte Usui bei seiner Suche. Usui lernte zusätzlich Chinesisch und Sanskrit, um die vielen geheimen und religiösen Schriften der beiden größten Religionen Buddhismus und Hinduismus studieren zu können. In indischen Sutras entdeckte er eine Technik, durch die man die höheren Heilkräfte erlangen sollte.

Als er einsah, daß ihn nur noch das stete Praktizieren jener Techniken und das Warten auf das Wirken der Heilkräfte in ihm weiterbringen konnte, begab er sich zu einem heiligen Berg, um zu meditieren, zu fasten und jene Techniken zu befolgen. 21 Tage wollte er dort in der Stille und Einsamkeit verweilen, um seinem Ziele näherzukommen. In der letzten Nacht, als sich bis dahin immer noch nichts ereignet hatte, glaubte er schon, enttäuscht seinen Abstieg vom Berg antreten zu müssen. Dann aber nahm er am Nachthimmel ein strahlend helles Licht wahr. Dieses Licht kam auf ihn zu. Er spürte, daß es Bewußtsein hatte und eine ungeheure Macht darstellte. Er spürte auch, daß es jene Heilkräfte in sich trug, nach denen er lange Jahre gesucht hatte. Als das Licht sehr nahe war, trat er mit ihm in einen Dialog, der sich allein in seinen Gedanken abspielte und wegen der hohen Intensität von kurzer Dauer war. Er wußte, daß er sich dem Licht hingeben mußte, um die Kraft zu empfangen. Er wußte aber auch, daß die Kraft des Lichtes so stark war, daß er dadurch sterben konnte. Er hatte sich zu entscheiden. Usui entschied sich für das Licht, für die Heilkraft.

Als ihn der Lichtstrahl traf, wurde er ohnmächtig. Seine Seele löste sich von seinem physischen Körper, ohne sich jedoch ganz von ihm zu trennen. Er sah nun in der astralen Welt jene Symbole aufleuchten, die auch heute noch von den Reiki-Lehrern weitergegeben werden. Er empfing für jedes Symbol eine Einstimmung und das Wissen über die Anwendung: Dies war die Einweihung des Usui, die ihn auch befähigte, die Reiki-Kraft weiterzugeben.

So oder in ähnlicher Form wird die Geschichte von Mikao Usui immer wieder weitererzählt. Es wurden auch schon von manchen Reiki-Lehrern geschichtliche Nachforschungen angestellt, um den Wahrheitsgehalt der Geschichte zu prüfen. Doch konnten hierbei keine stichhaltigen Beweise erbracht werden, die tatsächlich Licht in die Dunkelheit bringen würden.

Egal wie es sich letztendlich zugetragen hat, wichtig allein ist, daß dem Menschen heute durch Reiki Methoden und Techniken zur Verfügung stehen, um seine Selbstheilungskräfte zu aktivieren und zu stärken und auch um einen persönlichen Entwicklungsweg zu gehen.

Usui selbst – so heißt es – weihte bis 1930 mindestens sechzehn Menschen zum Reiki-Meister ein. Doch sollen auch andere Menschen von ihm eingeweiht worden sein, die uns heute unbekannt sind. Die weiterfolgende Linie läßt sich über Hayashi und Takata verfolgen. Takata weihte unter anderem Phyllis Lei Furumoto und Barbara Ray ein, die beide eine eigene Richtung einschlugen. Genau an diesem Punkt beginnen die meisten Auseinandersetzungen um Reiki.

Furumoto ist eine Enkelin von Takata. Takata wollte sie zur Großmeisterin einweihen. Doch Furomoto lehnte dies zuerst ab. Daraufhin arbeitete Takata mit Ray und weihte jene in die Reiki-Meisterschaft ein. Schließlich hat es sich Furomoto doch noch anders überlegt und wollte ebenfalls die Meisterschaft antreten. Und hier nun beginnen viele Spekulationen. Manch einer ist der Meinung, daß Takata ausschließlich Ray das vollständige Wissen übermittelt hat und Furumoto nur Teile davon. Auch hört man immer wieder, daß es übliche Praxis von Takata gewesen sein soll, den jeweiligen Meistern entsprechend ihres Entwicklungsstandes Teile des Reiki-Wissens zu vermitteln. Daher entwickelten sich unterschiedliche Anschauungen über Reiki und auch über die sogenannten

Reiki-Großmeistergrade. Unter anderem die, daß von vielen Reiki-Meistern die Existenz der Großmeistergrade völlig abgelehnt wird und sie deren Entstehung auf eine bierselige Laune mancher Reiki-Lehrer zurückführen. Dies endgültig zu beurteilen ist wohl äußerst schwierig. Jedoch bieten die Großmeistergrade umfassende Möglichkeiten, um auf der spirituellen Ebene zu arbeiten. Hier sollte allein die persönliche Erfahrung darüber entscheiden, wie man zu diesen Graden steht.

An diesem Punkt der geschichtlichen Entwicklung jedoch fand eine Zäsur statt. Furumoto gründete die Reiki-Allianz und Ray die American International Reiki Association (A.I.R.A.), die sich heute The Radiance Technique Association International (T.R.T.A.I.) nennt. Dies sind zwei Organisationen und Zusammenschlüsse, die sich der »Wahrung« des Reiki-Wissens verpflichtet hatten. Die Reiki-Allianz lehrt Reiki in drei Graden, die A.I.R.A. in sieben Graden. Letztendlich ist es auch nicht von Bedeutung, was das »wahre«, ursprüngliche Reiki genau ist. Vielmehr bestimmt das Wesen, der Effekt und das Entwickungspotential einer Reiki-Einweihung, welchen subjektiven Wert sie besitzt.

Ende der achtziger Jahre wurde der strenge Organisationszwang aufgegeben, und freie Reiki-Lehrer wurden zugelassen. Bis 1989 waren nur wenige Reiki-Meister in der Lage, andere zum Meister einzuweihen. Sie waren zudem fest in eine der beiden Organisationen eingebunden, so daß eine Verbreitung von Reiki nur in begrenztem Rahmen stattfand. Seit 1989 gibt es auch freie Reiki-Meister/Lehrer, die eigenverantwortlich Einweihungen vornehmen. Dadurch hat sich Reiki in den letzten Jahren sehr schnell verbreitet und kann nun zum Wohle und zu der Entwicklung von mehr Menschen beitragen. Eine weitere Konsequenz daraus ist eine mittlerweile vielfältige Form der Weitergabe von Reiki. Freie Reiki-

Lehrer handeln oftmals eben auch frei. So sind die Inhalte und Rahmenbedingungen von Reiki-Seminaren bei vielen Reiki-Lehrern äußerst unterschiedlich.

Was ist Reiki?

»Reiki« ist ein japanischer Begriff und bedeutet »universelle Lebensenergie«. Reiki ist also eine Kraft, eine Energie. Es ist jene Kraft, die für alle Wesen dieser Erde Grundlage des Lebens ist. Wenn wir uns fragen, was es ist, das uns atmen, denken und fühlen, also leben läßt, so können wir als Antwort viele Begriffe darauf finden, die jedoch alle nur das gleiche beschreiben: Geist, Lebensodem, Liebe, Lebensenergie, Orgon und vieles mehr – oder auch Reiki. Reiki ist jene Kraft, die alles wachsen und blühen läßt, sie ist Geist, sie ist Liebe.

Diese universelle Lebensenergie ist immer und überall vorhanden. Sie ist in uns und um uns. Unser Körper nimmt ständig Lebensenergie aus der Umwelt auf, damit er seine lebensnotwendigen Funktionen aufrechterhalten kann. Dies ist ein genauso natürlicher Prozeß wie das regelmäßige Ein- und Ausatmen.

Je nachdem, wieviel Energie wir aufnehmen und wie frei diese unseren Körper durchströmt, fühlen wir uns mehr oder weniger kraftvoll und harmonisch.

Handauflegen ist eine Technik, mit der wir Reiki kanalisieren und weiterleiten. Wir dienen dabei als Kanal für diese unvorstellbare Kraft. Wir können für uns selbst oder auch für andere Reiki kanalisieren. Was man bei einer Reiki-Sitzung also äußerlich sehen kann, ist die Technik des Handauflegens. Der Reiki-Gebende nimmt über ganz bestimmte Kanäle seines feinstofflichen Körpers verstärkt Reiki auf. Nun fließt die

Reiki-Energie zu den Händen. Von dort kann man sie entweder sich selbst oder anderen zuführen. Die Technik des Handauflegens wird auch Reiki genannt.

Handauflegen ist neben den körperlichen Selbstheilungskräften die natürlichste menschliche Heilmethode – körperlich, geistig sowie seelisch. Sie ist lange Zeit nur noch wenigen bekannt gewesen und wird jetzt durch Reiki zum Wohle aller weiterverbreitet.

Reiki ist also zum einen die universelle Lebensenergie und zum anderen die Fähigkeit, jene Energie zu kanalisieren.

Die Fähigkeit, Energien durch Hände fließen zu lassen, haben auch viele Menschen, die nicht in einen Reiki-Grad eingeweiht sind. Dies zeigt uns die Natürlichkeit dieser Heilmethode des Handauflegens.

Reiki praktizieren bedeutet also nichts anderes als Kanal zu sein für die Lebensenergie, die in uns liegt und die uns auch umgibt. Genau dieser Kanal ist bei vielen von uns »verstopft«, so daß beispielsweise der Fluß der Lebensenergie durch uns aufgrund von energetischen Blockaden erschwert ist. Bei einem Reiki-Seminar wird der Kanal wieder gereinigt, so daß wieder mehr Reiki-Energie fließen kann. Diesen Vorgang nennt man Einweihung.

Ist man einmal korrekt in den ersten Reiki-Grad eingeweiht worden, so fließt die Reiki-Kraft ein Leben lang und wird nicht mehr versiegen – natürlich vorausgesetzt, daß man regelmäßig diesen Kanal benützt, also Reiki anwendet. Die Reiki-Energie kann also auch quantitativ schwächer werden, wenn wir unseren Kanal durch Übung, Lernen und Entwicklung nicht freihalten. Wenden wir Reiki über längere Zeit nicht mehr an, kann der Kanal wieder »verstopfen«.

Bei einer Reiki-Einweihung werden also bestimmte Kanäle der Aura geöffnet und gereinigt, so daß die Lebensenergie wieder verstärkt fließen kann.

Durch die Reinigung der Energiekanäle wird ein tieferes Verständnis für die innere und äußere Welt gefördert. Man öffnet sich mehr dem eigenen Innenleben und kann das Außen klarer wahrnehmen.

Die Beschaffenheit unserer Energiekanäle bestimmt Form und Inhalt der Energien, die durch uns fließen. Und diese können zum einen polar und zum anderen nichtpolar (Reiki) sein. Je gereinigter und geläuterter diese Kanäle sind, desto mehr kann sich die nichtpolare Lebensenergie darin ergießen.

Eine Reinigung der Energiekanäle führt immer zu einer höheren Schwingungsfrequenz des Bewußtseins und zur persönlichen Entwicklung. Zudem können die innersten Impulse leichter wahrgenommen werden und daher auch leichter umgesetzt werden. Wie wichtig dies für unsere Entwicklung auf dem Weg zur Heilwerdung ist, haben wir ja schon festgestellt.

Alle Wesen und auch wir Menschen sind von der nichtpolaren Lebensenergie durchdrungen. Sie schenkt uns Freude und Wohlbefinden, Zufriedenheit und Glück. Wir fühlen uns immer dann gesund oder glücklich, wenn sich alle unsere Energien in einem Zustand befinden, den wir als ein harmonisches Gleichgewicht empfinden. Ist nun unser Energiesystem nach unserem Empfinden nicht mehr im Gleichgewicht – und hierfür tragen wir immer selbst die Verantwortung –, so fühlen wir uns matt, schwach, krank oder schlecht gelaunt bis deprimiert.

Hier nun ist Reiki ein hervorragendes Instrument, unser Empfinden zu ändern. Dies benötigt natürlich je nach Situation unterschiedlich Zeit.

Jeder, der Reiki regelmäßig praktiziert, wird bald eine tiefe Verbindung zu sich und Reiki, ja sogar zu den Menschen und der Natur an sich aufbauen. Denn Reiki wirkt auf allen Ebenen des Seins, auf der körperlichen, der geistigen und auch der seelischen.

So ist Reiki neben der Heilmöglichkeit auch ein Weg. Reiki ist der Weg der Liebe. Reiki ist ein Weg der spirituellen Selbstentfaltung, nach der wir uns tief im Inneren alle sehnen.

Reiki ist das Angebot. An uns liegt es nun, jenes Angebot anzunehmen. Wenn man sich entschließt, Reiki zu leben und den Weg des Reiki zu gehen, wird sich eine neue Welt öffnen – zuerst langsam, dann aber immer mehr. Es wird eine Welt sein, die man vielleicht nicht mehr verlassen möchte.

Wahrheit muß nicht bewiesen werden. Wahrheit offenbart sich, und man weiß um sie. Deine Wahrheit kann sich auch in Reiki offenbaren. Du wirst es spüren.

Die Reiki-Lebensregeln

Mikao Usui hat durch seine Erfahrungen mit Reiki erkannt, daß neben dem reinen Praktizieren von Reiki auch ein geistiger Bewußtwerdungsprozeß einsetzen sollte. Um diesen Prozeß zu unterstützen, hat er fünf Lebensregeln aufgestellt, die den Weg des Reiki begleiten sollen. Diese fünf Lebensregeln findest du unten aufgeführt.

Doch jene Lebensregeln, wie übrigens alle Regeln, sind zum einen nützlich, zum anderen beengend. Es hat keinen Sinn, sich heute Lebensregeln vorzugeben, die man nicht von sich aus, aus dem eigenen Inneren entwickelt hat. Nur das, was ich selbst erfahren und gelernt habe, vor allem im emotionalen Bereich, kann ich auch in mein Leben integrieren.

Bist du schon soweit, dich im täglichen Leben mit diesen Regeln identifizieren zu können, so ist dies phantastisch. Dann lebst du schon den »Geist des Reiki«. Doch meistens – und das ist menschlich – können wir uns nicht immer im Leben so verhalten, daß wir in Übereinstimmung mit jenen Lebensregeln sind. Aber das ist nicht tragisch. Wir sollten uns deswegen nicht eigenen Schuldvorwürfen aussetzen und ein schlechtes Gewissen haben. Dies wäre unserer eigenen Entwicklung eher abträglich. Vielmehr sollten wir unser Verhalten beobachten und als das erkennen, was es ist: Ein Spiegelbild unseres derzeitigen Entwicklungsstandes.

Die Lebensregeln von Usui befinden sich im Einklang mit dem menschlichen Entwicklungsziel, der Entwicklung hin zur Fähigkeit, bedingungslose Liebe zu leben. Sie sind nichts anderes als eine andere Formulierung für das eine Ziel.

Doch wenn wir diese Lebensregeln leben könnten, bräuchten wir kein Reiki mehr, wäre Entwicklung nicht mehr notwendig. Da dies meist nicht so ist, sollten wir uns auch nicht dem Zwang aussetzen, jetzt, wo wir Reiki praktizieren, auch die Lebensregeln immer leben zu müssen. Dies wäre unmenschlich. Vielmehr können uns die Lebensregeln dazu dienen festzustellen, wo wir uns auf dem Weg befinden, wo wir uns noch entwickeln können. Das Praktizieren von Reiki wird uns zwangsläufig jenem Ziel näherbringen – und somit auch den Lebensregeln.

Reiki bedeutet Geschehenlassen und Beobachten. Aus dem Beobachteten kann man lernen. Reiki bedeutet nicht Zwang, etwas sein zu wollen, was man noch nicht ist. Reiki bedeutet, den Weg der Liebe zu gehen. Doch heißt dies auch, daß wir ihn gehen müssen, daß wir hierfür Zeit benötigen und daß wir nicht von heute auf morgen ankommen können. Genau in diesem Sinne verstehe ich die Lebensregeln. Jeder ist darin frei.

Die Lebensregeln lauten:

Gerade heute freue dich.
Gerade heute sei frei und glücklich.
Ehre deine Eltern, deine Lehrer und
die älteren Menschen.
Verdiene dein Brot ehrlich.
Sei ehrfürchtig und liebevoll gegenüber allem Leben.

Reiki und die Heilung von Krankheiten

Oftmals wird Reiki »nur« als Instrument zur Heilung körperlicher Leiden betrachtet. Reiki hat positive Auswirkungen auf den Körper, das ist wahr. Doch die eigentliche, primäre Kraft des Reiki zeigt sich in unserer geistigen und seelischen Entwicklung. Hier schaffen wir die Ursachen für unser Leid und unsere Krankheiten. Hier wirkt Reiki. Dieser »Ganzwerdungsprozeß« wirkt sich auch auf unser körperliches Befinden aus. Auf längere Sicht gesehen werden wir durch Reiki auch körperlich gesünder.

Zudem kann Reiki auch bei einer akuten körperlichen Krankheit helfen, indem es zum Gesundungsprozeß beiträgt. Die Erfahrungen mit Reiki sind mannigfaltig und manchmal auch unglaublich. Doch hat Reiki natürlich auch Grenzen in der »Heilung« körperlicher Krankheiten. Grundsätzlich ist zwar nichts unmöglich, doch sollten wir uns niemals falschen und überzogenen Hoffnungen hingeben noch – das wäre nämlich viel schlimmer – anderen Menschen diese überzogenen Hoffnungen machen. Jeder muß selbst seine Erfahrungen in diesem Bereich sammeln.

Wenn du Kopfschmerzen hast, gib dir Reiki. Wenn du dich verbrannt hast, gib dir Reiki. Wenn du erkältet bist, gib dir

Reiki. Reiki kann immer eingesetzt werden, und Reiki wirkt immer positiv und kann niemals schaden.

Reiki soll auch schon bei sehr schweren Krankheiten Heilung herbeigeführt oder stark gefördert haben. Doch sollten wir einem Menschen mit einem schweren Leiden niemals die Hoffnung auf Heilung allein durch Reiki geben. Reiki kann die Schulmedizin nicht ersetzen. Jeder ernsthaft Kranke sollte sich der Schulmedizin nicht entziehen.

Aber Reiki kann als unterstützende Heilmethode angewandt werden. Reiki wird auch bei schweren Krankheiten zur Genesung beitragen. Wir sollten Reiki in solchen Fällen primär als Begleitung sehen. Es kann eine Begleitung sein, die zum Weg der Besserung führt. Ich scheue mich davor, Menschen durch Regeln einzuengen. Doch hierin liegt eine Verantwortung, die alle Reiki-Praktizierenden tragen. Wir sollten uns der unendlichen Möglichkeiten des Reiki bewußt sein! Aber auch der möglichen Grenzen.

An dieser Stelle möchte ich auch noch den Aspekt des Karmas anführen. Oftmals wird behauptet, daß der Reiki-Anwender, der einem anderen Menschen Reiki gibt und dabei eventuell einen Heilungsprozeß initiiert, sich Karma auflädt. Karma ist jedoch nur ein anderer Begriff für den energetischen Ausgleich. Und dieser findet immer statt – unabhängig davon, ob man Reiki anwendet. Bleibt man bei der Argumentation, daß die Hilfe für einen anderen Menschen zu Karma führt, so führt nicht nur Reiki, sondern alles zu Karma. Auch der Arzt, der Krankenpfleger oder sonstige soziale Helfer, der Mensch, der seinen besten Freund bei einem Problem unterstützt, jeder, der in Kontakt mit einem Menschen steht, lädt sich dann Karma auf. Denn: Bei jedem zwischenmenschlichen Kontakt werden Energien ausgetauscht – polare und nichtpolare, bewußt und unbewußt. Insofern sind die Warnungen vor Karma reine Luftblasen.

Reiki und Geld

Das Thema »Reiki und Geld« ist seit langem ein heftig diskutiertes. Noch vor wenigen Jahren waren die Preise für die verschiedenen Reiki-Seminare horrend. Für den ersten Grad mußte man meist circa 400,- DM zahlen, für den zweiten circa 1200,- DM und für den Meister/Lehrergrad bis zu 20 000,- DM. Vor allem der hohe Preis für die Meister/Lehrerausbildung führte bei vielen Menschen zu Unverständnis. Die Begründungen hierfür von seiten der Reiki-Lehrer waren und sind vielfältig. Eine am häufigsten gebrauchte ist die, daß der angehende Reiki-Lehrer den hohen Wert des Reiki-Geschenkes, welches er mit dem Meister/Lehrergrad erhält, auch finanziell erfährt und dadurch die notwendige Wertschätzung zu Reiki aufbaut.

Es sei jedem selbst überlassen, wie er zu diesem oder auch anderen Argumenten für die Preise von Reiki steht. Doch wichtig ist, daß es mittlerweile ein vielfältiges Angebot gibt, welches die unterschiedlichsten Preise beinhaltet. So kann der Lehrergrad schon für wenige hundert Mark oder auch noch für 20 000,- DM erworben werden. Jeder Interessent kann das für ihn Richtige auswählen.

Wofür muß man denn nun bezahlen, wenn man ein Reiki-Seminar besucht? Reiki umgibt uns ja überall und wartet darauf, wieder frei fließen zu dürfen. Das, was in uns und um uns schon ist, können wir nicht kaufen. Deshalb können wir auch Reiki nicht kaufen. Wir bezahlen für Reiki kein Geld. Eine solche Auffassung würde dem Wesen des Reiki widersprechen. Wir sind ja auch nur Kanal für Reiki. Wir stellen uns zur Verfügung, um das, was steter Teil unseres Lebens ist, zu kanalisieren. Wir lenken die Energie und schaffen somit neue Formen. Genau darin liegt der Wert und somit der Preis für Reiki: das Schaffen von Formen.

Gibst du einem Freund Reiki, stellst du eigene Zeit zur Verfügung. Innerhalb dieser Zeit schaffst du Formen, die du eigens für Reiki benötigst. Zu den Formen gehören: die Bereitstellung und Vorbereitung des Raumes, in dem Reiki gegeben werden soll. Das Ausführen des Reiki-Rituals. Die Erklärungen über die Reiki-Anwendung für den Empfänger. Das Beschaffen nötiger Utensilien wie Decken, Kerzen, Musik und so weiter. Diese Vorbereitungen und die aufgewandte Zeit stellen Energien dar. Diese Energien bietest du an und bringst sie in Reiki ein. Und genau die sollen auch wieder ausgeglichen werden. Gibst du deinem Freund also Reiki, so ist es selbstverständlich, daß er dir hierfür eine Gegenleistung, eine adäquate Energie zurückgibt. Dies muß nicht Geld sein. Unter Freunden ist dies auch unüblich. Es kann ein kleines Geschenk sein, eine Aufmerksamkeit. Es kann aber auch immateriell sein. Der Energieaustausch bleibt dir überlassen. Es ist deine Angelegenheit. Und wenn du nichts für deine Bemühungen verlangen möchtest, ist dies auch okay. Irgendwann wirst du die positive »Gegenleistung« erhalten. Das ist sicher. Genau nach dem gleichen Prinzip ist das Thema Geld in der Beziehung Reiki-Lehrer und Reiki-Schüler zu sehen. Der Reiki-Lehrer hat auch jene Aufwendungen wie oben erwähnt – aber auch Werbekosten, Raumkosten, Fahrtkosten oder ähnliches. Dies und seine subjektive Bewertung über den Wert seiner Zeit, die er für Reiki, seine Seminare und seine persönliche Entwicklung zur Verfügung stellt, beeinflussen seinen »Preis«. Dies ist von Reiki-Lehrer zu Reiki-Lehrer sehr unterschiedlich. Jeder ist eigenverantwortlich tätig.

Man zahlt also nicht für Reiki, sondern für Zeit und Energieeinsatz des Reiki-Lehrers. Auch ein Reiki-Lehrer sollte sich dessen immer bewußt sein. Ebenso wie der Tatsache, daß er in der Beziehung zu seinen »Schülern« keine Allüren pflegt. Es ist wohl wahr, daß er den Weg des Reiki schon weiter gegangen ist und daher andere »Probleme« hat als seine Schüler. Jedoch ist auch er ein Mensch, der seine Lebensprobleme mehr oder weniger im Griff hat. Auch er muß sich entwickeln. Davor schützt ihn auch kein Titel. Zudem liegt die Bedeutung des Reiki-Lehrers in der eigenen Hingabe als »Instrument« zur Übertragung von Reiki. Er ist Diener eines Prinzips. Jedoch ist er nicht das Prinzip selbst. Dieses Bewußtsein sollten wir in uns tragen und dementsprechend respektvoll miteinander umgehen.

Die Wirkungsweise von Reiki

Aura und Chakren

Jeder Mensch hat eine individuelle Aura, einen Energiekörper, einen Lichtkörper, der den physischen Körper durchdringt und umgibt. Die Aura kann in einem Zustand erhöhter Sinneswahrnehmung wahrgenommen werden. Die Großteil der Aura ist feinstofflich und gehört ebenso wie der Körper der materiellen Ebene an. Die Aura unterscheidet sich von Mensch zu Mensch durch Form, Struktur, Inhalte und Farbe. Das Aussehen der Aura ist nicht zufällig, sondern durch die Seelenstruktur, also den bisherigen Entwicklungsstand bestimmt. Die Aura besteht aus unterschiedlichen Schichten bzw. Körpern und hat verschiedene Chakren.

Die Chakren sind Energiewirbel, die die Aufgabe haben, Energien von außen aufzunehmen und dem menschlichen Energiesystem zuzuführen. An der Wirbelsäule des Menschen gibt es eine Energielinie, die die von den Chakren zugeführte Energie im menschlichen Organismus verteilt. Transformierte Energien bzw. solche, die im Organismus nicht mehr benötigt werden, werden wieder über die Chakren nach außen abgegeben. Dieser Transformationsprozeß ist die Grundlage des Lebens und findet bei jedem Menschen statt. Der Hauptkraftstrom an der Wirbelsäule verbindet alle Chakren. Jedes Chakra versorgt einen bestimmten Bereich des Körpers mit Energie. Diese Verbindungslinien zwischen dem Hauptkraftstrom, Chakren und den Zielpunkten der Energie im Körper bezeichnet man als Kanäle.

Die Kanäle der Aura sind je nach Entwicklungs- und Bewußtseinsstand unterschiedlich ausgebildet. Je nach Beschaffenheit dieser Kanäle kann die Lebensenergie mehr oder minder in den menschlichen Organismus einfließen.

Hiervon ist auch abhängig, wie wir uns fühlen. Je mehr Lebensenergie uns durchfließt, desto frischer und wohler fühlen wir uns. Sind die Aura und ihre Energiekanäle rein und klar, so kann die Energie frei fließen. Sind unsere Kanäle jedoch »verstopft«, beispielsweise durch Blockaden oder traumatische Ereignisse, die sich als polare Energieknoten in der Aura festsetzen, so wird der Energiefluß behindert. Die Folge ist, daß bestimmte Bereiche des Energiesystems an einer Unterversorgung mit Lebensenergie leiden.

Ziel jeder Methode, die auf energetischer Basis arbeitet, muß also eine Reinigung dieser Kanäle sein, damit die Lebensenergie wieder frei fließen kann. Die Methode Reiki erreicht dies zum einen durch sogenannte Einweihungen und zum anderen durch die regelmäßige Anwendung von Reiki. Doch bevor hierauf näher eingegangen wird, soll die Aura mit ihren unterschiedlichen Schichten und Chakren noch eingehender dargestellt werden.

Die Aura unterteilt sich also in verschiedene Schichten, die einander wiederum durchdringen. Die erste Auraschicht durchdringt den Körper und wird von allen höheren Auraschichten durchdrungen. Die zweite Auraschicht durchdringt die erste und wird wiederum von den höheren durchdrungen usw.

Jede Auraschicht hat also eine weitere Ausdehnung und höhere Schwingungsfrequenz als die vorige und wird immer feinstofflicher. Die Schichten sind nach Dichte, Form, Farbe und Funktion zu unterscheiden. Die Fähigkeit, die Aura und ihre Schichten wahrzunehmen, hängt zum einen von der Übung, zum anderen vom eigenen Bewußtsein ab. Je höher die Schicht ist, die ich wahrnehmen möchte, desto weiter und umfassender muß auch mein Bewußtsein sein, um Zugang zu bekommen. Die Auraschichten weisen eine dualistische Struktur auf. Jede zweite Schicht ist stark strukturiert, die anderen Schichten bestehen mehr aus Energiewolken, die sich unaufhörlich bewegen. Diese Energiewolken bewegen sich an den Strukturen entlang. Die Strukturen lenken die Energiewolken.

Die Schichten der menschlichen Aura

Der Ätherkörper

Der ätherische Körper hat die gleiche Struktur wie der physische Körper und gibt jenem Form und Halt. Der physische Körper kann ohne das ätherische Kraftfeld nicht existieren. Um sich dies besser vorstellen zu können, sei an ein Beispiel aus der Pflanzenwelt erinnert. Eine kleine Pflanze, die noch wächst, hat im ätherischen Bereich schon das Muster gebildet. Der ätherische Körper ist schon vorhanden. Der materielle, uns sichtbare Körper der Pflanze wächst in diese unsichtbare Struktur hinein.

Menschen, denen ein Körperglied amputiert wurde, weisen im ätherischen Körper dieses Glied jedoch noch auf. Daraus läßt sich auch der Phantomschmerz erklären, der aus dem fehlenden grobmateriellen Korrelat zum ätherischen Körper entsteht. Der ätherische Körper durchdringt wie alle anderen Körper den physischen und dehnt sich etwa ein bis fünf Zentimeter über jenen hinaus. Seine Farbe ist blau oder grau – je nach Gemütszustand.

Auf der Ebene des ätherischen Körpers, so lauten manche Meinungen, soll auch die Reiki-Kraft aus dem Akasha-Prinzip entspringen. Dies bedeutet, daß auf der Ätherebene die Lebenskraft vorhanden ist. Von dort aus nehmen wir sie unentwegt auf, um unser Energiesystem damit zu versorgen. Sicherlich ist auch auf der Ätherebene Lebens- und Lichtkraft vorhanden. Alle Ebenen des Seins sind ja davon durchdrungen. Ich persönlich stimme jedoch der Ansicht zu, daß die Reiki-Kraft aus dem Akasha-Prinzip der spirituellen Ebene (der Lichtebene) entspringt und über die Astralebene in die materielle Welt gelangt. Somit ist das Licht auf der Ätherebene eine dichtere Manifestation jenes Lichts, welches dem immateriellen spirituellen Bereich entspringt.

Vor allem im ersten Grad arbeitet man auf der körperlichen und ätherischen Ebene. Hier finden verstärkt Reinigungsprozesse statt, die sich aus der Einweihung in den ersten Grad ergeben. Ebenso verhält es sich mit dem Zugang zu Reiki im ersten Grad. Dieser wird über die körperliche Ebene hergestellt. Man legt einfach die Hände auf den Körper.

Der Emotionalkörper

Dies ist der nächstfeinere Körper. Er repräsentiert und spiegelt unsere Gefühle und streckt sich drei bis acht Zentimeter über unseren physischen Körper hinaus.

Die Gefühle eines Menschen zeigen sich hier als Energiewölkchen. Diese Energiewölkchen haben unterschiedliche Farben. Sind unsere Gefühle klar, strahlen diese Farben. Sind sie verwirrt, so sind die Farben trübe.

Der Emotionalkörper wird bei jeder Einweihung – egal in welchen Grad – angesprochen. Jeder Reinigungs- oder Veränderungsprozeß geht mit intensiven emotionalen Erlebnissen einher.

Der Mentalkörper

Der Mentalkörper steht mit unseren gedanklichen Prozessen in Beziehung. Er ist stark strukturiert, und die Energiewölkchen des emotionalen Körpers laufen an jenen Strukturen entlang – immer dann, wenn Gefühl und Verstand harmonieren. Er reicht acht bis zwanzig Zentimeter über den physischen Körper hinaus. Er enthält die Struktur unserer Ideen und Gedanken.

Je nachdem, wie wir mit einem Gedanken ein Gefühl verbinden, so stellt sich die Gedankenstruktur im mentalen Körper in jener Farbe (analog denen des emotionalen Körpers) dar. Haben wir einen Gedanken, so führen wir ihm Energie zu. Je emotionaler dieser Gedanke ist (starke Freude o. ä.), desto mehr Kraft gewinnt er. Je mehr Kraft er gewinnt, desto mehr drängt er danach, sich in unserem Leben auch zu manifestieren. Glauben wir fest an etwas, so werden hier die Kräfte gebündelt, die jene Situation, die man sich wünscht, in das Leben ziehen. Hierin liegt die Macht unserer Gedanken und unseres Glaubens begründet.

Der Zusammenhang zwischen dem emotionalen und dem mentalen Körper ist gleich dem zwischen Form und Inhalt. Die Form und Struktur des mentalen Körpers kann nur bestimmte Inhalte, nämlich die des emotionalen Körpers, aufnehmen. Paradoxerweise richtet sich jedoch auch der emotionale Körper nach der Struktur des mentalen Körpers. Daraus ergibt sich ein Zusammenspiel beider, die wir als Assoziation von bestimmten Gedanken mit bestimmten Gefühlen erfahren.

Mit dem zweiten Reiki-Grad beginnt man, bewußt auf der mentalen Ebene zu arbeiten. Die Strukturen des Unbewußten können mit den Methoden des zweiten Grades hervorragend verändert werden.

Auf der nächsten Ebene befindet sich der Astralkörper. Hier zeigen sich die Energiewölkchen in den Regenbogenfarben. Die Ebene des Astralkörpers ist unter anderem die der Beziehungen zu anderen Menschen. Wer sein Bewußtsein auf diese Ebene anheben kann, ist in der Lage, energetische Verbindungen und Interaktionen zwischen den Menschen zu sehen. Diese Verbindungen und Interaktionen kann jeder Mensch spüren. Auf dieser Ebene können sie jedoch auch gesehen werden.

Die Energiebänder zwischen zwei sich liebenden Menschen sind sehr stark und farblich intensiv und strahlend. Können sich zwei Menschen nicht leiden, so drückt sich dies ebenso in entsprechenden Energiebändern aus. Diese weisen dunkle Farben auf und haben einen aggressiven Charakter.

Sitzt man beispielsweise in einem Café und beobachtet die anwesenden Menschen, so zeigen sich die Gefühle, Einstellungen und Meinungen diesen Menschen gegenüber auf der Astralebene. So mag ein Mann einen anderen ihm unbekannten Mann sehen und diesen auf den ersten Blick nicht leiden können. Die Gründe hierfür können vielfältig sein. Vielleicht zeigt der fremde Mann ein Verhalten, welches Teil des eigenen Schattens ist. Dieser Schatteninhalt wird dann auf den anderen projiziert. Auf der Astralebene nun kann man die Einstellung und das Gefühl eines Menschen zum anderen sehen. Ist diese Einstellung frei von Projektionen, so wird die energetische Verbindung zumindest neutral sein. Ist sie jedoch durch Projektionen verzerrt, so äußert sich dies unter anderem in Ablehnung und einer aggressiven energetischen Verbindung.

Ein feinfühliger und sensibler Mensch kann alle energetischen Verbindungen und Interaktionen zwischen den Menschen, die auf dieser Ebene stattfinden, spüren. Er spürt auch, wenn er Gegenstand von Projektionen ist.

Ziel auf dem Individuationsweg des Menschen ist die Rücknahme aller Projektionen. Auf der Astralebene zeigen sich die Projektionen in verzerrten polar-energetischen Verbindungen zwischen den Menschen. Wer seine Projektionen Schritt für Schritt zurücknimmt, wird auf der astralen Ebene natürlich immer noch in energetischer Verbindung zu anderen Menschen stehen. Jedoch sind diese Verbindungen farblich klar, strahlend, rein und lichtvoll.

Mit dem dritten Reiki-Grad, dem Reiki-Meister, bekommt man verstärkten Zugang zu dieser Ebene. Die eigene Feinfühligkeit steigert sich bis in den astralen Bereich. Wie wir noch sehen werden, ist der Aufgabenbereich des dritten Grades allein durch die Arbeit mit den Projektionen bestimmt. Dies bedeutet nichts anderes als die Arbeit an den Beziehungen zu anderen Menschen.

Die astrale Ebene ist auch die Ebene, in der sich die materielle und die immaterielle Welt treffen. Hier ist eine Art Transformationspunkt, eine Brücke zwischen der materiellen und immateriellen Welt. Energien und Informationen von unteren Ebenen, von der materiellen Welt müssen den astralen Bereich passieren, um nach »oben«, in die immaterielle Welt zu gelangen. Umgekehrt ist es ebenso. Die astrale Ebene ist also von fundamentaler Bedeutung. Klare Kommunikation zwischen dem Höheren Selbst ist nur möglich, wenn die astrale Ebene – ebenso wie die darunterliegenden – bearbeitet wurde. Und dies entspricht eben der Arbeit mit den die Wahrnehmung verzerrenden Kräften – den Projektionen.

Die Reiki-Meisterschaft ist also ein Prozeß, durch den man mit sich und den Menschen »ins reine« kommt. Dies äußert sich in Liebe zu allen Lebewesen und in einer Art zu leben, die als Selbstverwirklichung bezeichnet wird. Denn: Ist die

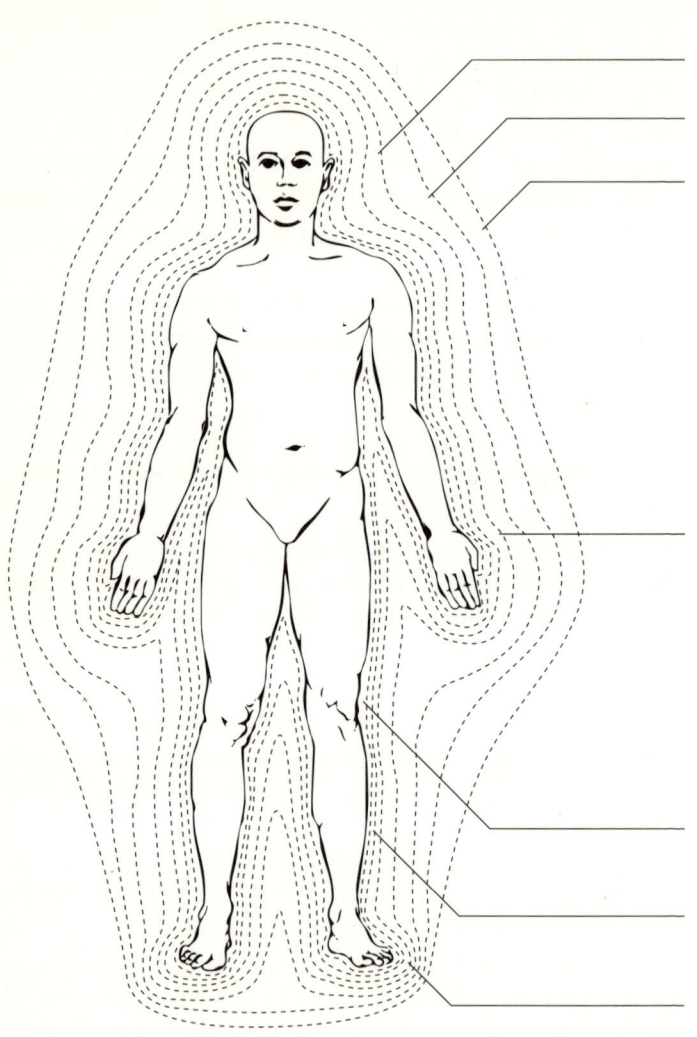

Spirtueller Körper (mit
ätherischem /
emotionalem und   } Immaterielle Ebene
mentalem Aspekt)

Astralkörper   } Astralebene   Die Astralebene bezeichnet
                  (Transformationsebene) die Spiegelachse zwischen
                                     der immateriellen und der
                                     materiellen Welt.

Ätherkörper

Emotionalkörper } Materielle Ebene

Mentalkörper

astrale Ebene bereinigt, so ist der Kanal zum Selbst frei. Die Informationen vom Selbst fließen frei zum Ich. Das Ich verwirklicht das Selbst.

Der spirituelle Körper

Auf der nächsthöheren Ebene folgt der spirituelle Körper. Dieser wiederum enthält drei Ebenen. Es sind dies der ätherische, der emotionale und der mentale Aspekt – jedoch in der immateriellen, spirituellen Ebene. Diese finden sich auch im materiellen Bereich wieder und werden über die Astralebene gespiegelt. Hier zeigt sich noch einmal die Transformationsfunktion der Astralebene. Sie ist der Schnittpunkt von innen und außen, von Materiellem und Immateriellem. Sie spiegelt in der stofflichen Ebene die immateriellen Aspekte der Seele. Die Arbeit auf der Ebene des spirituellen Körpers innerhalb des Reiki-Systems ist dem Reiki-Großmeister vorbehalten. Insofern möchte ich hier gar nicht näher darauf eingehen. Ich möchte nur anmerken, daß sich hier der Schritt von Selbstverwirklichung zu Selbsterkenntnis vollziehen kann. Die Instrumente des Reiki-Großmeisters sind auf dem Weg zur Selbsterkenntnis jedoch sehr hilfreich.

Die Chakren

Jede Auraschicht hat sieben größere »Strudel« bzw. Wirbel, die von außen stets Energie und Informationen aufnehmen. Diese Wirbel bezeichnet man als Hauptchakren.
Die Chakren versorgen den Körper mit Energie von außen, die entlang dem Hauptkraftstrom an der Wirbelsäule im ganzen Körper verteilt wird.

Es gibt noch weitere, sogenannte Nebenchakren, von denen in bezug auf Reiki vor allem die Hand- und Fußchakren relevant sind. Die Hand- und Fußchakren geben vor allem Energien ab. Es fließt durch die Chakren natürlich die nichtpolare Lebensenergie, aber auch alle anderen polaren Energien, die wir anziehen. Je nach unserem Bewußtseinsstand ziehen wir Energien an, die in unser Energiesystem eindringen und die uns beeinflussen.

Arbeitet ein Chakra nicht einwandfrei, ist es verstopft, geschlossen oder dreht es sich nicht richtig, so treten Störungen im natürlichen Energiefluß auf. Diese Störung äußert sich als Problem, unangenehmes Gefühl, Motivationslosigkeit, Krankheit o. a. und will uns auf einen bestimmten Lebensbereich hinweisen, in dem wir ein Problem zu bewältigen haben.

Jedes der sieben Hauptchakren repräsentiert einen bestimmten Lebensbereich. Wir fühlen uns dann gesund und harmonisch, wenn alle sieben Chakren einwandfrei und gleichmäßig arbeiten und uns dementsprechend mit Energie versorgen. Dabei ist es nicht anzustreben, ein Chakra besonders zu aktivieren oder es zu öffnen. Vielmehr ist ein harmonisches Schwingungsverhältnis viel wichtiger. Alle Chakren sollten gleich weit geöffnet sein, ansonsten treten Unter- bzw. Überfunktionen auf, die immer störend sind.

Ein einwandfrei funktionierendes Chakra dreht sich bei der Energieaufnahme von außen im Uhrzeigersinn. Dreht es sich gegen den Uhrzeigersinn, so kann es die Energien der äußeren Wirklichkeit nicht aufnehmen. Vielmehr gibt der Mensch durch dieses Chakra eigene Energien nach außen ab – und zwar jene, die den Bereichen des jeweiligen Chakras entsprechen. Ist die abgegebene Energie polar, so wird die ausgesandte Energie als Realität im Außen empfunden. Und dieses Hinausverlagern von polaren Energien ist nichts anderes als der Projektionsvorgang – eben auf der feinstofflichen Ebene.

Die völlige Öffnung unseres Herzchakras ist unser Ziel. Doch kann dies nur sinnvoll sein, wenn auch alle anderen Chakren genauso weit geöffnet sind. Und dies kann nur erreicht werden, wenn wir leben, lernen und uns Zeit nehmen. Man kann keinen Schritt auslassen. Jeder Schritt muß getan werden. Chakrenarbeit bedeutet die Harmonisierung und Ausgleichung aller Chakren, so daß genügend Lebensenergie aufgenommen werden kann und auch jene Energien Raum finden, die wir für unseren Lernprozeß benötigen. Die einfachste Form der Chakrenarbeit ist Reiki.

Dabei müssen wir immer beachten, daß die Aura (ihre unteren Schichten) und die Chakren nur das materielle Spiegelbild unseres Bewußtseins oder unseres Unbewußten sind. Jedoch kann man von beiden Seiten wirken und Veränderungen herbeiführen.

Chakrenarbeit fördert unsere Lernprozesse. Daher muß auch immer ein Bewußtwerdungsprozeß erfolgen.

Die sieben Hauptchakren und ihre Lebensbereiche

Das Wurzelchakra verbindet uns mit der Erde und der materiellen, grobstofflichen Welt. Das Kronenchakra verbindet uns mit dem Höheren Selbst. Jede Entwicklung hin zur Spiritualität sollte die Notwendigkeit der »Erdung«, der sicheren Verbundenheit mit den materiellen Bereichen, mit einbeziehen. Ansonsten fällt es schwer, die Energien der höheren Ebenen in das alltäglichen Leben zu integrieren. Und dies ist eine wesentliche Aufgabe des Menschen.

Je weiter wir auf unserem Bewußtwerdungsprozeß fortgeschritten sind, desto weiter ist das Kronenchakra geöffnet.

Die sieben Hauptchakren und ihre Lebensbereiche

1	Wurzelchakra:	Wille zum Leben, die Bejahung der eigenen Existenz, die Erdung, »mit beiden Beinen fest im Leben stehen«, Überleben, Flucht, Arterhaltung. Lebensproblematik: Überleben
2	Sexualchakra:	Sinnlichkeit, Sexualität, Lebensfreude, Gefühle zu mir selbst, Lust, Lebensfreude, Nähe, Beziehung. Lebensproblematik: Lebensfreude
3	Solarplexus-Chakra:	Beziehungsfähigkeit, Selbstfürsorge, Intuition im physischen Bereich, Gefühle zu anderen, Macht, Dominanz, Angst, Karma, Trennung. Lebensproblematik: Macht
4	Herzchakra:	Liebe, liebevolles Verhalten, Güte, Offenheit, Akzeptanz. Lebensproblematik: Liebe
5	Kehlchakra:	Kommunikation, Geben und Nehmen, Selbstausdruck, Individualität. Lebensproblematik: Selbstdarstellung
6	Stirnchakra:	Intuition im spirituellen Frequenzbereich, Ideen. Lebensproblematik: Selbstverwirklichung
7	Kronenchakra:	Kosmisches Bewußtsein, Spiritualität, Einheit. Lebensproblematik: Selbsterkenntnis

Jede Problemlösung und Entwicklung ist Teil der »religio«, der Rückverbindung des Ichbewußtseins an den Ursprung, an das Höhere Selbst.

Das Kronenchakra steht für Einheit. Diese Einheit ist das Ergebnis aller bisherigen erfolgreichen Lösungen von Problemen. Problemlösung spielt sich immer zwischen den ersten sechs Chakren ab und führt zu höherem Bewußtsein. Genau dieses höhere Bewußtsein ist im Kronenchakra thematisiert. Mit jeder Problemlösung dreht es sich mehr, ist es offener. Im Kronenchakra liegt das kosmische Bewußtsein.

Für den Menschen ist die extreme Öffnung dieses Chakras als Zustand der Erleuchtung erfahrbar. Erleuchtung ist kein dauerhafter Zustand, da er nicht über längere Zeit ertragen werden könnte. Er ist die Überwindung der Polarität, er ist Einheit. Im Zustand der Erleuchtung werden die polaren Erscheinungen des Lebens in ihrer Einheit wahrgenommen. Man fühlt sich mit allem und jedem verbunden. Jeden Gegenstand, jede Pflanze, jeden Menschen erfährt man als Teil seiner selbst.

Doch selbst im alltäglichen Leben kann man eine »kleine Erleuchtung« erfahren – wenn auch nur kurz. Nämlich immer dann, wenn man ein Problem gelöst hat. Denn: Problemlösung ist die Polaritätenüberwindung in der jeweiligen Situation.

Zwei Lebensimpulse stehen sich immer polar gegenüber und bilden das Problempaar. Ein Impuls wird akzeptiert, der andere abgelehnt. Oder aber es scheinen beide Impulse die gleiche subjektive Wertigkeit zu besitzen, sich jedoch gleichzeitig auszuschließen, so daß das Individuum sich nicht entscheiden kann.

Es entsteht ein (energetischer) Spannungszustand. Im einen Fall ist dieser bewußt, im anderen nicht. Nun wird man mit dementsprechenden Situationen im Leben konfrontiert, aus denen gelernt werden kann. Dieses Lernen bedeutet eine Vereinigung der beiden Gegensätze auf höherer Ebene. Auf dieser höheren Ebene werden wir wieder irgendwann mit jenem Problempaar konfrontiert. Dies ist ein steter Kreislauf, der uns zwangsläufig auf eine immer höhere Bewußtseinsebene versetzt.

Wir empfinden Problemlösungen meist als einen riesigen Stein, der uns vom Herzen fällt. Dies ist der Moment, in dem wir hautnah erleben dürfen, wie sich unser Kronenchakra weiter öffnet, höherfrequent schwingt. Gleichzeitig stellt Problemlösung immer eine Transformation der polaren Energien dar, die sich nun über das Herzchakra nach außen zeigt. Auch das Herzchakra wird durch Problemlösung entwickelt.

Unter Chakrenöffnung wird auch verstanden, daß sich das Chakra je nach Situation mehr öffnen kann und somit mehr Energien aufnehmen kann. Chakrenarbeit bedeutet aber auch die Fähigkeit, das Chakra zu verschließen, wenn es die Situation erfordert, um negative Energien in das eigene Energiesystem nicht aufnehmen zu müssen. Dies ist mit einer größeren Beweglichkeit und Flexibilität des Chakras zu vergleichen. Gleich dem Strauch im Winde, der sich beugt, um nicht zu zerbrechen, und daher seine Kraft schöpft.

Diese Fähigkeit ist auch mit »Durchlässigkeit« zu vergleichen. Die negativen Energien um uns herum bringen uns selbst nicht in Resonanz, da sie durch uns durchschwingen, ohne einen Nährboden zu erhalten.

Die Chakren

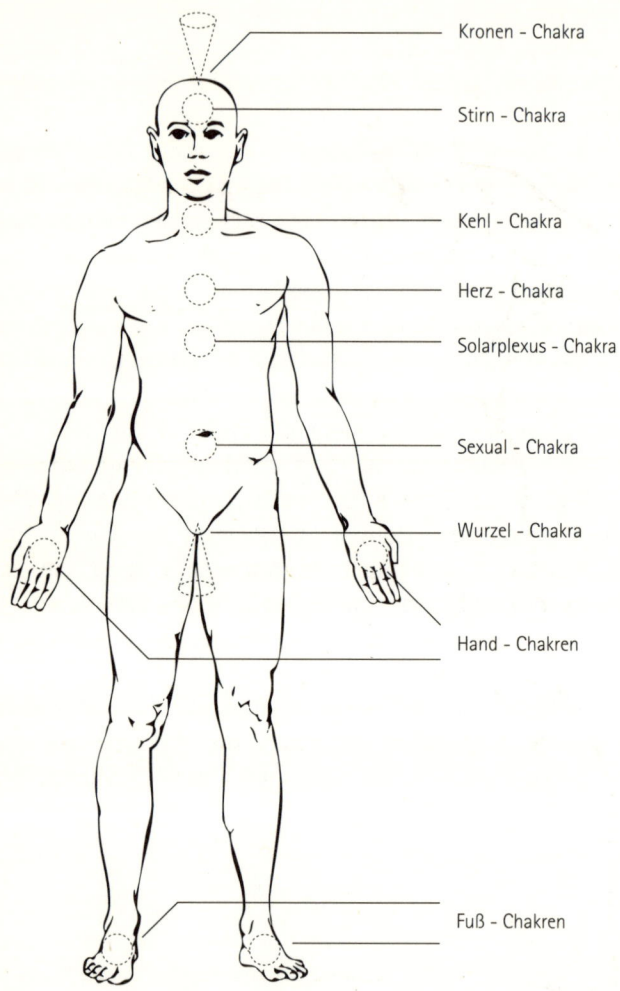

Kronen - Chakra

Stirn - Chakra

Kehl - Chakra

Herz - Chakra

Solarplexus - Chakra

Sexual - Chakra

Wurzel - Chakra

Hand - Chakren

Fuß - Chakren

Die Chakren

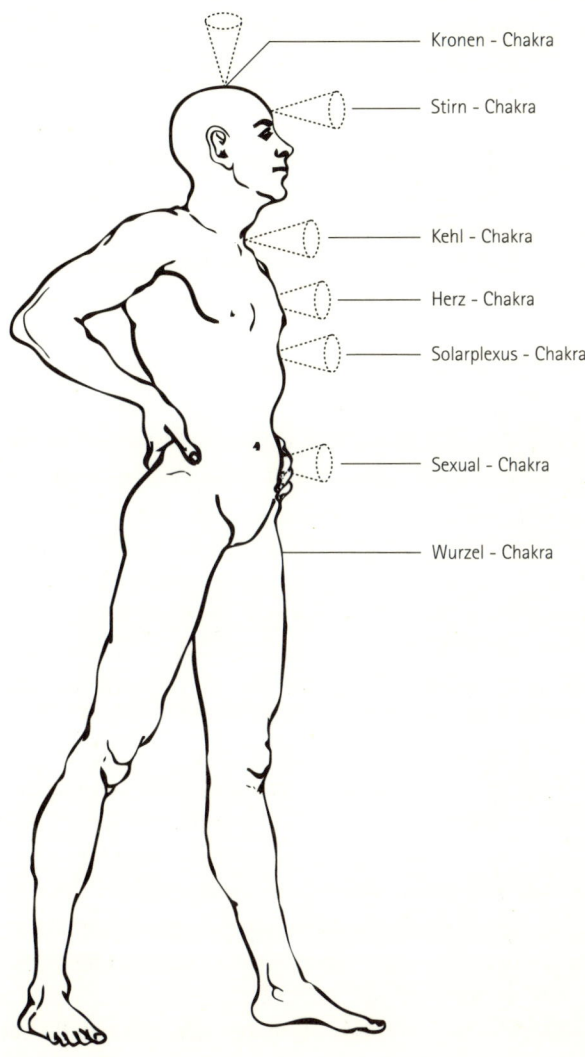

Kronen - Chakra

Stirn - Chakra

Kehl - Chakra

Herz - Chakra

Solarplexus - Chakra

Sexual - Chakra

Wurzel - Chakra

Gedanken und Gefühle

Die Aura und Chakren sind ein Spiegelbild unseres Bewußtseins. Je nachdem, wie wir denken, fühlen und handeln, sieht unsere Aura aus: Unsere Gefühle sind es, die uns daran hindern, bedingungslos zu lieben. Unsere Gefühle also müssen wir ändern. Gefühle sind immer abhängig von der mentalen Struktur. Sie orientieren sich daran.

Ein Beispiel für den Zusammenhang von Gedanken und entsprechenden Gefühlen ist folgendes: Eine Frau erwartet abends ihren Ehemann. Er ist unpünktlich. Nun setzt ein gedanklicher Bewertungsprozeß ein. Je nach Ergebnis der Situationsbewertung werden sich bestimmte Emotionen einstellen. Die Frau kann diese Situation beispielsweise auf folgende Weise beurteilen: Zum einen könnte sie denken, daß ihr Ehemann aufgehalten wurde, im Stau steht und alles Mögliche unternimmt, um rechtzeitig zu ihr nach Hause zu kommen. Somit wird sie emotional verständnisvoll und gelassen reagieren. Zum anderen könnte sie auch urteilen, daß ihr Ehemann absichtlich zu spät komme, um evtl. eine andere Frau zu sehen. Daraufhin wird sie emotional sehr erregt sein, Angst und Wut empfinden. Der Empfang ihres Ehemannes wird entsprechend ausfallen.

Ein und dieselbe Situation kann also zu völlig unterschiedlichen Gefühlsreaktionen führen. Die emotionale Reaktion ist abhängig von den Gedanken, der mentalen Struktur.

Will man bedingungslos lieben, müssen die Gefühle geändert werden. Dies kann nur über die Gedanken geschehen.

An einem kleinen Bild möchte ich dies veranschaulichen: Ein Mensch, der bedingungslos liebt, hat eine Seelenstruktur, eine mentale Struktur, die mit der eines reinen Kristalls vergleichbar ist. Innerhalb dieser vollkommenen Struktur kann sich nur noch nichtpolarer Inhalt, Liebe ergießen. Jedoch ist unsere Seelenstruktur meist noch vergleichbar mit einem »unreinen« Kristall. Stellenweise, das heißt, bei manchen Lebensbereichen, ist die Struktur schon vollkommen, doch gibt es noch viele »unreine« Stellen (unsere Lebensaufgaben), die uns daran hindern, bedingungslos zu lieben.

Beginne ich damit, meine Gedanken zu ändern – beispielsweise durch die Reiki-Mentaltechnik –, so verändern sich die mentalen Strukturen, und es können sich die bisherigen Gefühlsenergien nicht mehr in den gewohnten Bahnen bewegen. Nun ist eine Diskrepanz zwischen der Struktur des Mentalkörpers und den Energiewölkchen des Emotionalkörpers entstanden. Da sich die Gefühlsenergien immer an den Strukturen orientieren, werden sie sich so lange entwickeln – also verändern müssen –, bis sie wieder reibungslos an jenen Strukturen fließen können.

Da der Mensch stetig lernt oder lernen kann, verändert er stetig seine Muster. Der Anpassungsprozeß der Gefühle ist meist schmerzvoll. Da die Aura als Energiekörper stets ausstrahlt und entsprechende Situationen anzieht, wird sie uns immer mit Ereignissen konfrontieren, die uns selbst widerspiegeln, die aber auch dazu dienen, durch Lernen die Diskrepanz zwischen Gefühl und Muster zu überwinden. Deswegen sind die Lernprozesse im Leben immer schmerzvoll. Unser jetziges Bewußtsein bringt uns durch die energetische Anziehungskraft der Aura und Chakren immer mit Menschen und Situationen in Berührung, die den nächsten Lernschritt im riesigen Prozeß Leben darstellen.

Aus Sicht der Aura müssen wir so lange lernen, bis wir unsere Formen, unsere Strukturen der Aura dementsprechend verändert haben, daß sie die Struktur gleich der eines reinen Kristalls aufweisen. Erst dann kann immer jene nichtpolare Energie fließen, die man bedingungslose Liebe nennt und analog im Bewußtseinsbereich als Christus- oder Buddhabewußtsein bezeichnet. Alle Probleme unseres Lebens dienen nur dazu, diesem Ziel näherzukommen. Auch wenn man nicht in der Lage ist, die Zusammenhänge genau zu erkennen, so ändert dies nichts am Ziel.

Halten wir also fest, daß unser Bewußtsein sich spiegelbildlich in der Aura ausdrückt. Die Aura ist unser Energiekörper. Sie strahlt Energien aus und zieht oder stößt Energien an oder ab. Wir ziehen jene Situationen in unser Leben, die unserer Ausstrahlung entsprechen. Die Situationen können wir als Freude, Glück, Trauer, Krankheit oder Schicksal bezeichnen. Sie sind das Produkt unseres bisherigen Lernprozesses, aber auch unserer Gedanken. Unsere Gedanken und mentalen Muster, bewußt sowie unbewußt, sind es, die die Welt erschaffen. Stete Gedanken führen zu einer Manifestation des Gedachten. Insofern liegt es in den eigenen Gedanken auch eine Gefahr: Man erschafft sich die eigene Welt – mit allem Positivem oder Negativem.

Da die materielle Welt ein Spiegelbild der immateriellen ist, zeigt sich unsere psychische Struktur mit ihrem bisherigen Entwicklungsstand in unserem Körper und vor allem in unserer Aura. Zudem nimmt die Aura jederzeit Lebensenergie über die Astralebene auf und verteilt diese durch die jeweiligen Kanäle über alle Bereiche des Energiesystems des Menschen (also die materiellen wie immateriellen Körper). Und je nachdem, wie rein diese Kanäle sind, kann die Lebensenergie frei fließen. Es können sich jedoch Blockaden innerhalb dieser Kanäle befinden, die den Energiefluß erschweren. Insofern gilt es, die Aurakanäle zu reinigen. Die Reinigung der Aurakanäle wird durch sogenannte Einweihungen erreicht.

Einweihungen

Reiki und die Fähigkeit, Reiki störungsfrei fließen zu lassen, wird durch Einweihungen weitergegeben. Dies bedeutet, daß durch eine Einweihung eine Reinigung der Aurakanäle vollzogen wird.

Bei einer Reiki-Einweihung wird man auf die Reiki-Kraft eingestimmt. Der Reiki-Lehrer stimmt den Betreffenden auf die Energie des jeweiligen Reiki-Grades ein, so daß sie wieder vermehrt fließen kann. Die Qualität der Energie ist stets die gleiche – Lebensenergie kennt nun mal keine Hierarchien –, beim ersten Grad wie beim Meistergrad. Was sich unterscheidet, ist die Quantität, die »Menge« an Energie, die durch dich fließt. Je mehr Energie jedoch durch das Energiesystem eines Menschen fließt, desto tiefere Bereiche der Psyche werden dadurch angesprochen. Daher hat beispielsweise die Meistereinweihung eine andere psychische Qualität als die Einweihung in den ersten oder zweiten Grad.

Eine Einweihung dauert einige Minuten. Der Einzuweihende sitzt in einem entspannten Zustand, mit geschlossenen Augen und richtet die Aufmerksamkeit auf sein Inneres. Der Reiki-Lehrer vollzieht ein fest vorgeschriebenes Ritual. Beim ersten Grad gibt es vier solcher Einweihungen. Die vier Einweihungen sollen innerhalb von drei Tagen vollzogen sein. Meist wird der erste Grad an zwei aufeinanderfolgenden Tagen durchgeführt. Beim zweiten Grad gibt es drei Einweihungen, die auch direkt hintereinander vorgenommen werden können, da der Einzuweihende schon mit der Reiki-Kraft vertraut ist. Zudem erhält man drei Symbole mit verschiedenen Wirkmöglichkeiten. Beim Meistergrad erfolgt noch eine Einweihung, und man erhält das Meistersymbol.

Die Methodik einer Einweihung ist neben der reinen Instrumentalfunktion des Reiki-Lehrers das Ritual. Um dies nachvollziehen zu können, möchte ich kurz auf das Wesen des Rituals eingehen:

Wir haben schon an anderer Stelle festgestellt, daß alles Seiende Energie ist und daß jede Energie einen bestimmten Inhalt, also eine bestimmte Information hat. Dies entspricht der Energiequalität. Jeder Inhalt bedarf allerdings einer bestimmten Form, um sich manifestieren zu können. Form und Inhalt bedingen einander. Die psychischen Energien eines Menschen haben eine bestimmte Qualität, die je nach Entwicklungs- und Erfahrungsstufe unterschiedlich ist. Bewußtsein ist also Energie. Energie ist Inhalt und Information und bedarf immer einer Form und eines Informationsträgers.

Im immateriellen Bereich entspricht der Form und dem Informationsträger die Seelenstruktur eines Menschen. Diese drückt sich spiegelbildlich in manchen Bereichen der Aura und im Körper aus. In diese Formen und Strukturen ergießt sich der Inhalt, also eine bestimmte Information und Energie. Im Leben eines Menschen ändern sich laufend Inhalt und Form seines Bewußtseins. Entwicklungsbedingt unterscheiden sich die Form und der Inhalt des Bewußtseins eines Menschen im Alter von 15 und dem im Alter von 30 Jahren enorm. Der Unterschied liegt in der Erfahrung begründet, die dieser Mensch innerhalb der 15 Jahre gemacht hat. Das Bewußtsein hat sich erweitert, Erfahrungen mit unterschiedlichen Energien wurden gemacht.

Erfahrung beruht auf einem Verhalten. Das Verhalten eines Menschen bildet die Form. Ein bestimmtes Verhalten eines Menschen führt immer zu diversen Reaktionen aus seiner Umwelt oder aus seinem Inneren. Dadurch erhält man Informationen, lebt bestimmte Energien mit einer bestimmten Qualität und muß dies verarbeiten. Das Feedback und die Erkenntnis aus der Erfahrung war der Inhalt der Erfahrung. Also sieht man auch hier, daß Erfahrung sammeln nichts an-

170

ders darstellt als die stete Anwendung von Form und Inhalt im Leben eines Menschen. Form und Inhalt ändern sich stetig, mit jeder Erfahrung.

Um beispielsweise die Erfahrung der Einweihung in den ersten Reiki-Grad zu machen, muß man sich hierfür erst einmal entscheiden. Doch um überhaupt in Erwägung zu ziehen, sich in Reiki einweihen zu lassen, müssen bestimmte Erfahrungen und Lernprozesse gemacht worden sein. Dies bedeutet, daß sich Form und Inhalt des Bewußtseins eines Menschen derart durch Erfahrungen geändert haben müssen, daß er eine energetische Resonanz zu Reiki verspürt. Resonanz gründet also auf einem Erfahrungsprozeß, der von bestimmten Energien, deren Form und Inhalt gekennzeichnet ist.

Simple Beispiel, die dieses verdeutlichen, sind: Möchte ich mich bilden, also Informationen und Inhalt aufnehmen, so muß ich eine bestimmte Form schaffen, wie beispielsweise Anmeldung in der Schule, täglicher Schulbesuch, tägliches Sitzen im Klassenzimmer usw. Die Form meines Verhaltens und Denkens bringt mich also mit dem Inhalt in Kontakt. Oder wenn ich mein Bewußtsein durch Meditation erweitern möchte, evtl. sogar Erleuchtungszustände erreichen möchte, so muß ich durch regelmäßige Formanwendung bzw. -herstellung, nämlich Hinsetzen, Augen schließen, Konzentration usw. dies überhaupt erst ermöglichen. Vor allem beim Meditationsweg läßt sich gut veranschaulichen, wie Form und Inhalt zusammenspielen. Höchstes Bewußtsein und der Zustand der Erleuchtung sind Bewußtseinszustände mit einer bestimmten Energiequalität. Diese Energiequalität ist schon immer vorhanden. Doch muß der Mensch durch lange Übungen und Disziplin sich soweit bringen, daß er die passende Form bereitstellen kann, in die sich diese Energiequalität ergießen kann.

Wir sehen also, daß das Leben immer von Form und Inhalt bestimmt ist, daß ein bestimmtes Bewußtsein stets eine bestimmte Form mit Inhalt repräsentiert. Die Energien, die ein bestimmtes Bewußtsein repräsentieren, sind schon immer vorhanden! Dazu gehören auch die Bewußtseinsenergien, die uns ein zufriedenes Leben führen lassen. Wir müssen allerdings die richtige Form entwickeln, um an diese Energien zu gelangen. Im Normalfall tun wir dies, indem wir leben und Erfahrungen machen. So gibt es genügend Menschen, die ohne Reiki schon ein derart geformtes Bewußtsein haben, daß sie mit der gleichen Energiequalität und -quantität in Berührung kommen wie ein Reiki-Meister.

Doch ist es auch möglich, mit einer bestimmten Energie- und somit Bewußtseinsqualität willentlich und bewußt in Resonanz und Kontakt zu geraten. Dafür ist es nötig zu wissen, welche Form man bereitstellen muß. Wer um die Form weiß, kann mit jeder Energiequalität in Kontakt treten. Die Form kann bewußt durch ein Ritual oder ein Symbol hergestellt werden. Diese Form ermöglicht es, mit einer bestimmten Energie in Resonanz zu geraten. Das Wissen um Rituale war schon immer Teil aller Kulturen. Vor allem sogenannte primitive Stämme nutzen die ungeheure Kraft des Rituals. Die Initiationsriten sind hierfür hervorragende Beispiele. Wollte ein junger Mann zum richtigen Mann reifen und von den Männern in seinem Stamm auch als solcher angesehen werden, so mußte er sich einem bestimmten Ritual unterziehen. Dieses Ritual war auch oftmals gleichzeitig eine Mutprobe und mit psychisch äußerst belastenden Situationen verbunden. Der Stamm wußte, wie er eine bestimmte Energie erzeugen konnte, damit der junge Mann durch besagte Mutprobe zum erwachsenen Mann reifen konnte. Hierfür wurde ein bestimmtes Ritual ausgeführt. Man erschuf also die entsprechende Form. Dadurch kam der junge Mann mit einer bestimmten Energiequalität in Kontakt. Diese Energiequalität mußte er erfahren und integrieren. Schaffte er dies, wurde er als vollwertiger Mann akzeptiert.

Das gleiche nun geschieht bei einer Reiki-Einweihung. Auch hier wird eine bestimmte Form erschaffen, die es ermöglicht, mit einer bestimmten Energiequalität in Kontakt zu treten. Die Reiki-Energie an sich ist formlos. Also muß der Reiki-Lehrer während des Einweihungsrituals u. a. einen Zustand der Formlosigkeit herstellen. Er muß mental leer, geistig frei sein. Je mehr es gelingt, den Zustand der mentalen Formlosigkeit aufrechtzuerhalten, desto mehr kann der Reiki-Lehrer seine Instrumentalfunktion ausführen und desto mehr Reiki-Energie wird fließen. Je größer die Erfahrung eines Reiki-Lehrers ist, desto mehr ist er sich auch seiner bloßen Instrumentalfunktion bewußt und kann sich selbst dem Ritual völlig hingeben. Er muß nicht mehr daran denken, welcher Schritt auf den nächsten folgt. Vielmehr geschieht das Ritual, aus sich selbst heraus. Daher ist es für einen Reiki-Lehrer ein wunderbares Ereignis, eine Einweihung vorzunehmen. Er ist genauso wie der Einzuweihende von den Energien, die bei einer Einweihung aktiviert werden und das ganze Reiki-Seminar hindurch auf die Gruppenatmosphäre wirken, noch lange Zeit angenehm berührt. Meist drückt sich dies als tiefes Gefühl der inneren Ruhe und Zufriedenheit aus.

Bei einer Reiki-Einweihung treten verschiedene Einzelwirkungen auf, die ineinander wirken und als Ganzes zur Heilwerdung beitragen: Es werden Energieblockaden gelöst, und ein körperlicher, mentaler und emotionaler Reinigungsprozeß wird in Gang gesetzt. Lebensenergie wird verstärkt zugeführt, und zugleich wird die individuelle Schwingungsfrequenz angehoben. Die gleichen Wirkungen erfahren wir bei einem regelmäßigen Anwenden von Reiki.

Bei einer Einweihung wird also die Schwingungsfrequenz

des individuellen Bewußtseins angehoben. Dies bedeutet, daß das Bewußtsein erweitert wird. Der Eingeweihte hat ein höheres Bewußtsein erlangt. Dies geschieht natürlich nicht von einem Moment auf den anderen. Vielmehr ist durch die bewußte Anhebung der Schwingungsfrequenz eine Art Erfahrungsvakuum entstanden – zwischen der nun erhöhten Bewußtseinsschwingung und den tatsächlichen Lern- und Entwicklungsprozessen. Dieses Vakuum muß nun gefüllt werden, so daß diese Bewußtseinserweiterung auch eine dauerhafte sein kann. Daher spricht man auch von einer Reinigungsphase, die auf eine Einweihung folgt und die vor allem in den ersten 21 Tagen sehr intensiv sein kann.

In dieser Reinigungsphase können sich einschneidende Veränderungen für den einzelnen ergeben: Oftmals ändert man Einstellungen, Meinungen und Haltungen zu bestimmten Themen des Lebens. Man beginnt, neue Wege einzuschlagen, beschäftigt sich mit neuen Bereichen, man wird aktiver und spontaner. Man beginnt womöglich, ein seit langem geplantes Projekt umzusetzen, und überarbeitet seine Beziehungen zu den Mitmenschen. All dies kann Teil des Reinigungsprozesses sein, der dazu dient, das Erfahrungsvakuum zu füllen. Läßt man sich darauf ein, so wird die Bewußtseinserweiterung eine dauerhafte sein. Veränderungen werden angenommen und sogar angestrebt. Veränderung bedeutet immer Lernen. Lernen bedeutet Bewußtwerdung. Nimmt man diese Veränderungen nicht an, so fällt die Schwingungsfrequenz des Bewußtseins genauso schnell wieder ab, wie sie zugenommen hat. Man sieht, daß dies in der alleinigen Entscheidungsfreiheit des einzelnen liegt.

Um sich mit Hilfe von Reiki zu entwickeln, ist es daher nötig, sich einzulassen auf das, was das Leben bringt. Denn genau dies sind die anstehenden Aufgaben, die es zu lösen gilt. Reiki ist eine Möglichkeit, manche Bewußtwerdungsprozesse auf dem Weg zu beschleunigen. Keine Methode, auch Reiki nicht, nimmt uns die Lernprozesse ab. Vielmehr erleichtert Reiki den Zugang zu den Lernaufgaben und läßt uns in mancher Situation vorteilhaftere Entscheidungen treffen.

Der Einweihungsvorgang wird von manchen Menschen als religiöse Handlung empfunden. Und tatsächlich kann man ihn auch so sehen. Die Einweihung ist ein Fixpunkt, auf den der Einzuweihende zugearbeitet hat, auf den er sich hinentwickelt hat. Die Erfahrung dieses Fixpunktes kann sich unter anderem als ein Wendepunkt, Punkt der Wandlung erweisen. Da die individuell ablaufenden Vorgänge und Prozesse letztlich nicht vollständig erklärt werden können, bleibt immer etwas Unerklärliches. Dieses Unerklärliche ist es, was den Menschen fasziniert. Eine Einweihung kann daher für einen Menschen eine Art »religio«, eine Rückverbindung zu Gott, zu der höheren Kraft sein. Diese Rückverbindung mag auch nur für einige Augenblicke bewußt sein. Doch allein die Erfahrung reicht aus, um dem Leben des Menschen eine Wendung zu verleihen. Insofern kann für manche Menschen die Reiki-Einweihung jenes tiefe Bedürfnis – zumindest für einen bestimmten Zeitraum – befriedigen, welches er in sich trägt und seit jeher vermißt: Es ist der Kontakt zum Selbst – ein vorübergehendes Ende der Suche und das Gefühl des Angekommenseins.

Eigenschaften der Reiki-Energie

Nach der Reiki-Einweihung kann man sich selbst oder auch anderen Menschen Reiki geben. Wendet man Reiki an, so hat diese Energie immer die gleichen Eigenschaften und immer die gleiche unveränderliche Qualität.

Die Reiki-Energie fließt in das Energiesystem des Empfängers. Zum Energiesystem gehören die Aura und der Körper. Störungen in der Aura führen irgendwann einmal, falls sie permanent und häufig vorkommen, zu Schmerz und Krankheit. Sie zeichnen sich immer zuerst in der Aura ab. Erst dann »wandern« sie »hinab« in den Körper und zeigen sich beispielsweise als Symptome einer Grippe oder Erkältung.

Reiki wirkt primär auf den feinstofflichen Teil des Menschen, aber auch auf den Körper. Es setzt somit auf einer ursprünglicheren Ebene an.

Durch Reiki können auch Energieblockaden in uns gelöst werden, die einen früheren Schmerz oder ein Trauma darstellen. Durch die Lösung der Energie fühlen wir jenen Schmerz noch einmal, so daß sich die Blockade völlig auflösen kann. Nun könnte man sagen, ein Zuviel an Reiki könnte zu viele und sehr tiefe Traumata lösen, so daß man dies nicht mehr verarbeiten könnte. Doch auch hier wohnt in Reiki und in unserem Unbewußten Weisheit inne: Es werden nur so viele Energieblockaden gelöst, wie man auch verarbeiten kann. Ein »Zuviel« an Reiki wird nicht mehr angenommen oder trägt »nur« zur allgemeinen Konstitutionsverbesserung bei.

Reiki ist jene Energie, die immer positiv wirkt. Sie kann nicht dazu benutzt werden, um jemandem Schaden zuzufügen. Die Reiki-Energie ist Licht. Licht ist nichtpolar. Das heißt, es kann niemals etwas hervorrufen, was einem Menschen zum Schaden gereicht – im Gegensatz zu polaren Energien.

Reiki läßt nicht nur die Symptome eines Problems, eines Leidens oder einer Beschwerde verschwinden, sondern auch die Ursachen. Wenn ich nur Symptome bekämpfe, kann ich niemals den Schmerz überwinden. Reiki wirkt daher auf die Ursachen und setzt dort an, um eine dauerhafte Heilung zu ermöglichen. Im körperlichen Bereich kann sich dies als Lösung eines alten festgesetzten Schmerzes zeigen, im seelischen ebenso. Allerdings muß mit der Wirkung auf der

Ursachenebene einer Krankheit oder eines Leidens immer ein Bewußtwerdungsprozeß einhergehen.

Steckt in uns beispielsweise noch ein Kindheitstrauma, welches sich als Energieblockade in der Aura zeigt, so wird uns dieses Trauma durch Reiki wieder bewußt werden. Wir werden uns an jene Situation, die das Trauma ausgelöst hat, »wiedererinnern«, werden auch die damit verbundenen Gefühle noch einmal durchleben, damit sich das Trauma auflösen kann. Oftmals, so sollte es jedenfalls sein, erkennen wir auch die Umstände und Zusammenhänge, die zu diesem Trauma führten, und löschen es somit endgültig aus unserem Leben, so daß es uns nicht mehr belasten kann.

Reiki wirkt immer auf allen Ebenen des Seins. Es hat Einfluß auf unsere geistige, seelische und körperliche Verfassung. Den größten Wirkungsgrad hat Reiki auf den feinstofflichen Ebenen. So ist es auch schwer, immer unmittelbar nachzuvollziehen, wie sich Reiki-Sitzungen auswirken. Erst im zeitlichen Abstand kann man dem Einfluß der heilsamen Kraft Reikis näherkommen.

Jedoch kann die eigene Entwicklung verglichen werden mit der Zeit, in der man mit Reiki noch keinen Kontakt hatte. Die raschen andersartigen Veränderungen, die man an sich entdeckt, erstaunen immer wieder.

Wenn Reiki fließt, dann fließt es »weise«. Es findet immer dort sein Ziel, wo es gerade am dringendsten benötigt wird. Deshalb ist es auch wichtig, sich beim Handauflegen von der eigenen Intuition leiten zu lassen. Unsere Intuition ist nicht unserem einengenden Verstand unterworfen und ist unsere Quelle der Weisheit.

Reiki wirkt auch, wenn der Empfänger nicht an Reiki glaubt. Jedoch darf er auch keine Abwehrhaltung gegenüber Reiki aufweisen. Es reicht, offen zu sein. Man muß sich auch nicht konzentrieren oder auf andere Art vorbereiten. Reiki fließt und wirkt so selbstverständlich, wie unser wunderbares Körpersystem Tag für Tag wirkt und seine Arbeit verrichtet.

Immer dann, wenn man sich nach einer Reiki-Behandlung erschöpft und müde fühlt, hat man eigene Energien abgegeben. Doch dies liegt nicht im Sinne Reikis. Im Gegenteil: Der Reiki-Geber profitiert auch durch das Reiki-Geben. Reiki fließt durch unser Kronenchakra hinab in das Herzchakra und von dort aus über die Schultern durch unsere Handchakren. Unser Herzchakra wird dabei aktiviert und öffnet sich. Die Folge daraus ist eine größere Liebesfähigkeit und größere Güte. Gleichzeitig werden wir beim Reiki-Geben auch energetisch aufgeladen. Was für ein wunderbares Geschenk. Reiki schenkt dem Gebenden und dem Empfangenden Energie. Für beide kann eine Reiki-Behandlung ein wunderbares Erlebnis sein. Reiki bedeutet Hingabe und Gelassenheit, Geschehenlassen und Öffnung. Reiki bedeutet nicht Konzentration und »Gedankenstreß«. Befreie dich davon. Laß alles geschehen. Nimm es an, wie es ist.

Der Reiki-Prozeß

Allgemeines

Nun möchte ich darstellen, was durch die Reiki-Einweihungen überhaupt bewirkt wird und wie sich der Reiki-Prozeß entwickelt. Die folgenden Ausführungen gelten für alle Reiki-Grade. Erst im Abschnitt zu den einzelnen Reiki-Graden werde ich auf deren spezifischen Wirkungen und Merkmale eingehen.

Den allerersten bewußten Kontakt mit Reiki erfährt man durch die Einweihung. Wie und warum eine Einweihung wirkt, wurde oben dargestellt. Die Reinigung unserer Aurakanäle und der Kontakt zu einer bestimmten Energiequalität führen ja zuerst einmal zu einer höheren Bewußtseinsschwingung. Da diese höhere Schwingung nicht durch stete Lebenserfahrung erreicht wurde, sondern von einem Moment auf den anderen erfahren wird, entsteht eine Art Vakuum – ein Mangel an Lernerfahrung beziehungsweise Veränderung. Daher beginnt nach der Einweihung eine intensive Reinigungszeit von drei Wochen. Innerhalb dieser Zeit treten oftmals große Ereignisse und Veränderungen in das Leben ein. Dies können u. a. sein: Ein grundlegender Einstellungswandel vollzieht sich, Konflikte werden gelöst, neue Interessen treten in das eigene Leben, ein Prozeß der Heilung oder Linderung körperlicher Beschwerden kann eingeleitet werden, größere Bewußtheit über sich selbst wird entwickelt, größeres Verständnis für die Phänomene des Lebens breitet sich aus und vieles mehr.

Diese Reinigungszeit ist ein beschleunigter Lernprozeß, so daß das entstandene Vakuum aufgelöst wird. Der erste Kontakt mit Reiki durch die Einweihungen in den ersten Grad sind schon sehr einschneidend.

Nach einer Reiki-Einweihung, gleichgültig, ob in den ersten, zweiten oder dritten Grad, kann man zudem folgende Wirkungen bei der Reiki-Behandlung erfahren: Wer Reiki regelmäßig praktiziert, erhält regelmäßig Lebensenergie. Lebensenergie macht uns aktiver, schöpferischer und kreativer. Sie macht uns freier und glücklicher.

Durch Praktizieren von Reiki gelangt man regelmäßig in einen Entspannungszustand, der im Laufe der Zeit immer tiefer wird. Gerade der westliche Mensch hat den rhythmischen Pendelschlag zwischen Anspannung und Entspannung vernachlässigt und gibt sich dem einen Pol, der Entspannung, zuwenig hin. Der Alltag ist oft voller Hetze, Eile und Hektik. Nicht einmal abends oder während der Freizeit kann man mehr abschalten und einfach nur mit sich sein. Durch Reiki kann man jedoch diesen natürlichen Rhythmus wiederherstellen. Zwangsläufig wird die Entspannung zu einer Tiefenentspannung, die auf unser ganzes Befinden einen positiven Einfluß hat. Wir zentrieren unseren Geist, beruhigen unsere Seele und harmonisieren unsere Gefühle. Wir gehen also den Weg in die Mitte.

Im Alltag befinden wir uns mit dem Bewußtsein völlig in der Polarität. Dies erzeugt unter anderem Konflikte, Unzufriedenheit und Unausgeglichenheit. Wir pendeln oftmals zwischen den verschiedensten Polen in ihren Extremen. Wenden wir Reiki an und entspannen uns, so gleichen wir die Pole aus. Wir zentrieren uns in der Mitte der Pole. Dies geht einher mit einem Abbau der Konfliktspannungen und einem ganzheitlicheren Empfinden des Lebens. Dies ist der grundsätzliche angenehme Effekt von Reiki.

Fallen wir im Entspannungszustand tiefer und erreichen die Tiefenentspannung, so können wir die Einheit allen Seins, die Überwindung der Polaritäten empfinden. Unser Bewußtsein ist nicht mehr an die polare Welt gebunden, sondern hat sich jenen Bewußtseinsebenen angenähert, die tief in uns liegen und unseren nichtpolaren göttlichen Kern repräsentieren. In diesem Zustand empfinden wir uns mit uns selbst und der Welt eins. Kehren wir aus der Entspannung zurück, so haben wir für unser Leben viel Kraft geschöpft, sind gelassener, können wichtige Entscheidungen mit einem klaren Kopf treffen und uns auch in bestimmten Situationen angemessener verhalten. Auch das stete Wechseln der Handpositionen während der Sitzung ist hierfür kein Störfaktor. Denn wendet man regelmäßig Reiki an – am besten innerhalb einer Zeremonie –, so wird auch der Positionswechsel zum Automatismus, der das Bewußtsein nicht mehr beansprucht. Während einer Reiki-Sitzung können wir genauso tiefe Entspannungszustände erreichen wie bei anderen Entspannungsmethoden wie beispielsweise dem autogenen Training. Je weiter wir auf dem Reiki-Weg fortgeschritten sind, desto mehr können wir uns hingeben, uns entspannen und uns zentrieren. Je höher die Schwingungsfrequenz meines Bewußtseins ist, desto tiefer kann ich mich fallen lassen und in meine inneren Ebenen weiter vordringen.

Weiterhin kann Reiki bewirken, daß verdrängte Ereignisse aus unserer Vergangenheit, die sich als Energieblockaladen in unserer Aura zeigen, langsam und behutsam gelöst werden. Energieblockaden äußern sich unter anderem in Neurosen, eingeschränkten Verhaltensmöglichkeiten, festgefahrenen Verhaltensmustern und vielem mehr.

Sie entstehen durch traumatische Ereignisse und Konflikte, die wir nicht verarbeiten beziehungsweise auflösen konnten. Diese Traumata und Konflikte sind oftmals auch Teil unseres Schattens und uns daher nicht bewußt. Man möchte sie nicht in das eigene Leben eintreten lassen, da sie sehr schmerzvoll sind. Daher halten wir sie mit Hilfe unserer Abwehrmechanismen verschlossen in unserem Unbewußten.

Wir wissen, daß der Schatten danach drängt, bewußt zu werden. Er möchte in unser Leben treten. Doch wir wollen dies vermeiden und wenden deshalb sehr viel Energie auf, um dies nicht zuzulassen. Diese Energie fehlt uns für unser Leben. Sie wird dafür benötigt, die Traumata zu verdrängen. Die Traumata binden also sehr viel Energie. Und jedesmal, wenn wir wieder eine Situation erfahren, die der gleicht, die das Trauma ausgelöst hatte, wird die Energiekonzentration am Trauma größer. Je länger wir ein Trauma verdrängen, desto größer wird seine Kraft. Doch wie wir wissen, bringt uns der Schatten regelmäßig mit jenen Situationen in Kontakt, die seinem Inhalt entsprechen. Dies kann so weit führen, daß uns die jeweilige Situation emotional überfordert.

Damit es nicht soweit kommt, können wir durch Reiki unsere Blockade lösen. Dies geschieht behutsam und in einer Art und Weise, daß wir die Energien der traumatischen Situation verarbeiten können. Wenn sich Energieblockaden lösen, müssen wir uns der jeweiligen Energie stellen. Dies bedeutet, daß wir sie zumindest teilweise wieder durchleben müssen. Wir erleben also die traumatische Situation mit all ihren Gefühlen wieder. Erst dann, wenn dies geschehen ist, kann Heilung eintreten.

Dies bedeutet, daß wir uns der Situation auch bewußt werden müssen. Wir müssen erkennen, was die Inhalte des Traumas sind, wann sie sich immer ausdrücken, welche Situationen damit verbunden sind und so weiter. Dies ist schmerzlich, allerdings auch unvermeidbar. Reiki kann zum einen kleinere Energieblockaden sofort lösen und zum anderen größere Energieblockaden Schritt für Schritt lösen. Dabei wird man mit solchen Situationen konfrontiert, die wichtiger Teil der Heilung sind.

Die Lösung von Energieblockaden macht Platz für Neues im Leben. Man kann diesen Freiraum mit schöpferischen Dingen füllen. Insofern ist Reiki auch ein Transformationsprozeß, der sich langsam vollzieht. Er führt zu immer größerer Bewußtheit und hebt die individuelle Schwingungsfrequenz an. Dies ist also eine grundsätzliche Wirkung von Reiki. Sie lockert unsere Abwehrmechanismen zum Unbewußten und läßt nach und nach Komplexe, Traumata o. ä. nach oben, in unser Bewußtsein steigen, damit wir mit diesen Verdrängungen umzugehen lernen und sie integrieren. Denn gerade diese unbewußten Verdrängungen sind es ja, die wir auf dem Weg zur Ganzwerdung auflösen müssen, da sie uns behindern. Sie behindern uns in der Ausübung unseres freien Willens, bestimmen unser Verhalten und hindern uns auf dem Weg zur Mitte, zum Selbst.

Je mehr wir mit den Blockaden arbeiten, desto mehr können wir sie auflösen und dadurch ein freieres Leben führen.

Anzumerken sei hier noch, daß die Arbeit an einer bestimmten Blockade oder an einem störenden Komplex immer einen wellenförmigen Verlauf annimmt. Dies bedeutet, daß die Emotionen und Energien, die mit dem jeweiligen Komplex zusammenhängen, ins Bewußtsein brechen, um sich dann für eine bestimmte Zeit von dort wieder zu verabschieden und alsbald zurückzukehren. Dies erfolgt so lange, bis die damit verbundenen Energien verarbeitet und ins Bewußtsein integriert wurden. Hat man durch Reiki erst einmal einen verdrängten Komplex im Unbewußten aktiviert, so läßt sich dieser Prozeß kaum noch rückgängig machen.

Mit Hilfe von Reiki kann man den Weg zur Selbstverwirklichung gehen – mit dem Ziel, einen freien Kanal zum Selbst zu erlangen. Dies bedeutet, sich zu verändern und zu entwickeln. Selbstverwirklichung bedeutet letztlich ein Verwirklichen Gottes, des göttlichen Anteils in uns selbst, ein Verwirklichen der Nächstenliebe. Es bedeutet jedoch auch, den Pol der Individualität zu leben, zu entwickeln und sich abgrenzen zu können. Hingabefähigkeit und Offenheit sind der Gegenpol zur Abgrenzung. Die Abgrenzung jedoch erschafft das Individuum und bestimmt seine Einmaligkeit. Ziel ist es daher, immer beide Pole zu leben – und zwar rhythmisch, harmonisch und in einer würdigen Form. Dies sollte niemals vergessen werden.

Anhand der beiden folgenden Graphiken kann man die Struktur der Gesamtpersönlichkeit zu Beginn und am »Ende« des Weges erkennen.

Die erste Graphik zeigt die Gesamtpersönlichkeit eines Menschen, der sich aufmacht, Entwicklung zu vollziehen. Die Gesamtpersönlichkeit ist durch den Kreis als Symbol der Ganzheit repräsentiert. Der Kreis beinhaltet die Grundpolaritäten Yin und Yang.

Die Trennung und – paradoxerweise – auch die Zusammengehörigkeit von Yin und Yang wird durch die s-förmige Linie, die das Ich und das Selbst verbindet, symbolisiert. Und genau diese Linie repräsentiert den Kanal vom Ich zum Selbst, den es freizulegen gilt.

Das Bewußtsein und Ich benötigen dauerhaften Schutz vor dem Außen. Daher ist die Maske bzw. die Persona dauerhaft und starr. Weiterhin nimmt das persönliche Unbewußte einen sehr großen Bereich innerhalb der Gesamtpersönlichkeit ein. Die Trennungslinien zwischen dem Bewußtsein und dem persönlichen Unbewußten sind ausgeprägt und unflexibel. Dies bedeutet nichts anderes als starke Abwehrmechanismen. Zudem sind die Struktur und der Inhalt des persönlichen Unbewußten derart, daß der Kanal zum Selbst, der durch diesen Bereich führt, blockiert ist. Starke Verletzungen und negativ geladene Bilder innerhalb des persönlichen Unbewußten überlagern den Kanal zum Selbst. Da durch die Struktur des persönlichen Unbewußten alle Bilder miteinander verbunden sind, müssen auch alle Bereiche bearbeitet werden. Denn alles ist miteinander vernetzt und wirkt aufeinander.

Ebenso verhält es sich mit dem kollektiven Unbewußten: Jene Archetypen und archetypischen Bilder, die eine energetische Vormachtstellung in unserem Leben innehaben, versperren mit ihren verzerrenden Projektionen den Kanal zwischen Ich und Selbst. Das Selbst ist die Einheit von Yin und Yang. Im psychologischen Sinne ist es die Einheit von Anima und Animus – die Vollständigkeit des Menschen. Aus Yin und Yang entstehen die archetypischen Energien der vier Elemente. Hieraus wiederum entstehen die zwölf archetypischen Energien, wie sie auch die Astrologie versucht zu beschreiben. Aus diesen entstehen weitere Energien, die miteinander vernetzt und verbunden sind. Das Individuum muß sich nun mit jenen Archetypen auseinandersetzen, die für das eigene Leben besonders relevant sind.

Geht man nun den Individuationsweg, so zeigt sich die Gesamtpersönlichkeit in veränderter Art und Weise – wie aus der zweiten Graphik ersehen werden kann: Das Ich benötigt keine – beziehungsweise nur noch selten – Maske mehr, da sich durch die persönliche Entwicklung auch das soziale Umfeld geändert hat. Der Kontakt zu Menschen, die maskenlos kommunizieren, wird die Regel sein. Nur noch in seltenen Fällen wird eine Persona benutzt, um einer Situation gerecht zu werden.

Das Bewußtsein hat sich erweitert – insofern, als es nun in viel größerem Maße in der Lage ist, aktuelle Erfahrungen auch unter Einbezug ehemals verdrängter Erfahrungen unverzerrt zu beurteilen und entsprechend zu handeln. Das persönliche Unbewußte macht nur noch einen kleineren Bereich der Gesamtpsyche aus und beinhaltet Erinnerungen, Wissen, belanglose Informationen, die aufgrund ihrer Bedeutungslosigkeit einfach vergessen wurden.

Zudem sind die Abwehrmechanismen abgebaut, so daß es für das Bewußtsein viel leichter ist, dem Ich den reichen Informationsgehalt des Unbewußten bewußt zu machen.

Der Bereich des kollektiven Unbewußten wurde auch bearbeitet. Jene archetypischen Bilder, die ehedem den Kanal zum Selbst versperrten, wurden erkannt. Die Projektion wurde zurückgenommen und integriert.

Die Struktur der Gesamtpersönlichkeit ist symmetrisch und ausbalanciert. Die Yin- und Yang-Kräfte halten sich das Gleichgewicht – und dadurch den Kanal frei: Das ist das Ziel der Entwicklung. Dieses Ziel ist natürlich ein Ideal. Doch sind gerade Ideale unsere Entwicklungswegweiser.

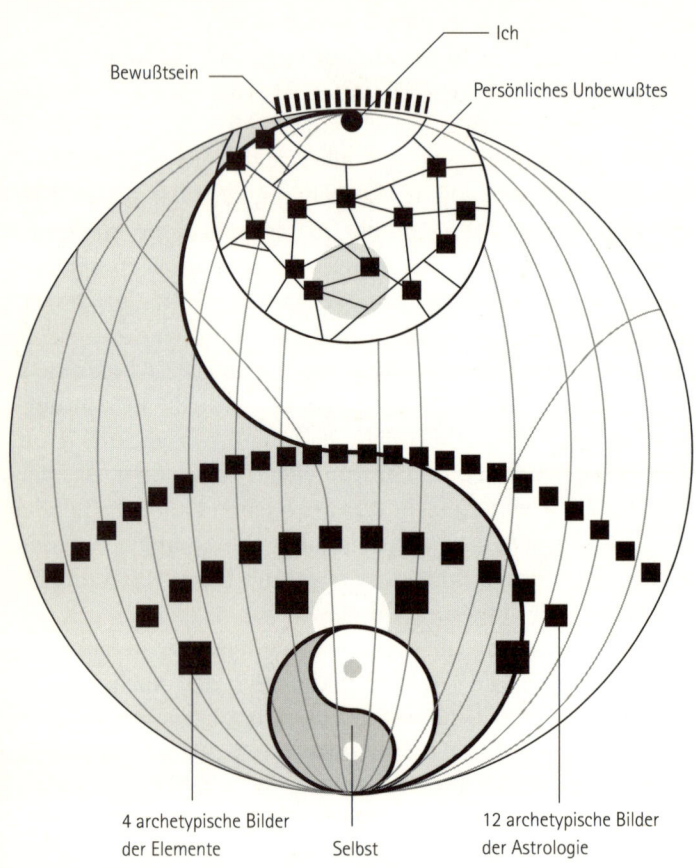

4 archetypische Bilder
der Elemente   Selbst   12 archetypische Bilder
der Astrologie

Die Gesamtpsyche am Ende des Individuationsweges

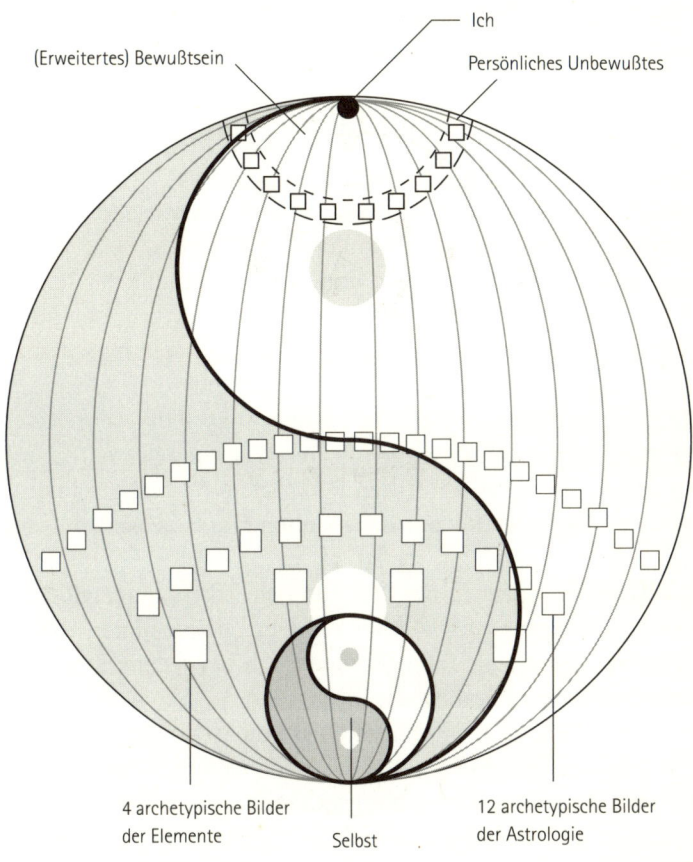

Ich

(Erweitertes) Bewußtsein

Persönliches Unbewußtes

4 archetypische Bilder
der Elemente

Selbst

12 archetypische Bilder
der Astrologie

Die verschiedenen Reiki-Grade

Das traditionelle Reiki-System nach Usui ist in drei Grade aufgeteilt. Als es noch keine freien Reiki-Lehrer gab, wurde Reiki ausschließlich innerhalb der verschiedenen Reiki-Organisationen weitergegeben – und zwar innerhalb der Reiki-Allianz in drei Graden. Der dritte Grad beinhaltete die Meistereinweihung und das Wissen um die Einweihungsrituale, so daß man die Fähigkeit erlangte, auch andere Menschen in Reiki einzuweihen. 1989 nun wurden freie Reiki-Lehrer zugelassen. Diese splitteten den dritten Grad in zwei Teile. Und so wird heute mit dem dritten Reiki-Grad die Meistereinweihung bezeichnet und mit dem vierten Grad die Vermittlung des Lehrerwissens.

Die Einweihungen zu den drei Graden haben unterschiedliche Bedeutungen. Jeder Grad steht für eine andere, höhere Energieschwingung. Daher stehen auch bei jedem Grad unterschiedliche Aufgaben an.

Da die Reiki-Praxis primär ein Instrument zur Bewußtseinsentwicklung ist, werden die unterschiedlichen Reiki-Grade mit ihren spezifischen Energiequalitäten auch den entsprechenden Entwicklungsstadien des Menschen zugeordnet. Daraus ergeben sich für jeden Grad konkrete Aufgabenbereiche. Reiki ist ein Instrument auf dem Individuationsweg. Zudem ist jeder Grad mit einer emotionalen Reinigung verbunden.

Konkret wird beim ersten Grad der körperliche Aspekt betont, und man arbeitet auf der grobstofflichen Ebene. Beim zweiten Grad steht der mentale Aspekt im Vordergrund, wobei vor allem auf der Ebene des Mentalkörpers gearbeitet wird. Und beim dritten Grad nun liegt der Schwerpunkt auf dem seelischen Aspekt und die Zugangsebene im astralen Bereich. Alle Grade werden von intensiven emotionalen Veränderungen begleitet, wodurch der Emotionalkörper angesprochen ist.

Hier zeigt sich nun die Geschlossenheit des Reiki-Systems. Alle Ebenen werden bearbeitet. Mit dem Meistergrad hat man Zugang zur Astralebene, dem Transformationspunkt zwischen materieller und immaterieller Welt. Hat man die Aufgaben der unteren Ebenen weitgehend »gemeistert«, so öffnet sich mit dem Großmeistergrad der Zugang zur spirituellen Ebene.

1. Grad

Die Gründe für Menschen, an einem Seminar zum 1. Grad teilzunehmen, sind vielfältig. Dementsprechend kann die Haltung der Teilnehmer gegenüber Reiki, dem Reiki-Lehrer oder dem Seminar äußerst unterschiedlich sein. Der eine ist mehr zurückhaltend und skeptisch, der andere fest davon überzeugt, daß Reiki ihm helfen wird. So gilt es für den Reiki-Lehrer, all diese unterschiedlichen Haltungen gleichermaßen anzunehmen und zu versuchen, eine gemeinsame Verständigungsbasis zu erschaffen. Die Atmosphäre eines Seminars zum 1. Grad ist meist sehr intensiv, da die Erwartungen zu den bevorstehenden Einweihungen, von denen jeder natürlich eine Vorstellung hat, schon vor dem Seminar meist sehr groß waren und während des Seminars auch noch anwachsen.

Durch diese unterschiedlichen Erwartungen, Hoffnungen und Vorstellungen, gepaart mit der typischen angespannten Atmosphäre zu Beginn eines jeden Seminars, entwickelt sich eine heterogene Gruppenenergie. Doch spätestens mit der ersten Einweihung hat man das alle Teilnehmer verbindende Glied und die gemeinsame Kommunikationsebene geschaffen. Skepsis und Mißtrauen wandeln sich in gespannte Erwartung dessen, was noch kommt. Das Erleben der ersten Einweihung ist ebenso unterschiedlich wie alle anderen Erfahrungen mit Reiki. Die stark individuell geprägten Erlebnisse der Teilnehmer reflektieren die Universalität Reikis.

Beim ersten Grad müssen vier Einweihungen vorgenommen werden. Diese werden meist an zwei Tagen von den Reiki-Lehrern durchgeführt. Doch ist es auch ohne weiteres möglich, die vier Einweihungen an einem Tag vorzunehmen.

Zwischen den Einweihungen wird grundlegendes Wissen über Reiki vermittelt. Viele Teilnehmer wissen hierüber schon Bescheid, da sie schon diverse Reiki-Bücher gelesen haben. Trotzdem gehört es immer dazu, Grundlegendes über Reiki zu vermitteln.

Unter anderem werden die Themen Geschichte des Reiki, Reiki-Wirkungsweise, Grundpositionen, Aura und Chakren, Merkmale der Reiki-Energie, Einweihungen, Reiki-Weg, Reiki-Lebensregeln und vieles mehr vermittelt. Neben den Einweihungen und der reinen Wissensvermittlung werden je nach Reiki-Lehrer noch Meditationen oder Atemübungen in das Seminar eingebaut.

Doch stellt sich die Frage, welche Bereiche des Lebens durch den ersten Grad berührt werden, worin eine gezielte Entwicklung liegen kann?

Die Einweihung in den ersten Grad führt vor allem zu einer körperlichen Reinigungsreaktion. Diese kann sich unter anderem in vermehrter Transpiration oder in dunkel gefärbten Fäkalien manifestieren. Dies ist ein eindeutiges Zeichen dafür, daß der Körper Giftstoffe ausscheidet. Dieser Prozeß wird unterstützt, indem man sich täglich – am besten mit einer Ganzbehandlung – Reiki gibt. Zudem beginnt man, sich selbst und seinen Körper besser kennenzulernen. Man wird sensibler für feinstoffliche Energien und die Prozesse innerhalb des eigenen Energiefeldes.

Weiterhin steht der erste Grad für die ersten Schritte eines wahren Kennenlernens von sich selbst. Neben der Erforschung des eigenen Körpers geht es auch darum, sich selbst und das eigene Verhalten in der Gesellschaft besser zu verstehen. Dabei müssen u. a. folgende Fragen beantwortet werden: Wie sehe ich mich selbst? Wie sehen mich andere? Welche Rollen spiele ich im Leben? Wer erwartet, daß ich bestimmte Rollen einnehme? Welche Rollen sind dies? Was erwarte ich von anderen? Verhalte ich mich oftmals gegen meinen inneren Wunsch, um den Anforderungen der Umwelt gerecht zu werden? Inwieweit bin ich von anderen Menschen abhängig? Inwieweit benötige ich die Anerkennung anderer Menschen? Wann fühle ich mich anerkannt? Habe ich gesunde und zufriedenstellende Beziehungen zu anderen Menschen? Habe ich eigene Ziele? Verfolge ich diese Ziele? Kann ich mich kreativ und schöpferisch ausdrücken? Habe ich auch den Freiraum in meinem Leben, ab und an zu spielen wie ein Kind?

Diese Fragen deuten schon an, worauf sich der erste Grad bezieht: Auf das Erkennen der eigenen Persona, der Umweltbeziehungen, der eigenen Verhaltensmuster. Gleichzeitig werden erste Schritte unternommen, den Ausdruck der eigenen Individualität zu fördern.

Die entsprechende Methodik wird in einem späteren Kapitel dargestellt. Somit beschreitet man mit dem ersten Reiki-Grad bewußt die erste Stufe des Individuationsweges.

Als zeitlichen Maßstab für die Arbeit mit dem ersten Grad sollte man die subjektive Empfindung und Wahrnehmung heranziehen. Manch einer fühlt sich schon nach einigen Monaten bereit, den zweiten Grad anzugehen, ein anderer läßt sich hierfür mehr Zeit. Wichtig ist meines Erachtens, daß der Betreffende auch wirklich den inneren Wunsch verspürt, den nächsten Grad anzugehen.

Der erste Grad ist also gekennzeichnet durch erste bewußte und gezielte Selbstreflexionen, wobei die eigene Persona erkannt werden muß und in jenen Situationen, in denen sie die Individualität des einzelnen unterdrückt, abgelegt werden muß.

Daneben macht man täglich Reiki, indem man sich einfach die Hände auflegt. Am besten ist dies innerhalb einer kleinen Zeremonie zu vollziehen. Durch die Zeremonie stellt sich bald ein Gewöhnungseffekt ein, und man gelangt tiefer in den Entspannungszustand, läßt die Alltagsgedanken schneller los und kann sich somit Reiki mehr hingeben.

Man sollte sich auch nicht am Beginn seines Reiki-Weges ärgern, wenn man nicht immer etwas in den Händen »spürt«. Es ist ganz normal, daß vor allem am Anfang die eigene Sensibilität für die feinstofflichen Energien noch nicht so groß ist, daß man sie auch immer in den eigenen Händen fühlt. Das Spüren der Reiki-Energie in den Händen ist zudem auch von der jeweiligen Geisteshaltung abhängig. War man den ganzen Tag über gestreßt und unter Hochspannung und kann abends beim Reiki nur schwer entspannen, so ist es völlig normal, daß man nicht soviel spürt.

Doch ist eines gewiß. Reiki fließt – ob wir es spüren oder nicht. Bleibt man Reiki treu, so wird man irgendwann die Kraft in seinen Händen regelmäßig spüren. Und zwar immer dann, wenn man an Reiki denkt, darüber spricht oder wenn man jemanden trifft, der wichtig im eigenen Leben ist.

Auch wird es vorkommen – je mehr man mit Reiki gearbeitet hat und je mehr man die Aspekte Reikis kennengelernt hat –, daß man plötzlich in einer normalen Alltagssituation ein Kribbeln in den Händen spürt. Das Empfinden der Reiki-Kraft kommt also von ganz allein.

Welche Zeremonie man bei der Reiki-Behandlung ausführen kann, wie die Grundpositionen angewandt werden, wie man mit dem ersten Grad die Realisierung seiner Wünsche unterstützt und wie man an seiner Persona arbeitet, ist im Kapitel über die Anwendung Reikis in der Praxis dargestellt.

2. Grad

Hat man sich entschieden, am Seminar zum zweiten Grad teilzunehmen, so eröffnet sich dem Anwender eine neue Welt mit vielzähligen Möglichkeiten. Die Einweihung zum zweiten Grad hat ihre eigene Energieschwingung. Im Gegensatz zum ersten Grad, der durch Geschehenlassen und bloßes Handauflegen gekennzeichnet ist, stehen jetzt mentale Aspekte im Vordergrund. Die Reiki-Anwendung zeigt sich nach außen in einer größeren Aktivität – und zwar durch das Nutzen von Symbolen.

Auch beim zweiten Grad findet wieder eine Reinigungsphase statt, die vor allem in den ersten drei Wochen am intensivsten ist.

Das neue Instrumentarium für die Reiki-Anwendung sind also Reiki-Symbole. Drei Symbole werden beim zweiten Grad vermittelt, wobei jedes eine ihm eigene Bedeutung hat. Der Reiki-Schüler wird auf das jeweilige Symbol eingestimmt und ist somit in der Lage, damit zu arbeiten.

Der zweite Reiki-Grad hat eine viel umfassendere Spannweite als der erste. Nicht nur, daß die Anwendungsmöglichkeiten um ein Vielfaches gestiegen sind, es sind auch weitaus größere Aufgaben in der Persönlichkeitsentwicklung zu bewältigen. Während noch beim ersten Grad der Erkenntnisschwerpunkt auf leicht zugänglichen Bereichen der Persönlichkeit lag, so nehmen wir mit dem zweiten Grad einen Aufgabenbereich an, der sich auf das persönliche Unbewußte des Menschen bezieht.

Der zweite Grad steht in direkter Beziehung zum zweiten Schritt des Individuationsprozesses: Es ist die Auflösung des persönlichen Unbewußten – also die Heilung des Inneren Kindes und die Schattenintegration. Diese Arbeit stellt eine der größten Aufgaben des Menschen dar. Daher sollte man sich hierfür auch genügend Zeit nehmen.

Die Energiequalität des zweiten Grades regt eine verstärkte Konfrontation mit den Schatteninhalten im Außen an. Insofern ist es unerläßlich, darüber zu wissen.

Meist ist es üblich, den Schülern im zweiten Grad die Symbole zu geben und deren Anwendungstechniken zu vermitteln. Jedoch wird wenig auf den konkreten Reiki-Weg eingegangen. Ein Mensch, der sich für den zweiten Grad entscheidet, hat sich für konkrete Persönlichkeitsentwicklung entschieden. Spätestens jetzt muß er auch darüber aufgeklärt werden, wie dieser Weg aussehen kann, womit er sich zu beschäftigen hat und welche Probleme er bewältigen muß. Meines Erachtens liegen hier große Defizite in weiten Teilen der Reiki-Weitergabe vor.

Es ist, als wolle man einem Menschen Schreiben beibringen, ohne ihn darüber aufgeklärt zu haben, daß sich Worte aus Buchstaben zusammensetzen, die erst durch Kombination einen bestimmten Sinn ausdrücken. Und nur die richtige Kombination der Buchstaben kann zu einem sinnhaften Wort führen. Und nur die richtige Kombination von Worten kann zu einem verständlichen Satz führen. Also muß man wissen, wie die Buchstaben sinnvoll kombiniert werden können, das heißt, ich muß die Technik vermitteln. Ich muß aber auch wissen, welchen Satz ich bilden möchte. Ansonsten hilft mir die sinnvolle Buchstabenkombination wenig, wenn die Worte nicht zueinander passen. Also ist eine Zielvorgabe nötig. Man muß wissen, wohin man will, wie man dorthin kommt und was man hierfür tun muß. Genauso ist es beim Reiki-Weg. Die unterschiedlichen Energiequalitäten der jeweiligen Grade stehen für unterschiedliche Entwicklungsstufen. Und da jeder Mensch der Selbstverwirklichung und -erkenntnis zustrebt, orientiert sich der Entwicklungsprozeß hieran. Reiki ist ein Instrument, diesen Weg zu gehen, ja es kann sogar zum Weg selbst werden. Allerdings muß man dann schon auch darüber wissen, welche Hindernisse und Probleme sich einem stellen.

Der Entwicklungsweg des Menschen ist im Grundsatz bei jedem gleich. Die genaue Ausgestaltung unterscheidet sich natürlich je nach Individuum. Konkret bedeutet dies, daß jeder seinen Schatten auflösen muß. Aber auch, daß jeder unterschiedliche Inhalte in seinem Schatten hat, die er bearbeiten muß. Schattenarbeit beziehungsweise die Auflösung des persönlichen Unbewußten bedeutet, daß man alle persönlichen Projektionen vom Außen zurücknimmt.

Zur Erinnerung, was Projektionen überhaupt sind, nochmals eine kurze Erklärung: Wie schon dargestellt, gehören zu unserem persönlichen Unbewußten all jene Inhalte, die mit der individuellen Entwicklungsgeschichte in Zusammenhang stehen. Diese Inhalte können einfach nur vergessen oder verdrängt worden sein. Der Grund für die Verdrängung liegt darin, daß diese Inhalte entweder schmerzen oder daß man sie ablehnt. Das Unbewußte hat jedoch eine eigene Dynamik und Kraft. Da unser Entwicklungsziel die Ganzwerdung oder auch die Vollständigkeit ist, drängen diese Inhalte danach, vom Bewußtsein integriert zu werden – denn sind sie integriert, so ist das Bewußtsein erst wirklich integral, das heißt, vollständig. Damit das Bewußtsein überhaupt weiß, daß diese Inhalte, die ja verdrängt und unbewußt sind, integriert werden sollen, muß es darauf aufmerksam gemacht werden. Dies geschieht durch die Projektion. Bei der Projektion werden die unbewußten Inhalte, also ihre Kraft und Energie, an äußere Objekte – also an Personen oder Gegenstände – geheftet. Das Unbewußte äußert sich uns also dadurch, daß es uns seine Inhalte im Außen zeigt. Dadurch werden wir mit den Inhalten konfrontiert. Immer dann, wenn uns äußere Ereignisse im Inneren verletzen oder weh tun, liegt die Ursache hierfür in uns selbst (Resonanzgesetz).

Entweder werden durch die äußeren Ereignisse verdrängte Wunden in uns aktiviert, oder wir stören uns an Dingen und Situationen, die wir ablehnen. Verdrängte Wunden gehören zu unserem verletzten Inneren Kind. All jenes, was wir ablehnen, gehört zu unserem Schatten. Um nochmals klarzustellen: Schatteninhalte sind solche, die wir ablehnen. Immer dann, wenn wir Menschen verurteilen, Verhaltensweisen für schlecht befinden, deutet dies darauf hin, daß es sich um Eigenschaften handelt, die wir für uns nicht gelten lassen. Daher müssen wir sie verdrängen. Das Verdrängte wird projiziert, um auf sich aufmerksam zu machen, damit es integriert wird.

Schon seit jeher betont esoterisches Wissen die Einheit alles Seienden. Doch zur Einheit gehört alles! Der Mensch aber kann nicht umhin, immer irgend etwas in der Welt abzulehnen. Daraus erwächst letztlich nichts anderes als Schmerz.

Jetzt haben wir die äußerst schwierigen Aufgabenbereiche, die mit dem zweiten Grad verbunden sind, abgegrenzt: Es sind zum einen die Heilung des Inneren Kindes und zum anderen die Integration des Schattens. Zusammengefaßt kann man von der Auflösung des persönlichen Unbewußten sprechen. Diese Prozesse werden durch Reiki sowieso angeregt –

wie im Abschnitt über die allgemeine Wirkungsweise Reikis dargestellt – und durch die Einweihung in den zweiten Reiki-Grad noch verstärkt.

Daß diese Entwicklungsaufgabe nicht so ohne weiteres, innerhalb von wenigen Monaten vollzogen werden kann, ist einleuchtend. Wie man nun konkret mit Reiki diese Aufgabe angehen kann, ist im Abschnitt über die praktische Reiki-Anwendung dargestellt.

Da diese Aufgabe individuell länger oder kürzer ist, kann nicht von einer Mindestzeit zwischen dem zweiten Grad und der Meistereinweihung gesprochen werden. Zudem gibt es Menschen, die mit der Auflösung des persönlichen Unbewußten schon vor ihrem Einstieg in Reiki begonnen haben. Diese werden mit den Inhalten des zweiten Grades einfacher umgehen können. Zum anderen stellt die Auflösung des persönlichen Unbewußten auch für diese eine Aufgabe dar, die viele Jahre dauern kann. Oftmals ist schon an dieser Stelle professionelle therapeutische Unterstützung vonnöten. Doch würde dies bedeuten, daß die Reiki-Meisterschaft nur noch von ganz wenigen angetreten werden könnte. Dies war bis vor wenigen Jahren auch noch der Fall. Die Praxis hat jedoch andere Wege eingeschlagen. Ob dies nun gut oder schlecht ist, sei dahingestellt. Faktum ist, daß immer mehr Menschen die Meistereinweihung erhalten, ohne diese Aufgabe wenigstens zu einem großen Teil gelöst zu haben. Da die Meisterenergie wieder eine ganz andere ist als die des zweiten Grades und somit andere Aufgaben anregt, überschneiden sich die Entwicklungsprozesse. Dies führt im schlimmsten Fall zur Überforderung des einzelnen, so daß er professionelle Hilfe in Anspruch nehmen muß. Jedoch gibt es genügend Menschen, die – nach außen jedenfalls – den Eindruck machen, als kämen sie mit den unterschiedlichen Energiequalitäten gut zurecht. Letztendlich bleibt es wieder jedem selbst überlassen, wann er sich in die Meisterenergie einweihen lassen möchte. Allerdings sollte er sich seines Entwicklungsstandes bewußt sein und eine eventuelle Überschneidung der Energiequalitäten in Kauf nehmen.

Man kann sich dies an folgendem Bild gut veranschaulichen: Vergleichen wir das Leben mit einer Treppe, die stetig nach oben führt. Dabei repräsentiert jede Stufe eine Aufgabe, die wir lösen müssen. Daher ist es ratsam, Stufe für Stufe zu nehmen. Der Entwicklungsbereich des ersten Grades könnte beispielsweise die Lernaufgaben von 10 Stufen bedeuten, der des zweiten Grades beinhaltet 50 Stufen. Hat man sich frühzeitig entschieden, die Meistereinweihung zu erhalten, obwohl man eben die ersten 15 Stufen des zweiten Grades bewältigt hat, so wird der Aufgabenbereich, der zur Meistereinweihung gehört, schon vorzeitig aktiviert. Repräsentiert nun die Meistereinweihung beispielsweise 100 Stufen, so wird man zu den Lernaufgaben des zweiten Grades auch schon mit solchen des dritten Grades konfrontiert. Dies bedeutet, daß das Spektrum von Problemen und Aufgaben sehr groß werden kann. Man hat nicht einmal die Entwicklung des zweiten Grades vollzogen, so wird man schon mit Aufgaben des dritten Grades konfrontiert. Dies kann im schlimmsten Falle zur psychischen Überforderung führen. Letztendlich sollte dies jedem, der die Absicht hat, sich zum Meister einweihen zu lassen, ausdrücklich dargestellt werden. Ist er sich dieser Zusammenhänge bewußt, so kann er sich entscheiden. Diese Entscheidung ist dann auch zu respektieren. Voraussetzung dieses Prozesses ist natürlich immer die Annahme desselben durch den einzelnen. Wer die Einweihungen durchläuft und trotzdem die ihm gestellten Aufgaben nicht angeht und weiterhin seine Abwehrmechanismen aufrechterhält, der zieht aus dem Reiki-Weg die geringsten Erfolge.

Symbole und Mantren

Jetzt möchte ich auf das wesentlich Neue am zweiten Grad eingehen: Die Symbole. Bevor die drei Symbole des zweiten Grades beschrieben werden, möchte ich zur Wirkung von Symbolen grundsätzliche Anmerkungen machen.

Wohl eine der interessantesten Fragen ist, wie die Symbole und Mantren genau wirken. Ich möchte darauf eine, nämlich meine Antwort geben:

Alles, was ist, ist Energie. Materie, Gedanken, Gefühle – alles. Der Unterschied liegt in der Energieform, den verschiedenen Schwingungsfrequenzen. Wenn nun alles Energie ist, ist auch alles miteinander energetisch verbunden. Auch wenn wir dies kaum wahrnehmen können.

Jede Energie hat eine Form und einen Inhalt. In die Form ergießt sich der Inhalt, die Information, das Bewußtsein. Durch die Form können wir an den Inhalt gelangen. Wir können neue Formen schaffen und sie mit Inhalt füllen.

Ein kleines Beispiel: Wir halten ein Buch in Händen. Dieses Buch besteht aus Papier mit für uns verständlichen, lesbaren Buchstabenkombinationen. Das Papier, der Umschlag sind die Form. In die Form ergießt sich der Inhalt, welchen wir beim Lesen als Information aufnehmen. Wenn nun alles Energie ist, so ist auch alles immer vorhanden. Denn Energie geht niemals verloren. Sie kann nur ihre Form ändern und sich so unserer bewußten Wahrnehmung entziehen. Wenn alles immer vorhanden, »gespeichert« ist, so wird auch der Vorgang des Buchlesens, der Informationsaufnahme und -verarbeitung gespeichert. Der Leser hat bei diesem Vorgang einen bestimmten Bewußtseinszustand, der von einem bestimmten Gefühl geprägt ist. Diese Energie wird als Information gespeichert. Wir haben durch die Form (Buch) einen Inhalt (Bewußtsein, Gefühl bezüglich des Buches) geschaffen.

Doch haben wir ja nicht allein dieses Buch gelesen, sondern viele andere ebenfalls. Auch sie haben durch die Form Inhalt geschaffen, der nun gespeichert wird. Viele Menschen haben sich also durch eine Form einen bestimmten Inhalt erschaffen. Dieser Inhalt wird von jedem Menschen, der dieses Buch liest, mit neuer Energie bereichert, verändert und beeinflußt. Er »klinkt« sich auch in die schon vorhandenen Energien ein, kommt mit ihnen in Kontakt – allein dadurch, daß er jenes Buch liest. So verhält es sich mit allen Formen im Leben.

Genauso ist es mit Symbolen. Auch Symbole sind Formen. Wenden viele Menschen ein Symbol an oder verbinden viele Menschen mit einem Symbol ein ganz bestimmtes Gefühl und einem spezifischen Bewußtsein, so wird jene Form mit einem ganz bestimmten Inhalt, Energie, Information oder Bewußtsein aufgeladen. Ein Beispiel hierfür ist das Symbol des Kreuzes im Christentum. Es hat eine allgemeine Kernbedeutung, die sich bei vielen Menschen als Assoziation mit dem Leiden Christi, mit der Erlösung oder mit dem Christentum an sich zeigt. Doch neben dieser allgemeinen Kernbedeutung, die allein schon sehr vielschichtig und vage sein kann, gibt es noch sehr viele individuelle Bedeutungselemente, die von den einzelnen Menschen dem Symbol des Kreuzes zugeschrieben werden. Daher kann die Bedeutung des Kreuzes für den Menschen niemals vollständig beschrieben werden. Sie ist numinos. Und so ist es mit allen Symbolen. Sie haben immer eine numinose Bedeutung und können nie vollständig beschrieben werden.

Immer dann, wenn wir also die Form schaffen, sie sehen oder

wahrnehmen, können wir mit dem Inhalt in Berührung kommen. Dies ist ein weitverbreiteter Erklärungsansatz für das Wirken der Reiki-Symbole.

Und gleiches gilt auch für Mantren. Denn auch Worte sind Energien mit einer bestimmten Form. Das Mantra zu einem Reiki-Symbol erzeugt die gleiche Energieschwingung wie das Symbol. Daher kann man durch das Mantra mit der Energieschwingung des Symbols in Kontakt treten. Diese mögliche Erklärung für das Wirken von Symbolen und Mantren bezieht sich jedoch nicht nur auf diese, sondern umfaßt grundsätzlich alle psychischen Prozesse, die als Gegenstand Objekte haben. Denn hier geschieht nichts anderes, als daß psychische Energie vom Individuum an ein Objekt (ein Buch, einen Menschen usw.) gebunden wird. Diesen Vorgang nennt man eben Projektion. Hier werden psychische Inhalte aus dem Inneren eines Menschen auf ein äußeres Objekt verlagert. Und auch ein Symbol ist für das Ichbewußtsein ein Objekt, da es etwas Äußeres darstellt. Wäre es nicht so, so wäre man selbst das Symbol.

Symbolischen Charakter kann daher ebenso ein Ring haben, den man vom Partner geschenkt bekommt. Aber auch Menschen, beispielsweise Politiker, können zum Gegenstand einer Projektion werden, wenn sie Hoffnungsträger in einem Friedensprozeß werden. Man sieht also, daß grundsätzlich alles, was nicht zum eigenen Ich gehört, mit Energie aufgeladen und zum Projektionsträger werden kann und somit symbolischen Gehalt haben kann.

Ebenso können auch die Reiki-Symbole mit psychischer Energie so lange aufgeladen worden sein, daß auch wirklich der projizierte Effekt eintritt. Doch wenn dies so ist, dann sind die Reiki-Symbole nichts anderes als Teil unserer polaren Welt – von Menschen gemacht. Natürlich können sie dann immer noch aufgrund von energetischen Gesetzmäßigkeiten wirken. Aber dann erhalten sie eine andere Bedeutung.

Dies ist nun eine Erklärung, die von manchen Reiki-Lehrern herangezogen wird, um Wirken und Wesen der Symbole zu erklären.

Eine andere Erklärungsmöglichkeit lautet: Die Symbole sind nicht Teil der polaren Welt, sondern wirklich von einer neuen Welt gegeben worden – in Verbindung mit der entsprechenden Energie. Und erst dann erfüllen sie ihre Aufgabe, Kontakt herzustellen.

Symbole müssen Kontakte zu einer anderen Welt beziehungsweise Ebene und deren Energie herstellen. Nur durch diesen Kontakt erhalten sie wahre Macht und Bedeutung. Sind die Symbole von einer anderen Welt tatsächlich auch gegeben, so ist deren Kraft unveränderlich. Stellen sie den Kontakt zu einer anderen Welt beziehungsweise Ebene nicht her, so beruht ihre Wirkung allein auf den geistigen und mentalen Fähigkeiten des Menschen. Und somit kann diese Wirkung vom Menschen in jedem Fall erzeugt werden – unabhängig von dem Symbol, welches er benutzt. Sollte die Eigenschaft des Kontaktes nicht zu den Reiki-Symbolen gehören, so stellen sie nichts weiter dar als Projektionsträger. Dann gilt es, die Projektionen zurückzunehmen und die gebundene psychische Energie in die eigene Persönlichkeit zu integrieren.

Stellen also die Symbole Kontakt her zu einer anderen Welt und sind auch von dieser gegeben, so ist die Form der Symbole äußerst wichtig. Denn nur durch die Form läßt sich der energetische Kontakt herstellen. Allerdings zeigt hier die Praxis andere Ergebnisse. Obwohl viele Menschen unterschiedliche Symbolschreibweisen anwenden, erzielen sie gleiche Ergebnisse – jedenfalls nach ihrer subjektiven Bewertung. Zudem konnte man feststellen, daß »höchste«, »offizielle«

Vertreter des Reiki-Wissens im Laufe der Zeit unterschiedliche Symbolschreibweisen in ihren Seminaren weitergegeben hatten.

Also: Im ersten Fall hat der Mensch mit einer Form einen bestimmten Inhalt verbunden. Er hat sich die Kraft selbst erschaffen. Im zweiten Fall hat der Mensch jedoch die Form von einer anderen Welt beziehungsweise Ebene geschenkt bekommen, um mit dieser Welt beziehungsweise Ebene und deren Energien in Kontakt treten zu können. Ein Mensch, der auf ein (Reiki-)Symbol eingeweiht wurde, kann mit diesem Symbol jederzeit in die Schwingung der zum Symbol gehörigen Reiki-Kraft geraten. Es ist also eine Art Konditionierung, eine Verknüpfung zwischen Subjekt und Objekt. Und diese Verknüpfung ist individuell. So könnte man ebenso die Reiki-Kraft bei der Einstimmung beispielsweise mit einer keltischen Rune verknüpfen. Dann müßte der darauf Eingeweihte eben seinen »Runen-Schlüssel« anwenden, um mit der Energie in Kontakt zu geraten.

Ein Mensch, der nicht auf ein Reiki-Symbol eingeweiht wurde, kann zwar mit dem Symbol arbeiten, wird jedoch nicht mit der spezifischen Reiki-Kraft in Berührung kommen. Die Energie, die bei seiner Arbeit damit entsteht, wird natürlich auch gespeichert, jedoch auf einer anderen Ebene.

Ein Reiki-Anwender, der auf ein Reiki-Symbol korrekt eingeweiht wurde, wird durch die Symbolanwendung niemals in Kontakt mit einer anderen Energieschwingung geraten können als mit der Reiki-Energie. Insofern besteht keine Gefahr der »Verwässerung« der Symbolkraft. Und schon gar nicht kann die Reiki-Kraft beeinflußt werden – sie ist ja nichtpolar.

Zusammenfassend läßt sich also folgendes festhalten: Stimmt man der ersten Ansicht zu, so ist die Symbolkraft allein aufgrund energetischer Gesetzmäßigkeiten der polaren

Welt aufgebaut. In diesem Zusammenhang suchen manche »Bewahrer« des Reiki-»Geheimwissens« immer wieder mit dem Begriff des »morphogenetischen Feldes« zu argumentieren. Daß energetische Gesetzmäßigkeiten vorhanden sind, die von manchen eben mit dem morphogenetischen Feld erklärt werden möchten, ist unbestreitbar. Doch in diesem Fall ist das Wesen der Symbole ein anderes: Es sind von Menschen gemachte Symbole, die allein in der polaren Welt arbeiten. Insofern könnte man auch hier wieder ein beliebiges Symbol verwenden, um es zu energetisieren. Eine Diskussion um die Symbolschreibweise sowie um die Verwässerung der Symbolkraft ist somit überflüssig. Nimm deine Projektionen zurück und arbeite mit deinen eigenen mentalen Kräften!

Sollte jedoch die zweite Ansicht zutreffen, so ist es gleichgültig, ob ein Symbol veröffentlicht wurde oder nicht. Dann ist nämlich allein die Form des Symbols und das eigene Bewußtsein entscheidend, ob man den wahren Kontakt zur Energie einer anderen Ebene herstellen kann.

Trifft die dritte Ansicht zu, nämlich, daß eine Art Konditionierung beziehungsweise Verbindung zwischen dem Symbol und der Reiki-Kraft hergestellt wird, ist es ebenso unbedenklich, die Symbole zu veröffentlichen. Es spielt auch keine Rolle mehr, wie die Symbole aussehen. Der Reiki-Lehrer muß dann »nur« in der Lage sein, zur Reiki-Energie Kontakt herzustellen und diesen Kontakt auf den Einzuweihenden zu übertragen. Und ihm gleichzeitig einen »Schlüssel«, also ein beliebiges Symbol an die Hand geben, mit dem er die Kraft aktivieren kann.

Bezieht man diese Überlegungen in die Frage nach den Reiki-Symbolen mit ein, so erübrigt sich meines Erachtens eine weitere Diskussion.

Doch blieb mir während des Kontaktes mit vielen Reiki-Praktizierenden – egal welchen Grades – der Eindruck nicht verwehrt, daß unreflektiert Inhalte und Phrasen nachgestammelt werden. »Symbole sind geheim, da sie sonst ihre Wirkung verlieren!« »Es gibt nur eine richtige Symbolschreibweise!« (in jedem Fall war es die, die der Betreffende selbst verwandte) usw. Doch möchte ich auffordern, sich selbst Gedanken zu machen und danach zu streben, die Dinge, über die man spricht, auch soweit als möglich selbst geistig zu durchdringen. Zudem ist es auf lange Sicht immer persönlich unbefriedigend, wenn man vorgefaßte Meinungen von anderen, beispielsweise einer Reiki-Organisation übernimmt.

Jede Fähigkeit des Menschen liegt in ihm selbst begründet. Seine äußeren Hilfsmittel, um Fähigkeiten zu aktivieren oder aufrechtzuerhalten, sollten irgendwann von ihm abgelegt werden. Diese Hilfsmittel binden seine geistige Kraft und Entwicklung an einem starren Punkt. Er ist dadurch fixiert. Genauso verhält es sich mit den Symbolen.

Die Kraft der Symbole liegt in deinem Geiste, in deinen eigenen Fähigkeiten! Zu Beginn deines Reiki-Weges mögen sie dir als Stütze dienen. Doch solltest du sie überflüssig machen, indem du dich weiterentwickelst. Der Reiki-Meister muß lernen, auf der astralen und spirituellen Ebene zu arbeiten. Auf diesen Ebenen sind Zeit und Raum in unserem Sinne nicht mehr vorhanden. Er wird aufgrund seiner eigenen Kräfte dieselben Wirkungen vollbringen wie ein anderer. Doch hat er den Vorteil, daß er an die Symbole nicht mehr gebunden ist. Daher solltest du so lange mit den Symbolen arbeiten, bis du sie nicht mehr benötigst und auf eigenen Füßen stehen kannst!

Doch nun möchte ich auf die drei Reiki-Symbole und ihre (mögliche) Schreibweise eingehen: Mein Anliegen ist es nicht, die mir übermittelten Symbole als die einzig richtigen darzustellen. Es sind mir schon so viele unterschiedliche Symbolschreibweisen begegnet, daß von richtig oder falsch überhaupt nicht gesprochen werden kann. Zudem ist es meines Erachtens letztlich wichtig, welche Erfahrungen ein Mensch mit diesen Symbolen macht.

Im folgenden nun möchte ich die drei Reiki-Symbole des zweiten Grades erläutern. Das jeweilige Symbol ist doppelt abgebildet. Einmal wird die Numerierung für die »korrekte« Symbolschreibweise angegeben, das andere Mal wird nur das Symbol abgebildet. Dieses kannst du dir dann kopieren und an einen Platz in deiner Wohnung aufhängen, so daß du es möglichst oft wahrnimmst. Dadurch wird dein geistiges Vorstellungsvermögen bezüglich des Symbols sensibilisiert, und die Arbeit mit den Symbolen wird dadurch effektiver.

Zu jedem Symbol gibt es auch ein Gebet, welches man bei der Symbolanwendung sprechen kann. Es vertieft das Bewußtsein für die Symbolbedeutung.

Das erste Symbol: Choku Rei

Das erste Symbol hat die Bedeutung von Energie und Kraft. Das dazugehörige Mantra heißt Choku Rei (sprich: Schoku-Re) und wird folgendermaßen sinngemäß übersetzt:

Cho Das Krummschwert, das eine geschwungene Linie zieht.
Ku Eindringen, um ein Ganzes zu schaffen, wo nichts ist.
Rei Geist, mysteriöse Kraft.

Dieses Symbol wird immer dann verwandt, wenn die Reiki-Energie verstärkt werden soll und wenn mehr Energie fließen soll. Dieses Symbol verändert die Qualität der Lebensenergie. Wendet man das Choku Rei an, so wirkt die Reiki-Energie stark aktivierend, das heißt, daß der aktive Aspekt der Lebensenergie stärker betont wird.

Die grundsätzliche Aufgabe des ersten Symbols ist also die Verstärkung der Energie, des Energieflusses. Dabei gilt es, bei einer Behandlung zu erspüren, wo im Körper oder in der Aura Energie benötigt wird. Spürt man, daß beispielsweise ein Körperbereich mehr Energie benötigt, dann sollte man das erste Symbol anwenden. Aber auch bei Blockaden kann das Choku Rei verwendet werden, da es die Energie in einen höheren Schwingungszustand versetzt. Dadurch können sich Energieknoten lockern und sich auch von der mentalen Struktur lösen.

Dieses Symbol kann grundsätzlich überall verwandt werde, wo Energie benötigt wird, u. a. zur Raumreinigung oder zum Energetisieren von Lebensmittel oder ähnlichem.

Von manchen Reiki-Lehrern wird diesem Symbol auch eine Schutzfunktion zugeschrieben. Dies ist meines Erachtens nur bedingt gegeben. Wie erwähnt, erhöht das Choku Rei die Schwingungsfrequenz der Energie – und zwar überall dort, wo es angewandt wird. Negative Energien haben eine relativ niedrige Schwingungsfrequenz. Insofern vermag man seine eigene Schwingungsfrequenz (des Körpers oder der Aura) zu erhöhen, indem man dieses Symbol anwendet, und erreicht dadurch auch eine Art prophylaktische Wirkung. Allerdings ist es immer von den situativen Umständen, also beispielsweise der Art der negativen Energie, deren Intensität ebenso wie von der eigenen Resonanz abhängig, ob man bestimmte Energien aufnimmt oder nicht. Das Choku Rei hat also keine eindeutige Schutzfunktion. Diese bietet erst das Meistersymbol. Das Choku Rei kann aber überall angewandt werden, wo Energie benötigt wird.

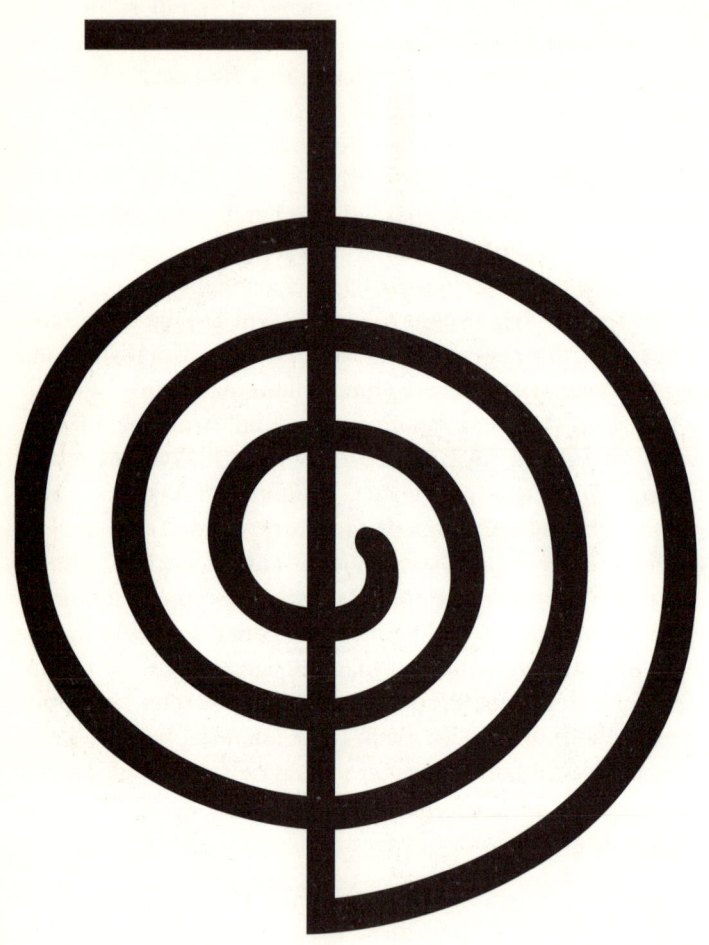

Choku Rei
Kraft - Symbol

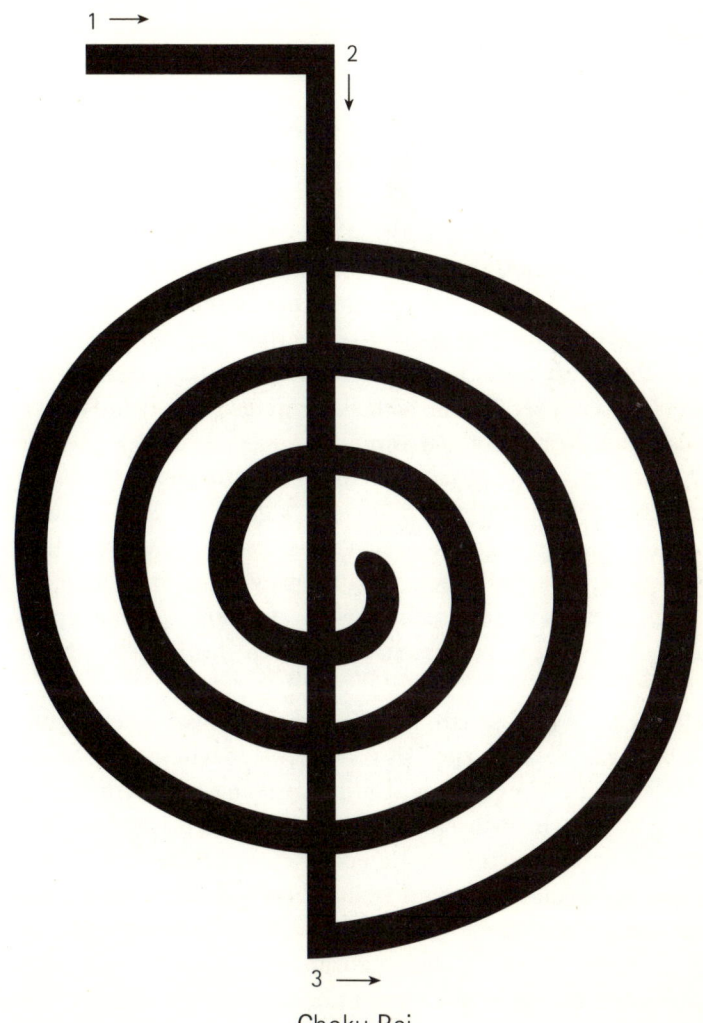

Choku Rei
Kraft - Symbol

Das zweite Symbol: Sei Heki

Das zweite Symbol bewirkt Heilung und Harmonie. Das dazugehörige Mantra lautet Sei Heki (sprich: Se Heki) und bedeutet sinngemäß übersetzt:

Sei   Embryozustand, im verborgenen liegende Dinge.

Heki Aus dem Gleichgewicht Geratenes ausbalancieren.

Damit sind auch schon wesentliche Qualitäten dieses Symbols ausgedrückt. Es fördert die energetische Harmonisierung auf allen Ebenen. Überall dort, wo ein großer Energieüberschuß besteht, wirkt das Sei Heki beruhigend. Ist beispielsweise ein Chakra überaktiviert, so verhilft das zweite Symbol zu einer Normalisierung der Chakrenaktivität. Ebenso kann es eingesetzt werden, um sich zu beruhigen. Sei es in Streßsituationen, vor wichtigen Terminen o. ä.

Wie wir wissen, hat jede Energie ihren Gegenpol. Hat beispielsweise ein Pol durch diverse Umstände eine extreme Ausformung erreicht, die sich in unserem Leben als Einseitigkeit, Abgehobenheit, Unausgewogenheit o. ä. manifestiert, so kann dieses Symbol helfen, das Pendel wieder etwas zurückschwingen zu lassen, damit sich die Energien beruhigen.

Das Sei Heki ist also ein Symbol, welches Einseitigkeiten aufhebt und den Weg zur Mitte fördert. Es verleiht der Reiki-Kraft ein größeres Maß an Harmonisierung und Beruhigung. Es gibt jedoch noch einen anderen Aspekt dieses Symbols, der für den zweiten Grad äußerst wichtig ist: Da eine Bedeutung des Symbols die von Heilung ist, spricht es auch noch den mentalen Aspekt an. Heilung bedeutet ja unter anderem, die eigene mentale Struktur zu ändern, damit sie nur noch liebevolle Energien (Emotionen) darin ergießen können. Das Sei Heki wird insofern auch als Mentalsymbol bezeichnet. Durch dieses Symbol können wir unsere mentalen Strukturen verändern. Es stellt eine Verbindung zum Unbewußten her und wirkt dort auf die Struktur, auf uns unbewußte Glaubenssätze.

Will man die Wirkung des Sei Heki steuern, so kann man dies, indem man die Anwendung des Symbols mit einer Affirmation kombiniert. Bei der Mentalbehandlung zielt man darauf ab, Blockaden und Energieknoten zu lösen. Blockaden gründen auf unserer mentalen Struktur und sind durch sie bedingt.

Während man mit Hilfe des Choku Rei direkt auf die Blockade wirkt und hofft, daß durch diese Energieaktivierung die Blockade aufgelöst wird, geht man mit Hilfe des Sei Heki direkt an die Wurzel der Blockade, nämlich an die mentale Struktur. Diese wird durch die Mentalbehandlung verändert. Demzufolge fehlt der Blockade die Grundlage, und sie löst sich. Nun steigt sie aus dem Unbewußten ins Bewußtsein hoch und muß dort verarbeitet und integriert werden.

Wir haben also für das zweite Symbol zwei grundsätzliche Anwendungsmöglichkeiten: Zum einen harmonisiert es, und zum anderen wirkt es auf unseren Mentalbereich in einer der Heilung förderlichen Weise.

Das dritte Symbol: Hon Sha Ze Sho Nen

Das Mantra des dritten Symbols lautet »Hon Sha Ze Sho Nen« (sprich: Hon Scha Se Scho Nen) und hat die Aufgabe, Kraft und Energie über Raum und Zeit hinweg fließen zu lassen, also Verbindung herzustellen. Die sinngemäße Übersetzung des Mantras ist:

Hon Der Ursprung, der Beginn.
Sha Leuchten.
Ze Auf dem richtigen Kurs vorangehen.

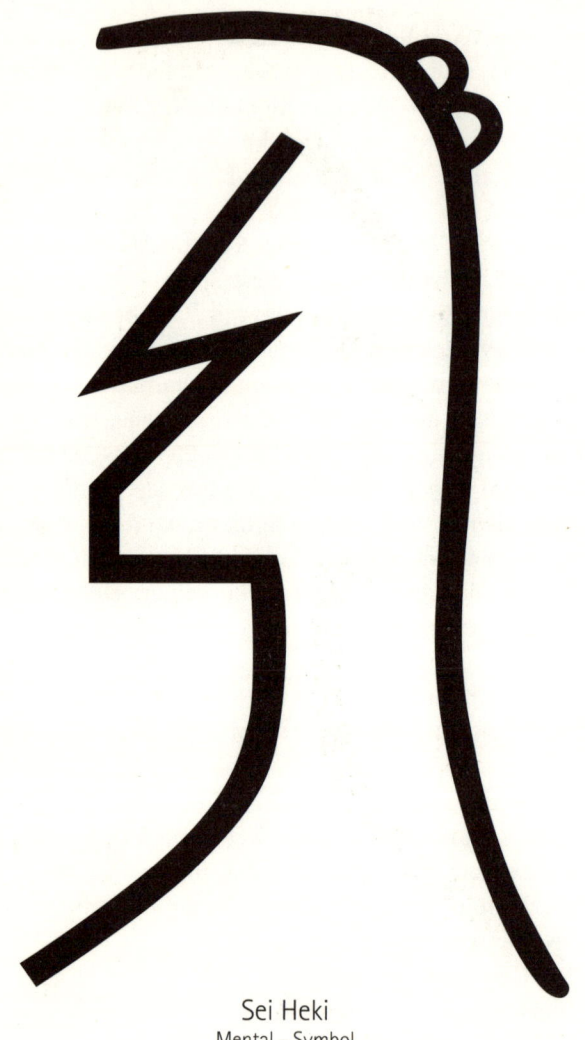

Sei Heki
Mental - Symbol

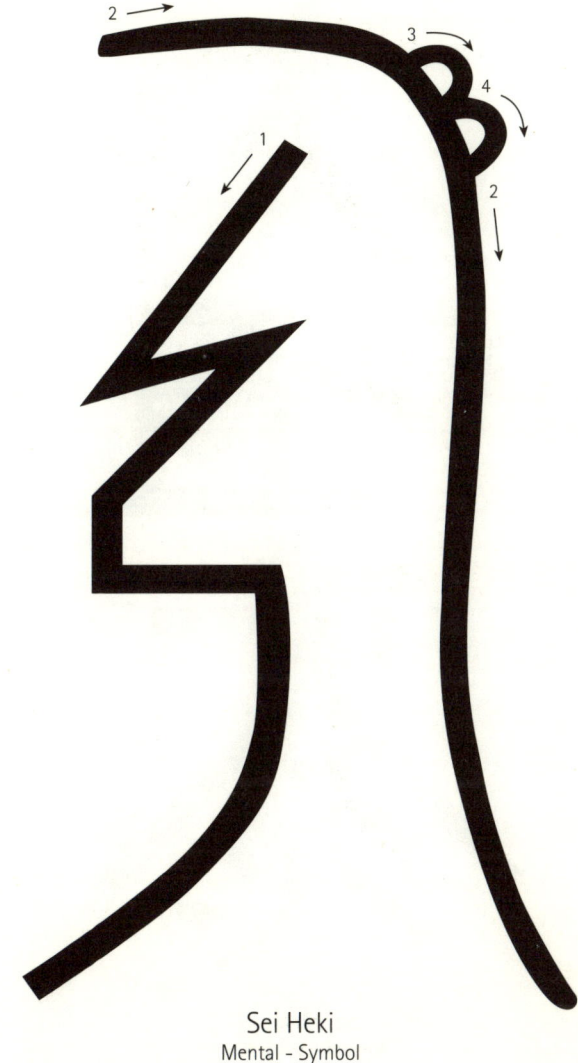

Sei Heki
Mental - Symbol

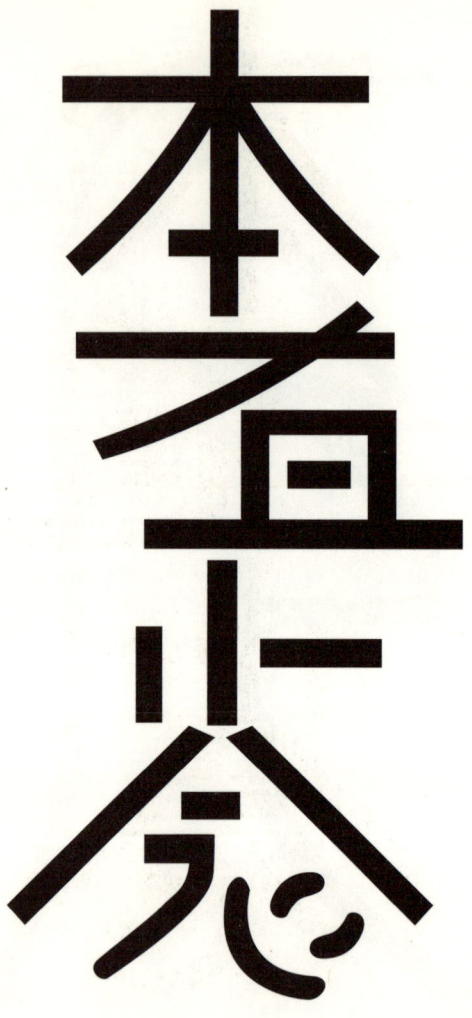

Hon Sha Ze Sho Nen
Kontakt - Symbol

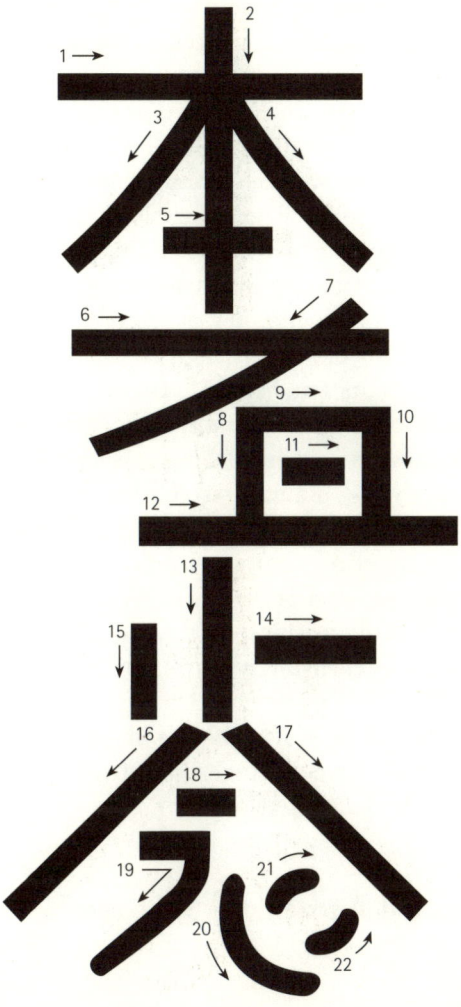

Hon Sha Ze Sho Nen
Kontakt - Symbol

Sho   Das Ziel.

Nen   Die Stille. Ruhe im Sein.

Das dritte Symbol ist somit ein reines Kontaktsymbol. Man ist dadurch in der Lage, unabhängig von Raum und Zeit mit Menschen, Situationen und Ereignissen in Kontakt zu treten und Reiki-Energie zu senden.

Der Kontakt über Raum und Zeit hinweg ist eine Fähigkeit, die in jedem Menschen liegt. Mentales Training vorausgesetzt, ist jeder Mensch hierzu in der Lage. Das Hon Sha Ze Sho Nen erleichtert die Kontaktherstellung. Wendet man es ordnungsgemäß an, so entfaltet es seine Wirkung, indem es einen Kontakt zu dem gewünschten Menschen, einem Ereignis oder einer Situation herstellt. Dabei ist natürlich eine Zielvorgabe notwendig. Durch die Zielvorgabe wird die Lebensenergie auf das jeweilige Objekt ausgerichtet.

Da das dritte Symbol Raum und Zeit überwindet, ist es dadurch möglich, heilende Lebensenergie an Menschen zu schicken, die räumlich nicht anwesend sind. Aber auch vergangene Ereignisse und Situationen (die ja Teil unseres persönlichen Unbewußten sind), können mit der Reiki-Energie versorgt werden – ebenso wie zukünftige Situationen. Dieses Symbol ist für den Aufgabenbereich des zweiten Grades das wichtigste. Mit Hilfe des Hon Sha Ze Sho Nens kann das Innere Kind geheilt werden. Auch die Integration von Schatteninhalten wird dadurch erleichtert.

Die Gebete zu den ersten drei Symbolen

Wenn du das Symbol mit der Hand zeichnest oder vor deinem geistigen Auge visualisierst, so kannst du bei jedem Symbolelement einen bestimmten Satz des Gebetes bewußt spreche, um die Aufgabe des jeweiligen Symbolelementes tiefer zu verstehen. Achte dabei auf die Übereinstimmung der Numerierung der Symbolteile und der Gebetsteile.

Erstes Symbol: Choku Rei

1	Ich gehe in die Unendlichkeit.
2	Fasse den Entschluß.
3	Hülle ein, und komme mit allen Energien zum göttlichen Wesenskern.

Zweites Symbol: Sei Heki

1	Ich gehe zum Höheren Selbst, zum Mittleren Selbst, zum Inneren Kind.
2	Ich baue den Schutz.
3	Ich habe den Schlüssel und schließe unter diesem Schutz auf.

Drittes Symbol: Hon Sha Ze Sho Nen

1	Ich gehe in die Unendlichkeit.
2	Ich fasse den Entschluß,
3, 4	den göttlichen Kanal aufzubauen.
5	Ich erinnere mich an die Unendlichkeit.
6	Ich benötige die Basis
7	um eine Brücke
8, 9, 10	für das Haus
11	des Menschlichen aufzubauen,
12	für das die Erde Basis ist.
13	Ich gehe in die Tiefe,

14	aus der heraus ich mich an die Unendlichkeit erinnere.
15	Ich baue den Schutz
16, 17	für den werdenden göttlichen Kanal auf Erden.
18	Ohne Anfang, ohne Ende
19	habe ich Zugang zum Inneren Kind.
20	Die göttliche Schale,
21, 22	in die ich vertrauensvoll meine Hände lege.

Es existiert zum dritten Symbol, dem Hon Sha Ze Sho Nen, noch eine andere Gebetsversion.

1	Der Geist Gottes
2	senkt sich herab,
3, 4	auf das Dach der Welt,
5	auf den Menschen.
6	Auf die Ebene seines Bewußtseins.
7	Der Geist Gottes senkt sich weiter herab,
8, 9, 10	auf das Dach des Hauses,
11	in dem der Mensch lebt,
12	und in die Ebene seines Bewußtseins.
13	Der Geist Gottes senkt sich weiter herab,
14	in die Breite,
15	in die Tiefe,
16, 17	in das Dach,
18	in den Menschen,
19	in das Göttliche,
20	in die Herzkammer,
21, 22	um die beiden Herzklappen zu verbinden.

Der Meistergrad

Auch die Meisterenergie offenbart sich mit einer eigenen Energieschwingung. Durch die Meistereinweihung schließt sich der energetische Reiki-Kreis. Stand der erste Grad vor allem für den körperlich-emotionalen und der zweite Grad für den mental-emotionalen Bereich, so repräsentiert der dritte Grad den seelisch-emotionalen Bereich.

Wer die drei Grade des Reiki-Systems durchlaufen und die herantretenden Aufgaben bewältigt hat, hat einen ganzheitlichen Reinigungs- und Entwicklungsprozeß vollzogen, der alle menschlichen Ebenen – Körper, Seele und Geist – miteinschließt. Durch den dritten Grad ist es möglich, auf der astralen Ebene bewußt zu arbeiten.

Traditionell wurden nur solche Menschen in den Meister eingeweiht, die diese Entwicklungsprozesse schon größtenteils vollzogen hatten und dafür als würdig befunden wurden. Heutzutage ist dies nur noch selten der Fall. Oftmals erhalten Menschen die Meistereinweihung, ohne überhaupt den Aufgabenbereich des ersten Grades vollständig erfüllt zu haben. Dies kann unterschiedliche Konsequenzen haben, wie beispielsweise das Überschneiden von Aufgabenbereichen der verschiedenen Grade oder eine psychische Überforderung. Ob dies »gut« oder »schlecht« ist, sollte man nicht beurteilen. Darum geht es auch nicht. Allein die Tatsache, daß es so ist, läßt auf eine Sinnhaftigkeit schließen – auch wenn wir diese nicht begreifen.

Hat man den ersten großen Schritt, die Auflösung des persönlichen Unbewußten, weitestgehend vollzogen, so gilt es, den Aufgabenbereich des Meisters anzugehen. Dieser wird durch die Energie der Meistereinweihung automatisch an den betreffenden Menschen herangetragen. Und dieser Aufgabenbereich ist kein leichter – im Gegenteil. Daran hat man wohl lange Zeit zu arbeiten. Daher gibt es auch wenige Menschen, die die Bezeichnung Reiki-Meister auch verdienen. Die meisten Reiki-Meister haben diesen Aufgabenbereich noch gar nicht vollzogen. Nichtsdestotrotz gibt es diesen spezifischen Aufgabenbereich, und es ist wohl wichtig, darüber zu wissen, aber auch denselben anzunehmen. Erst wenn man diese Entwicklung vollzogen hat, darf man sich ruhigen Gewissens auch Reiki-Meister nennen. Denn erst dann ist man der Meister seines Lebens. Erst dann hat man sich und sein Leben gemeistert. Man ist vollständig geworden und ist nun in der Lage, wahren Kontakt zu höheren Ebenen herzustellen. Man ist den Weg zum wahren Reiki-Meister gegangen.

Durch diesen wahren Kontakt versteht man es, bewußt Licht zu befreien und dieses dem Höheren Selbst durch gereinigte, geläuterte Kanäle zu senden. Auch hat man sich dadurch der Selbsterkenntnis so weit als möglich angenähert. Wer die Qualitäten der Demut, des Loslassens und der Geduld in sich entwickelt hat, der verzichtet an dieser Stelle auf forcierte Entwicklung, auf Aktivität. Er läßt geschehen und beobachtet.

Dieses Beobachten und Geschehenlassen nun mag der letzte gewaltige Schritt sein. Der Schritt zur wahren Selbsterkenntnis. Wer diesen Schritt nicht gegangen ist, hat keine, ja überhaupt keine Vorstellung von der wahren Bedeutung der Selbsterkenntnis. Wer aber diesen Schritt gegangen ist, wird niemals versuchen, diese Erfahrung zu beschreiben. Er weiß um die Unbeschreiblichkeit des Höchsten.

Als Ergebnis der Selbsterkenntnis wird man die Einheit alles

Seienden erkennen, wird man sich selbst in allem Leben widergespiegelt wissen. Das Außen wird zu keinem Kampf
mehr verführen. Keine Projektion wird mehr die Wahrnehmung verzerren. Keine Verletzung aus der Vergangenheit
wird das eigene Verhalten bestimmen. Man ist Herr über sich
und seine Psyche geworden und kann sich der letztendlichen
Aufgabe im Leben, der Lichtbefreiung widmen.

Was ist nun dieser Aufgabenbereich des dritten Grades? Es
ist die dritte Stufe des Individuationsprozesses, die Rücknahme der archetypischen Projektionen. Erst wenn die nach
außen projizierte Kraft und Energie der Archetypen zurückgenommen wurde, ist man vollständig. Erst dann kann man
sich von der Welt unterscheiden, die eigene Individualität
verspüren. Diese Aufgabe ist nicht zu unterschätzen, da die
Energie der Archetypen unwahrscheinlich groß ist. Spätestens an dieser Stelle des Entwicklungsprozesses sollte man
den Weg nicht mehr alleine gehen. Man benötigt einen pro-
fessionellen Helfer, der einem auf diesem schwierigen Weg
begleitet. Geht man den Individuationsweg in Form einer
Psychotherapie nach Jung, so mag der Helfer ein entsprechender Psychotherapeut sein. Geht man den Individuationsweg in Form des Yoga, so sollte der Helfer ein Yogameister
sein. Geht man den Individuationsweg in Form von Reiki, so
muß der Reiki-Meister seiner Bezeichnung auch entsprechen.
Egal welcher Form oder Methodik man sich bedient, der Helfer muß diesen Weg schon gegangen sein. Ansonsten vermag
er nicht unterstützend beizustehen.
Durch die Energie der Meistereinweihung werden die Archetypen aktiviert. Die Grundstrukturen des Lebens mit ihren
kraftvollen Bildern geraten dadurch innerhalb der eigenen
Psyche in Bewegung. Das ganze bisherige Leben kann er-
schüttert werden. Nun muß man sich mit den einzelnen Ar-

chetypen auseinandersetzen. Dabei gilt es, Schritt für Schritt die nach außen projizierten archetypischen Energien zurückzunehmen. Gleichzeitig lernt man, sich und die Menschen von den archetypischen Bildern zu unterscheiden. Dies bedeutet, daß man sich und die Menschen als das sieht, was sie auch wirklich sind. Dabei erkennt man, daß die auf andere Menschen projizierten Bilder die eigene Wahrnehmung von diesen Menschen verzerrt haben. So mag es sein, daß ein Mann einen Aspekt des Anima-Archetypus auf eine ganz bestimmte Frau projiziert hatte. Dieser Aspekt könnte beispielsweise der der Hure sein, die sich billig und gerne jedem Mann hingibt. Der Mann sieht also die Frau in der verzerrten Wahrnehmung durch den Archetypen als Frau, die ihm eigentlich zu Diensten sein müßte. Sein Verhalten dieser Frau gegenüber wird dementsprechend sein. So mag sich dies am Arbeitsplatz beispielsweise in sexueller Belästigung äußern. Ein Mann jedoch, der sich intensiv mit dem Archetypus der Anima auseinandersetzt, wird dies erkennen. Sodann wird er die Projektion des Archetypen zurücknehmen. Jetzt kann er die Frau als Menschen sehen.

Dies ist nur ein kleines Beispiel dafür, wie sich Archetypen auf unser Leben auswirken. Allerdings gibt es viele Projektionen, die archetypischer Natur sind. Ihre Kraft ist sehr groß. Ist man in der Lage, sich von den Archetypen zu unterscheiden (und hat demzufolge die Projektionen zurückgenommen), so kann man den Kontakt zu ihnen pflegen und ins tägliche Leben integrieren. Die Archetypen repräsentieren ja das kollektive Unbewußte, auf dem alles Bewußtsein basiert. Dort ist auch der Quell unserer Kreativität und Schöpferkraft. Zudem ist das Selbst die anordnende Kraft des Unbewußten und somit auch des Bewußtseins. Insofern gilt es, die Archetypen in das eigene Leben zu integrieren, mit ihnen in Kontakt zu treten und eine konstruktive Einflußnahme (von beiden Seiten, nämlich von der des Bewußtseins auf das Unbewußte und von der des Unbewußten auf das Bewußtsein) zuzulassen. Jedoch darf man sich nicht von den Archetypen beherrschen lassen. Und dies tun wir, wenn wir die Inhalte der archetypischen Bilder projizieren. Erst durch die Rücknahme der archetypischen Projektionen und die daraus resultierende Unterscheidungsfähigkeit ist es möglich, die Kraft der Archetypen zu steuern und konstruktiv zu nutzen.

Der dritte Reiki-Grad steht in Zusammenhang mit der Arbeit auf der astralen Ebene. Die astrale Ebene ist die der Beziehung zu anderen Menschen – also letztendlich zu sich selbst. Sie ist auch die Ebene der Transformation. Hier ist der Schmelzpunkt von materiellem und immateriellem Bereich. Das Licht entspringt der geistig-spirituellen Ebene. Um es bewußt nach unten, in die materielle Welt ziehen zu können, muß man seine Kanäle reinigen. Und diese befinden sich eben vor allem auf der astralen Ebene, der Ebene der Beziehungen. Also muß man die Beziehungen zu den Menschen klären. Dadurch kann erst ein freier Kanal entstehen. Die Beziehungserklärung bedeutet nichts anderes als Projektionsrücknahme und Akzeptanz des Seienden. Schon mit dem zweiten Grad beginnt man Bereiche der astralen Ebene zu bearbeiten, indem man den Schatten auflöst und das Innere Kind heilt. Mit dem dritten Grad hat man nun einen Schlüssel, um mit der astralen Ebenen bewußt in Kontakt zu treten. So verbleibt nun der Aufgabenbereich, die restlichen wahrnehmungsverzerrenden Projektionen von anderen Menschen zurückzunehmen. Und diese sind archetypisch, da die individuellen Projektionen schon zurückgenommen wurden. Man integriert die archetypischen Kräfte in die eigene Persönlichkeit. Dadurch wird der Kanal zur spirituellen Ebene, der Lichtebene frei.

Wer diesen Weg gegangen ist, der verdient die Bezeichnung

Meister. Leider zeigt das Verhalten mancher Reiki-Lehrer, unter anderem in der Frage nach dem wahren und richtigen Reiki, daß sie nicht einmal den Aufgabenbereich des zweiten Grades begriffen, geschweige denn bewältigt haben. Wer gegen andere kämpft, kämpft letztendlich gegen sich selbst. Daher wird sein Weg nicht weiterführen, bis er dies erkannt und beendet hat.

Das Meistersymbol: Dai Komio

Beim dritten Grad erhält man das Meistersymbol, das »Dai Komio« (»Das Große Licht«). Dies ist ein wunderbares Geschehen, da man durch den Schlüssel des Dai Komio mit jener Kraft in Kontakt tritt, der wir alle zustreben: Licht. Je geläuterter unsere Kanäle sind, desto mehr kann sich das Licht ausbreiten und in die Welt strahlen.

Durch das Dai Komio kann man immer wieder mit dem »Großen Licht« bewußt in Kontakt treten. Dieses Licht entspringt der geistigen Welt. Wendet man das Dai Komio an, so ist man von einer Art Lichtsäule eingehüllt, die einen mit der geistig-spirituellen Welt verbindet. Insofern ist es auch geeignet, den Kontakt zum Höheren Selbst herzustellen.

Weiht ein Lehrer einen Schüler in einen Reiki-Grad ein, so muß er in Kontakt mit eben dieser Lichtkraft treten. Dazu benutzt er den Schlüssel »Dai Komio«. Er stellt sich als Kanal für die Lichtkraft bereit und bringt den Einzuweihenden damit in Kontakt. Die Licht- oder Reiki-Kraft durchströmt nun den Einzuweihenden in dem Maße, wie er es benötigt.

Daraus ergibt sich auch eine der wichtigsten Funktionen des Meistersymbols: seine Schutzfunktion. Wendet man das Dai Komio an, so spürt man, daß sich seine Lichtkraft wie ein Schutzumhang um die eigene Aura legt. Kein anderes Symbol vermag einen ähnlich starken Schutz zu geben wie das Meistersymbol.

Tritt man mit der Lichtkraft in bewußten Kontakt, so ist dies äußerst kraftspendend und aktivierend. Doch wie bei allen anderen Graden auch strahlt die Lichtkraft in jene Lebensbereiche, die eben noch nicht geklärt bzw. gereinigt sind. Daher fördert sie die Entwicklung – und zwar hin zu dem Punkt, an dem der Mensch vom Licht jederzeit durchströmt werden kann.

Das Gebet zum Meistersymbol Dai Komio

1	Ich gehe in die Unendlichkeit.
2, 3	Ich bin mir des göttlichen Kanals bewußt.
4	Auf der Erde, in der Welt.
5, 6, 7	Der Mensch mit geöffneten Armen zum Licht hinstrebend.
8, 9	Ich gehe in die Tiefe, um die weiblichen und männlichen Kräfte zu erfahren.
10	Hülle –
11	Schutz der Seele bei der Erinnerung an
12	Hingeben
13	und Hinnehmen.
14	Hülle –
15	Schutz der Seele bei der Rückerinnerung an
16	Eindruck
17	und Ausdruck.

Und: Dies ist Licht, das in die Tiefe strahlt.

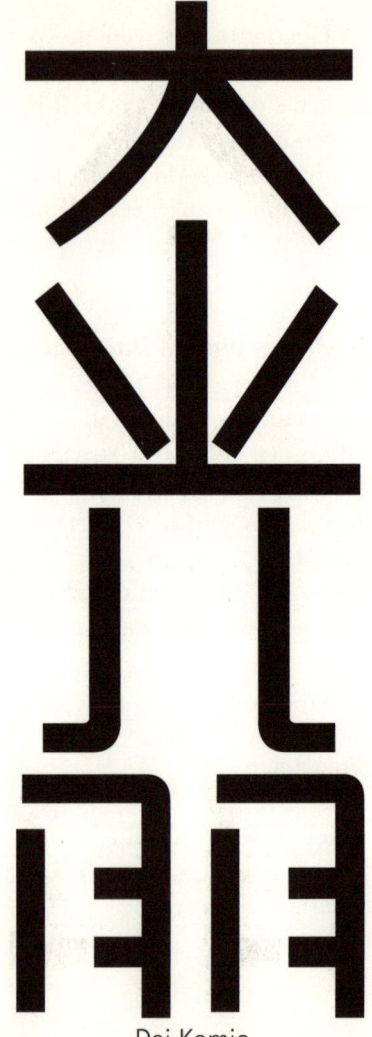

Dai Komio
Schutz - Symbol

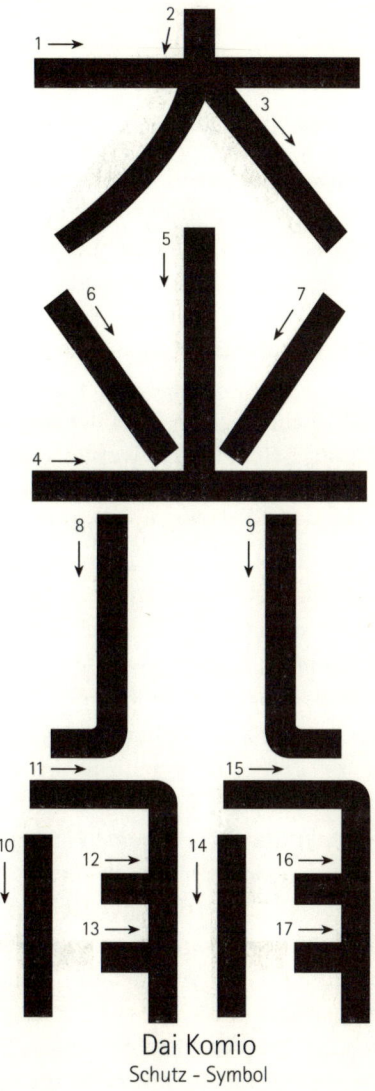

Dai Komio
Schutz - Symbol

Der Lehrergrad

Mit der Meistereinweihung wird der energetische Prozeß mit Reiki abgerundet. Es folgt nun der Lehrergrad, der dazu befähigt, andere Menschen in Reiki einzuweihen. Beim Lehrergrad an sich erfolgt keine energetische Einweihung mehr. Vielmehr wird hier Wissen weitergegeben. Dieses Wissen ist das um die Einweihungsrituale. Du wirst es in diesem Buch vorfinden.

Die Zahl der Reiki-Lehrer ist allein in der BRD auf circa 5000 angestiegen. Einige Schätzungen weisen eine noch größere Zahl aus. Von mancher Seite kann man Bedauern über diese Entwicklung vernehmen. Oftmals wird hierbei die nötige Kompetenz und Reife von Reiki-Lehrern angezweifelt. Ob dies so ist, wage ich nicht zu beurteilen.

Wie bei allen Sachverhalten, so hat auch der der wachsenden Zahl von Reiki-Lehrern immer zwei Seiten. Der eine sieht hierin eine begrüßenswerte Entwicklung, der andere nicht. Die eigene Meinung sei auch jedem gegönnt.

Natürlich gibt es große Unterschiede in der Persönlichkeitsentwicklung von Reiki-Lehrern. Dies führt zu unterschiedlichen Formen und Inhalten der Weitergabe von Reiki. Und mancher Reiki-Lehrer glaubt an diesem Punkt, daß er »besser« sei als andere. Das »richtige« sieht er in seinem eigenen Weg, das falsche in dem der anderen. Solch eine Haltung ist jedoch einseitig und verurteilend. Dadurch wird man dem Sein nicht gerecht.

Doch ist es auch bei Reiki mittlerweile so wie in anderen Bereichen: Es gibt unterschiedliche Psychotherapeuten, unterschiedliche Ärzte, unterschiedliche Friseure, unterschiedliche Politiker, unterschiedliche Manager und so fort. Der eine empfindet die Leistung eines bestimmten Arztes als angemessen, der andere nicht. Der eine ist zufrieden, der andere sucht sich einen für ihn passenden Arzt. Und so findet jeder Topf seinen Deckel. Nach dem Resonanzgesetz muß dies so sein. Und genauso ist es bezüglich Reiki und Reiki-Lehrern. Reiki-Lehrer sind auch nur Menschen. Und die Menschen sind eben unterschiedlich. Die Vielfalt menschlicher Persönlichkeitsmerkmale drückt sich nun eben auch in Reiki aus. Und da frage ich mich: Welcher Reiki-Lehrer will sich wirklich noch hinstellen und das »wahre« Reiki verkünden? Welcher Reiki-Lehrer will auf andere mit dem Finger zeigen und sie verurteilen? Wohl doch nur solche, die die grundlegendsten Einsichten noch nicht hatten.

Der Lehrergrad unterscheidet sich von den anderen drei Graden grundsätzlich darin, daß hierbei keine Einweihung mehr stattfindet. Der energetische Prozeß wird mit der Meistereinweihung abgeschlossen. Viele Menschen wollen aus verschiedensten Gründen den Lehrergrad nicht absolvieren, unter anderem deswegen, weil sie ihre Aufgabe nicht in der Weitergabe von Reiki sehen. Andere wiederum begnügen sich nicht mit der Meistereinweihung und beabsichtigen, das Wissen zum Reiki-Lehrer zu erwerben – ebenso aus den verschiedensten Gründen. Dieses Wissen offenbart ihnen die Technik der Einweihungsrituale. Daneben werden noch solche Inhalte vermittelt, auf die der ausbildende Reiki-Lehrer Wert legt. Und dies unterscheidet sich sehr stark. Es gibt bezüglich der Reiki-Lehrerausbildung äußerst vielfältige Formen. Das Angebot reicht vom Eintagesseminar bis hin zur klassischen Ausbildung über ein Jahr. Ebenso verhält es sich mit den Preisen. Von wenigen hundert Mark bis hin zu 20 000 DM reicht die Spannweite. Auch gibt es Reiki-Lehrer, die den angehenden Reiki-Lehrer auf seine persönliche Reife hin beurteilen und von diesem Urteil abhängig machen, ob der Betreffende das Lehrerwissen erhält oder auch nicht. Der Erscheinungsvielfalt sind keine Grenzen gesetzt.

Jemand, der sich entschließt, Reiki-Lehrer zu werden, hat also eine mannigfaltige Auswahl zwischen den Angeboten. Und jeder wird den für ihn richtigen Lehrer finden. So kann man sich im Vorfeld erkundigen, wie die einzelnen Konditionen sind, wie die Ausbildungsschwerpunkte gesetzt werden usw.

Man muß aber auch einsehen, daß der Kern des Reiki-Lehrerseminars die Weitergabe des Wissens um die Einweihung in die verschiedenen Reiki-Grade ist – nichts anderes. Dies muß für den Reiki-Lehrer in der bestmöglichen Form, mit dem bestmöglichen Inhalt geschehen. Und genau davon gehe ich auch aus: Jeder Reiki-Lehrer gibt Reiki nach seinem besten Wissen und Gewissen weiter.

Neben dem Wissen um die Einweihungsrituale werden noch unterschiedliche Ausbildungsinhalte vermittelt oder auch nicht. Der eine gibt hier noch psychologisches und medizinisches, der andere esoterisches Wissen weiter. Wiederum andere begnügen sich mit der alleinigen Weitergabe des Wissens um die Einweihungsrituale. Ich persönlich finde diese Vielfalt begrüßenswert.

Zudem glaube ich, daß jeder Mensch für sich Verantwortung tragen muß. Keiner kann ihm dies abnehmen. So liegt es auch in jedermanns eigener Entscheidung, welche Form der Ausbildung er ergreift und welche Inhalte er beim Lehrerseminar erlernen möchte. Da es genügend Menschen gibt, die sich durch ihre Lebenserfahrung und Bildung schon mit den verschiedensten Themen und Bereichen intensiv auseinandergesetzt haben, die Seminarerfahrung oder gar Therapieerfahrung haben, so ist es meines Erachtens auch vertretbar, diesen Menschen an einem Eintagesseminar das Lehrer-Wissen bzw. die Technik der Einweihungsrituale zu vermitteln.

Eines sollte sich jedoch jeder bewußt sein – der ausbildende Reiki-Lehrer ebenso wie der Schüler: Die Autorisation für eine Reiki-Einweihung erfolgt immer von »oben«. Ebenso wie Usui seine Autorisation von einer höheren Kraft erhalten hat, so erhält jeder Reiki-Lehrer die Autorisation für eine jede Reiki-Einweihung immer wieder von »oben« – und eben nicht von einem Zertifikat, einem Stück Papier.

Gleich welcher Form man sich für die Ausbildung zum Reiki-Lehrer bedient hat, wichtig ist es, sich selbst zu prüfen, sich zu fragen, ob man aufgrund seiner Erfahrung und seines Wissens schon in der Lage ist, Reiki-Seminare zu halten. Diese Selbstprüfung kann immer nur anhand eines inneren Maßstabes erfolgen. Äußere Normen, Werte und Vorstellungen können natürlich in die Selbstprüfung mit einfließen. Die Entscheidung jedoch, ob man Reiki weitergibt oder nicht, sollte einem inneren Maßstab folgend gefällt werden.

Entdeckt man nun größere Defizite, so sollte man diese natürlich erst ausgleichen. Was zu einem guten Reiki-Seminar gehört, ist subjektive Anschauung. Insofern werden die Antworten auf diese Frage sehr unterschiedlich sein. Letztendlich liegt es in der Verantwortung des einzelnen, sich hiermit auseinanderzusetzen.

Der Kern des Lehrerwissens besteht aus der Technik der Einweihungsrituale. Warum und wie eine Einweihung wirkt, wurde an anderer Stelle schon dargestellt. Es findet eine Reinigung der Aurakanäle statt. Bei einer Einweihung wird an drei beziehungsweise vier Positionen eine bewußte Reinigung vorgenommen. Dabei werden folgende Kanäle angesprochen (siehe Zeichnung Seite 250). Der Kanal vom Kronenchakra bis zum Hara, vom Hara bis hinunter zu den

Fußchakren. Dieser Kanal schneidet das Herzchakra. Von dort verläuft der andere Kanal über die Schultern zu den Handchakren.

Die Einweihungen sollten immer langsam und ohne Eile, mit dem Bewußtsein von der eigenen Instrumentalfunktion vorgenommen werden. Nimm dir Zeit. Sei dir bewußt, daß du als Mittler fungierst zwischen der »Höheren Kraft« und dem Einzuweihenden. Nicht du bist es, der die Reiki-Kraft schenkt. Du bist Kanal, bist Werkzeug. Hier nun entfaltet eine demütige innere Haltung ihre schönsten Seiten. Je mehr du dir deiner bloßen »Werkzeugfunktion« bewußt bist, je mehr du die Reiki-Kraft spürst, desto demütiger kannst du dich hingeben und die Einweihung genießen. Ja, genießen ist der richtige Ausdruck. Du gerätst während der Einweihung in einen Zustand der Hingabe und Geschehenlassens. Die Reiki-Kraft durchströmt dich.

Doch nicht nur während, auch nach den Einweihungen bist du von der Qualität der Reiki-Energie noch ergriffen. Dieses Gefühl und diese Geisteshaltung sind nicht zu beschreiben. Und jeder erlebt es auf seine Weise. Da der Reiki-Lehrer bei der Einweihung nur als Kanal fungiert, als Instrument, um das Ritual auszuführen und die Form bereitzustellen, hängt es von seiner eigenen »Reinheit« und »Bewußtheit« ab, ob er sich für diese Funktion des Kanals eignet oder nicht. Je reiner der Reiki-Kanal ist, desto reiner kann sich die Energie in die Form ergießen. Doch liegt es auch in der Natur des Rituals, daß es bei korrekter Anwendung immer zu einem Ergebnis führt. Nur die Qualität des Ergebnisses ist eben abhängig von der Qualität des Kanals. Auch hier zeigt sich, daß ein Lehrer seinen Schüler immer nur so weit bringen kann, wie er selbst gegangen ist.

Deine Schüler und du

Wo du gestern warst.
so du heute stehst.
Wo du heute stehst,
so du morgen gehst.
Tief im Innern ein jeder spürt:
Der Weg an sich
zum Licht uns führt.

Zu deinen Seminaren werden die unterschiedlichsten Menschen kommen. Es sind Menschen jeden Alters, mit unterschiedlichsten Vorstellungen, Erwartungen, Wünschen, Ängsten, Hoffnungen, Problemen und Persönlichkeiten. Kein Seminar ist wie ein anderes. Immer wieder geschieht Neues, Unbekanntes. Der Reiki-Lehrer wird also immer wieder neu reagieren und agieren müssen. Dadurch sind auch Eigenschaften gefordert, die manchmal anstrengend, aber unabdingbar sind: Toleranz und Flexibilität. Da deine Seminarteilnehmer oftmals sehr unterschiedlich sind, erfordert dies natürlich auch für dich unterschiedliches, flexibles Verhalten. Die Seminarteilnehmer können aus der »esoterischen Ecke« kommen – mit diversen Fähigkeiten wie Aurasichtigkeit oder Interessen wie Tarot, Pendeln und vieles mehr. Andererseits können es auch Menschen sein, die mit esoterischen Lebensvorstellungen noch wenig bis gar keinen Kontakt hatten und rein »zufällig« auf Reiki gestoßen sind. Diese unterschiedlichen Charaktere erfordern unterschiedliche Verhaltensweisen. Was für den Esoteriker oftmals selbstverständlich ist, ist für einen anderen nicht nachvollziehbar. Die Wahrheiten der Menschen unterscheiden sie gründlichst. Sei du dir dabei immer bewußt – auch wenn du noch so sehr von deinen Vorstellungen überzeugt bist –, daß auch du nur eine, nämlich deine Wahrheit hast. Versuche nicht, dem anderen deine Wahrheit aufzudrängen, lasse ihm seine. Wer Druck ausübt, wird meist nur das Gegenteil von dem ernten, was er bezwecken wollte. Es ist daher angebracht, sich und sein Handeln – also auch das Reiki-Seminar – als das Unterbreiten eines Angebotes zu sehen. Du bietest dich und deine Weltsicht an. Dein Angebot ist deine Persönlichkeit. Dein Angebot ist eine bestimmte Sicht von Reiki und von der Welt. Darüber, was Reiki ist, wie es wirkt, wie man es leben kann usw. Dein Angebot ist klar definiert. Deine Schüler nun haben die Entscheidungsfreiheit, sich aus deinem Angebot das auszuwählen, was sie haben möchten. Mit dieser Haltung wirst du sehr viel erfolgreicher und zufriedener im Umgang mit Menschen allgemein und natürlich auch mit deinen Seminarteilnehmern sein. Kritische oder gar ablehnende Menschen schwenken oftmals nach den ersten beiden Einweihungen um, da sie spüren, daß wirklich etwas passiert. Sie spüren angenehme Kräfte und Energien. Spätestens hier lösen sich Abwehrhaltungen in eine gespannte Erwartung dessen, was noch folgt. Auch wenn dies nicht so laufen sollte, ist dies kein Grund, sich Vorwürfe zu machen – vorausgesetzt, man agierte in der Haltung des »Angebotmachens«. Menschen müssen eben bestimmte Erfahrungen machen. Dazu kann auch die Erfahrung gehören, daß Reiki nicht das richtige ist – jedenfalls jetzt noch nicht. Dies sollte man akzeptieren. Doch sind diese Fälle Ausnahmen. Ein Reiki-Seminar ist immer etwas Besonderes – für dich und deine Seminarteilnehmer. Da die Menschen so unterschiedlich sind, sollest du auch nicht festgefahrene Erwartungen an dein Seminar aufbauen. Lasse dich lieber jedesmal neu überraschen. Sei offen!

Die Arbeit mit Reiki kann unterschiedliche Ziel beinhalten. Dies ist für jeden Menschen individuell. Man kann Reiki als

»bloße« Entspannungsmethode nutzen, sich dabei Energie zuführen, um sich einfach besser und frischer zu fühlen. Reiki kann aber auch einen Weg zur Bewußtwerdung bedeuten. In genau diesem Sinne sehe ich Reiki. Entscheidet man sich hierfür und lebt Reiki diesem Ziel entsprechend, so ist dies ein Weg mit vielen Höhen und Tiefen. Denn der Weg der Bewußtwerdung konfrontiert immer mit den eigenen Schattenseiten, unbewußten Inhalten, den eigenen Unzulänglichkeiten und Schwächen. Dies bedeutet konkret für den Reiki-Praktizierenden, daß er Situationen erfährt, die all seine Kraft erfordern. In solchen Fällen kann es sein, daß sich der Schüler an seinen Lehrer wendet. Ist dies der Fall, so liegt es am Lehrer zu entscheiden, ob er auch wirklich Hilfe leisten kann. Verfügt man über wenig psychotherapeutische Kenntnisse, so ist es immer angebracht, den Betreffenden auf professionelle Hilfe hinzuweisen. Es wäre ein Fehler zu glauben, der Titel »Reiki-Lehrer« mache einen zum potenten Helfer in jeder Situation. Andererseits ist es auch völlig normal, wenn sich ein Schüler an dich wendet, um mit dir beispielsweise über bestimmte persönliche Inhalte zu sprechen oder Fragen zu Reiki zu erörtern. Hier erweist sich nun, ob du auch wirklich bereit bist, einen Menschen auch über eine bestimmte Wegstrecke zu begleiten. Jedoch solltest du auch immer deine Grenzen kennen! Oftmals birgt die durch die Einweihung hervorgerufene Reinigungsphase tiefergehende Veränderungen beim Schüler. Während dieser Reinigungsphase können frühere Krankheiten, die nicht völlig ausgeheilt waren, nochmals auftreten, um sich letztendlich ganz aufzulösen. Oder man wird mit Emotionen aus der Kindheit konfrontiert, die man verdrängt hatte und die nun in das Bewußtsein drängen. Vor allem im emotionalen Bereich sind die ersten Wochen sehr intensiv. Man kann mit Situationen konfrontiert werden, die einen emotional beinahe überlasten. Diese und viele andere Reaktionen können, müssen aber nicht auftreten.

Wie erwähnt, können die Motivationen, Reiki zu praktizieren, vielfältig sein. Hast du eine andere Motivation als einer deiner Seminarteilnehmer, so stelle jene dar, erkläre sie. Verfalle aber nicht in die Absicht, den anderen überzeugen zu müssen. Vertraue in das Leben, in Reiki. Darin, daß sich immer das Richtige ereignet. Dies bedeutet, die unterschiedlichen Wege der Menschen zu akzeptieren.

In dir erkenne ich mich.
In mir erkennst du dich.
Dein Tun ist auch meines.
Mein Tun ist auch deines.
Ich bin du – du bist ich.
Wir erinnern uns nur nicht.

Man kann im Außen immer nur das erfahren, wofür man im eigenen Inneren eine Resonanz hat. Die Menschen in meinem Leben stellen immer einen Spiegel meiner selbst dar. Sehe ich an einem Tag nur mißgelaunte Menschen, so liegt dies nur an mir selbst. Dann nämlich bin ich in meinem Inneren selbst mißgelaunt, oder diese Erfahrung ist wichtig für meine weitere Entwicklung, so daß ich aus ihr lernen kann. Das Resonanzgesetz ist von so unermeßlicher Tragweite, daß man seine Dimensionen nur schwer verstehen kann. Solange es immer noch Menschen gibt, die andere Menschen verurteilen, die Verhaltensweisen abwerten, so haben sie noch nicht begriffen, daß sie genau hierfür in ihrem Inneren eine Resonanz besitzen und daher die Erfahrung an sich begrüßenswert ist. Welche Konsequenzen man daraus zieht, was man für sich selbst daraus lernt, ist eine andere Sache. Noch einmal: Alles, was ich erlebe, was mir widerfährt, dient nur meiner spirituellen Entwicklung. Ich kann es als solches sehen und daraus lernen, oder aber ich kann das Außen, welches mich widerspiegelt, ablehnen und verurteilen. Damit verurteile ich aber auch mich selbst, lehne ich mich selbst ab. Das gleiche gilt nun für dich und deine Seminare. Du bist der Spiegel für deine Schüler. Sie wiederum sind dein Spiegel. Ihr könnt nur voneinander lernen. In diesem Sinne rate ich von jedem moralischen Urteil ab. Sicherlich ist dies nicht einfach. Aber Entwicklung ist nun einmal nicht einfach. Ich kann mich nur dann weiterentwickeln, wenn ich Anhaltspunkte für meine Schwächen, meine Stärken und mein Verhalten habe, wenn ich mit mir selbst konfrontiert werde, um mich wirklich kennenzulernen. Es gibt hierfür keine bessere Hilfestellung als das Außen, als andere Menschen, also auch deine Seminare. Nutze den Spiegel deiner selbst und bejahe das, was ist. Daraus kannst du lernen. Man muß sich dessen bewußt sein, daß alles, was einen noch aufregt, was einen emotional unangenehm berührt, was man ablehnt, noch immer einen Aspekt seiner selbst darstellt, welchen man noch nicht in das Leben integriert hat, woraus man noch lernen muß. Der Mensch ist Teil der Einheit! Er ist zwar in seinem Bewußtsein scheinbar von seiner Umwelt getrennt, doch ist ein Aspekt des Weges der Bewußtwerdung, daß dieses Getrenntsein als eine Illusion erkannt wird: Alle Menschen gehören zur Einheit, sind eine Einheit. Alle Menschen sind auf unbewußter Ebene miteinander verbunden, da sie ja zur Einheit gehören. Einst werden wir alle wieder in die Einheit zurückkehren und feststellen, daß wir niemals getrennt waren, daß unser scheinbar getrenntes Bewußtsein Teil eines größeren ist, welches alle umfaßt. Insofern ist die Aussage »Ich bin du – du bist ich« nichts anderes als der verkürzt formulierte Inhalt für die Einheit alles Seienden.

Diese und andere Aussagen werden in Esoterikkreisen mit

schöner monotoner Gleichmäßigkeit wiederholt. Beobachtet man aber das Verhalten mancher sogenannter »Esoteriker«, so muß man feststellen, daß sie ihre eigenen Worte nicht verstehen. Würden sie verstehen, was sie sagen, so könnten sie niemals Grabenkämpfe und Auseinandersetzungen derart führen, wie man sie manchmal registrieren kann. Der eine versucht den anderen von der eigenen, besseren Wahrheit zu überzeugen. Klappt dies nicht, so bezeichnet man sich gegenseitig als ignorant und unwissend. Selbst im Kreise der Reiki-Leute ist dies festzustellen. Man denke nur an die Auseinandersetzungen um das »wahre, richtige, traditionelle« Reiki, wie sie von den großen Organisationen oder manchen Reiki-Lehrern geführt werden. Bei jedem Streit bekämpfe ich jedoch immer nur mich selbst, bekämpfe Teile meiner Persönlichkeit, die ich noch nicht integriert habe. Es gibt nun einmal nicht die *eine* Wahrheit. Es gibt so viele Wahrheiten, wie es Menschen gibt. Jeder hat seine eigene Erfahrung gemäß seinem bisherigen Entwicklungsstand. Daraus ergibt sich für jeden die eigene Wahrheit, die es zu respektieren gilt. Alle Wahrheiten sind Teil der Einheit. Alle Wahrheiten sind gleichwertig. Wer dies eingesehen hat, hört auf, andere zu bekämpfen. Er wird auch erkennen, daß andere immer nur ihn selbst widerspiegeln. Dieses Spiegelbild gilt es zu akzeptieren. Nur wenn ich mein Spiegelbild akzeptieren kann, kann ich auch mich akzeptieren. Jeder Kampf im Außen ist »Tötung« des eigenen Selbst. Solange die Menschen dies noch nicht eingesehen haben, solange wird der »Kampf« nicht enden – gleichgültig auf welcher Ebene, in welcher Form er ausgetragen wird. Dies hier ist meine Meinung, ist meine Wahrheit. Ich biete sie an. Du kannst sie übernehmen oder nicht. Die Entscheidung liegt bei dir.

Seminare

Im folgenden nun möchte ich einige Anregungen zur Seminargestaltung geben. Natürlich muß man offiziell bekanntgeben, daß man beabsichtigt, Reiki-Seminare zu veranstalten. Dies kann beispielsweise in Form von Annoncen in einschlägigen Publikationen (überregionale esoterische Zeitschriften, Stadtillustrierte) erfolgen, über Handzettel, die man bei esoterischen Treffen auslegt, bei einem Informationsseminar an der Volkshochschule oder vergleichbaren Gelegenheiten. Wichtig ist aber vor allem, daß man durch seine Seminare zufriedene Reiki-Praktizierende gewinnt. Diese werden zum nächsten Seminar wiederkommen und auch Weiterempfehlungen an Bekannte geben. Irgendwann hat man sich so einen Stamm an Reiki-Praktizierenden aufgebaut, mit denen sich gut arbeiten läßt. So kann man auch einen Reiki-Kreis gründen und dort regelmäßig Hilfestellungen geben und Fragen erörtern.

Seminare müssen natürlich geplant sein. Man muß sich eine Liste von Inhalten anfertigen, die man vermitteln möchte, und sollte sich auch im klaren darüber sein, auf welche Weise dies weitergegeben werden soll. Auch die Seminarstruktur, der Aufbau ist von Bedeutung. Denke immer daran, daß du derjenige bist, der leitet, der durch das Seminar führt.

Zu Beginn eines Seminars gibt es immer Anlaufphasen, die aber nicht unangenehm sein müssen. Man stellt sich gegenseitig vor, berichtet über Reiki, wie man dazu gekommen ist und anderes. Bei einer Tasse Tee, einer Kleinigkeit zu essen wird die angespannte Atmosphäre schnell abgebaut.

Das Seminar zum ersten Grad wird meist an ein oder zwei Tagen veranstaltet. Beides hat Vor- und Nachteile. Veranstaltest du das Seminar an einem Tag, so wirst du dich auf das Wesentliche beschränken müssen. Dies kann auch sehr an-

strengend sein, da ja relativ viel Informationsstoff weitergegeben werden muß.

Ein Seminar über zwei Tage bietet Raum für zusätzliche Inhalte wie eigene Erfahrung und Esoterik. Oder man geht auf
konkrete Problemstellungen der Seminarteilnehmer ein. Eines ist jedoch klar: Wenn sich ein Reiki-Lehrer nach einem
Seminar nicht leer fühlt, so hat er nicht alles weitergegeben,
was er von sich hätte geben können. Das Gefühl der Leere
ist ein sicheres Zeichen dafür, daß intensiver Austausch stattgefunden hat. Sowohl auf bewußter als auch auf unbewußter
Ebene.

Beim ersten Grad sollten folgende Inhalte vermittelt werden:
Geschichte des Reiki, was ist Reiki, wie wirkt Reiki, was geschieht bei den Einweihungen, was sind Einweihungen, welche Fähigkeiten werden durch die Einweihungen erlangt,
Reiki und Heilung, Krankheit, Reiki-Lebensregeln, Reiki als
Zeremonie, Chakrenlehre/Chakrenausgleich, Ganzbehandlung, Aufgabenbereich des ersten Grades. Dies sind also
grundsätzliche Themen, die angesprochen werden sollten.
Daneben kann man immer noch Akzente setzen, die einem
persönlich als wichtig erscheinen.

Beim ersten Grad müssen vor allem deshalb viele Informationen vermittelt werden, weil nicht alle Seminarteilnehmer
schon Reiki-Bücher gelesen, nicht alle den gleichen Entwick-
lungs- oder Kenntnisstand haben. Die Inhalte werden zwischen den vier Einweihungen vermittelt. Bei der Einweihung
kann man im Hintergrund Entspannungsmusik laufen lassen.
Hat man genügend Zeit (eingeplant), so kann das Seminar
auch durch (geführte) Meditationen, Atemtechnikübungen,
Tanzmeditationen oder ähnliches aufgelockert werden. Die
Entscheidung hierüber liegt bei dir.

Beim zweiten Grad, der meist an einem Tag veranstaltet wird,
müssen folgende Inhalte vermittelt werden: Was sind und

wie funktionieren Symbole und Mantren, wie werden die Symbole des Reiki gezeichnet, wie werden sie angewendet, welche Wirkung haben die Symbole, Techniken zur Symbolanwendung, was passiert bei den Einweihungen zum zweiten Grad, der Aufgabenbereich des zweiten Grades, Entwicklungspotential, psychologisches Grundwissen und so weiter. Man kann zu Beginn des Seminars über die Erfahrungen mit dem ersten Grad sprechen. Natürlich auch darüber, wie man zu Reiki gekommen ist.

Beim dritten Grad, der oftmals an ein bis drei Tagen veranstaltet wird, sollten folgende Inhalte vermittelt werden: Meistersymbol und die Anwendung, Wesen und Wirkung des Meistersymbols, der Aufgabenbereich des dritten Grades.

Beim vierten Grad, dem Lehrergrad, sollten zumindest folgende Inhalte vermittelt werden: Einweihungsrituale der acht Einweihungen, Seminargestaltung, auftretende Probleme bei Seminaren.

Die konkrete Ausgestaltung der Seminare bleibt dem Reiki-Lehrer vorbehalten. Es gibt hier – neben den notwendigen Inhalten des jeweiligen Grades – keine Muß-Vorschriften. Diese Muß-Vorschriften werden nur dann von mancher Seite deklariert, wenn dahinter die Bestrebung steht, Reiki in der Gesellschaft zu institutionalisieren. Dieser Weg ist in Ordnung. Allerdings neigen die Vertreter desselben zu einer Dogmatisierung ihrer Vorstellungen und zur Ausgrenzung Andersdenkender. Hier werden also die gleichen Fehler begangen und Verhaltensmuster gezeigt, wie sie seit Menschengedenken existieren. Doch sind es nicht genau jene Dogmen, die man einst hoffte aufzubauen, und die man jetzt selbst wieder unter einem anderen Namen errichtet?!

Zur Veröffentlichung der Einweihungsrituale

Es können viele Gründe für und auch viele Gründe gegen die Veröffentlichung von sogenanntem »Geheimwissen« angeführt werden. Ebenso verhält es sich mit der Veröffentlichung der Reiki-Symbole und der Einweihungsrituale. Als vor wenigen Jahren das Meistersymbol in einem Buch veröffentlicht wurde, gab es – wie nicht anders zu erwarten – die gegensätzlichsten Reaktionen. Die einen verurteilten diese Veröffentlichung, die anderen begrüßten sie. Die unterschiedlichsten Standpunkte wurden mit Vehemenz vertreten. Die Relativität von Wahrheit und gutem oder schlechtem Verhalten dürfte wohl mittlerweile genügend dargestellt worden sein. Insofern behaupte ich nicht, daß diese Veröffentlichung richtig oder falsch ist. Sie *ist* einfach.

Die eigene Meinung in angemessener Form zu vertreten, damit Kommunikation stattfindet, ist grundsätzlich zu fördern. So wird auch die völlige Offenlegung von Reiki, wie es in diesem Buch geschieht, wohl genügend Diskussionsstoff liefern. Ich würde mir jedoch wünschen, daß diese Diskussion in einer Form stattfindet, die einem Reiki-*Meister* angemessen ist. Wer hierzu nicht in der Lage ist, der sollte sich eingehend prüfend, welche Motivationen er bezüglich Reiki hat. Ich verstehe nicht, wovor manche Reiki-Lehrer so große Angst haben. Und Angst in irgendeiner Form muß es ja sein. Denn destruktive Kräfte, die sich in Aggression und Streitsucht äußern, basieren immer auf Angst. Ist es vielleicht die Angst davor, den eigenen Status schwinden zu sehen? Davor, daß der Nimbus des »Großstadtgurus« schwindet? Ist es die Angst vor dem Mißbrauch von Reiki? Doch was ist Mißbrauch? Zudem ist Reiki an sich nicht zu mißbrauchen. Ist es die Angst davor, daß dieses Wissen in falsche Hände gerät und dadurch anderen Menschen Schaden zugefügt wird? Da frage ich mich, ob die Hände des anderen wirklich »falscher« sind als die meinen?! Wenn diese Antwort mit ja ausfällt, so bedeutet dies, daß man in seiner Entwicklung noch weiter vom Christus-Bewußtsein entfernt ist, als man sich zugestehen möchte.

Zudem kann vom Menschen alles in dieser Welt für Zwecke verwendet werden, die gegensätzliche Ergebnisse hervorbringen. So kann eine Rasierklinge zweckgemäß zum Rasieren des Bartes verwandt werden oder auch dazu, einem anderen Menschen absichtlich zu schaden. Doch wer trägt nun die Verantwortung für diese Tat? Derjenige, der die Rasierklinge erfunden hat? Derjenige, der sie hergestellt hat? Derjenige, der sie im Laden zum Verkauf anbietet? Oder vielleicht derjenige, der sie zweckentfremdet benutzt hat? Diese Antwort dürfte wohl zum einen eindeutig, zum anderen aber auch äußerst schwierig sein!

Der Mensch muß lernen, mit den Dingen des Lebens zum Wohle der Menschheit umzugehen. Wer die Fehltritte anderer (und somit deren Lernmöglichkeiten) vermeiden will, der muß alle »Rasierklingen« verbieten. Genauso ist es mit dem Reiki-Wissen. Wenn wirklich einem Menschen »Schlechtes« (wer wagt dies endgültig zu definieren?!) durch einen Reiki-Lehrer widerfährt, der kann auch nicht dem guten Herrn Usui oder allen anderen Reiki-Lehrern, die nach ihm gewirkt haben, die alleinige Verantwortung hierfür zuschieben. Auch wird wohl niemand auf die Idee kommen, Jesus Christus für die Greueltaten der christlichen Kirche verantwortlich zu machen. Für das Zustandekommen eines Ereignisses sind immer alle Beteiligten verantwortlich. So sind wir alle für die Welt verantwortlich.

Persönliche Erfahrungen kann man immer nur dann machen, wenn man hierfür eine Resonanz besitzt. Insofern muß man auch für persönliche Erfahrungen die Verantwortung übernehmen. Doch stellt sich letztendlich die Frage, ob der Rasierklingenhersteller die Verantwortung für den zweckentfremdeten Gebrauch seines Produktes übernehmen muß? Aus globaler Sicht trägt er wie alle anderen Menschen hierfür Verantwortung. Dies liegt in der Grundbedingung unseres Daseins begründet: Die Erbsünde trägt jeder Mensch. Sünde bedeutet nichts anderes als »getrennt sein«. Getrennt von der Einheit. Und dies sind alle Menschen. Insofern trägt jeder Mensch die gleiche Schuld beziehungsweise Last. Doch aus persönlicher Sicht kann die Verantwortung für den zweckentfremdeten Gebrauch der Rasierklinge eben nur der tragen, der sie zweckentfremdet gebraucht hat. In unserem Falle also nicht der Hersteller. Und hier greift das Gesetz von Ursache und Wirkung, das Karmagesetz. Niemand kann für das persönliche Handeln eines anderen auch persönlich verantwortlich gemacht werden. Karma in diesem Sinne baut sich nur auf, wenn man einen Menschen gegen seinen eigentlichen Willen dazu bringt, Dinge zu tun, die anderen zum Schaden gereichen, oder wenn man ihn bewußt in seiner Würde verletzt. Ist dies nicht der Fall, so liegt die Verantwortung immer beim Handelnden.

Welche Argumente man gegen die Veröffentlichung des Reiki-Wissens anführen mag, es sind meines Erachtens immer Argumente, die als Basis persönliche Ängste haben. Doch Angst beengt. Angst will an den vorhandenen Strukturen festhalten, will Neues nicht zulassen, will Entwicklung verhindern. Liebe dagegen bedeutet Offenheit, die Fähigkeit, sich auf den anderen einzulassen und auch die Fähigkeit, sich zu öffnen und andere hereinzulassen – und zwar bedingungslos. Das ist Liebe. Und Reiki ist doch der Weg der Liebe!? Sind Offenheit und Vertrauen nicht auch Qualitäten des vielbeschworenen Wassermannzeitalters? Warum tut man sich denn so schwer, wenn es darum geht, sich in die eigenen

Karten schauen zu lassen? Warum muß man immer etwas vor anderen verbergen? Wer zu dieser Offenheit nicht fähig ist, sollte sich dazu hinentwickeln, ansonsten hemmt dies die ganze persönliche Entwicklung. Und damit meine ich nun konkret jeden, nicht nur Reiki-Lehrer.

Ein wichtiger Grund für die erstmalige Offenlegung Reikis ist die bisher fehlende Transparenz. Viele Reiki-Lehrer sind sehr unsicher – auch wenn sie dies ihren Seminarteilnehmern gegenüber geschickt verbergen. Aus vielen Gesprächen mit Reiki-Lehrern habe ich erfahren, daß große Unsicherheiten bezüglich der Symbolschreibweisen und Wissensdefizite bezüglich der Einweihungsrituale vorhanden sind. So fragen sich manche Reiki-Lehrer, ob das Wissen, welches sie erhalten haben, auch korrekt ist. Die Offenlegung des Reiki-Wissens kann hier nun für viele Reiki-Lehrer nützlich sein. Es ist zumindest ein Vergleich möglich.

Durch die Veröffentlichung des Lehrerwissens haben jene Menschen, die die Meistereinweihung erhalten, jedoch noch kein Lehrerseminar besucht haben, die Möglichkeit, das Lehrerwissen aus diesem Buch zu erwerben.

Wer sich dies zutraut, der hat mit dem vorliegenden Buch eine fundierte Grundlage. Das Wissen ist hierdurch bereitgestellt. Natürlich sollte man sich noch intensiver mit den hier angesprochenen Bereichen beschäftigen. Das Werk von C. G. Jung sei hier besonders empfohlen. Ebenso die hermetische, esoterische Philosophie, die sich in den esoterischen Grundgesetzen äußert. Diese manifestieren sich täglich in unserem Leben. Ob wir davon wissen oder nicht. Es liegt nun am jeweiligen Menschen, das vorliegende Wissen auch mit persönlichen Erfahrungen zu füllen. So kann das ganze Leben nach den psychologischen und esoterischen Gesichtspunkten untersucht werden, wie sie hier dargestellt sind.

Die Einweihungsrituale an sich sind nicht schwer zu erlernen. Die Entwicklung der Persönlichkeit dahin, daß man sich nach eingehender Selbstprüfung zutraut, Reiki weiterzugeben, liegt bei jedem selbst. Diese Verantwortung kann von niemandem abgenommen werden. Dies ist nicht als Aufforderung zu verstehen, das Buch durchzulesen und zwei Wochen später einzuweihen. Doch wird es wohl Reiki-Meister geben, die nach intensiver Beschäftigung mit dem vorliegenden Wissen auch Reiki weitergeben, ohne ein Lehrerseminar besucht zu haben. Diesen möchte ich eingehende Selbstprüfung anraten. Wer sich seiner selbst jedoch sicher ist, der sollte sich auch seiner Verantwortung für sein Handeln bewußt sein. Und wenn er sein Handeln bezüglich Reiki verantworten kann, so wünsche ich ihm diesbezüglich viel Erfolg. Allen anderen sei angeraten, ein Lehrerseminar zu besuchen und die notwendigen Entwicklungen zu vollziehen.

Die Qualität des vorliegenden Wissens ist hochwertig. Aus vielen Berichten von anderen Reiki-Lehrern über deren Lehrerausbildung weiß ich, daß diese Qualität oftmals nicht erreicht wird. Insofern schließt dieses Buch auch eine Lücke und bietet einen Standard, der vielen Reiki-Lehrern hilfreich sein wird. Zudem wird es Reiki-Einsteigern oder Praktizierenden des ersten oder zweiten Grades äußerst hilfreich sein, das zu überblicken, was auf sie zukommt und so zu erkennen, welchen Prozeß man gerade vollzieht.

Wer mit der Welt nicht ein-verstanden ist,
der hat das Eine nicht verstanden!

Die Einweihung in die verschiedenen Reiki-Grade

Im folgenden nun sind die Einweihungen Schritt für Schritt dargestellt. Diese Übersicht soll dir eine Orientierung sein, da sehr viele Varianten der Rituale im Umlauf sind. Den persönlichen Kontakt zu einem Lehrer, den Austausch mit anderen Lernenden kann diese Darstellung jedoch nicht ersetzen. Nimm dir Zeit, die Form zu lernen und eine Beziehung dazu aufzubauen. Sich wiederholende Begriffe werden mit einer Abkürzung dargestellt.

Abkürzungen

E   = Einzuweihender
CR = Symbol Choku Rei
SH = Symbol Sei Heki
HS = Symbol Hon Sha Ze Sho Nen
DK = Symbol Dai Komio

Zur Vorbereitung auf die Einweihung sollte man folgendes beachten: Bevor du mit der Einweihung beginnst, gehe für einige Minuten in dich. Wende das Meistersymbol, das Dai Komio, zu deinem Schutz an und nimm bewußt Kontakt mit der Reiki-Energie auf. Nun zentriere dich in deinem Hara. Dies ist dein spiritueller Schwerpunkt. Diese Zentrierung gilt es, die ganze Einweihung über aufrechtzuerhalten. Gleichzeitig versuche, die Reiki-Kraft zu spüren. Wenn dies gelungen ist, kannst du mit der Einweihung beginnen.

Bei einer Einweihung achte grundsätzlich darauf, daß die Finger deiner Hände sich berühren. Zudem stelle dir immer vor, daß die Reiki-Energie wie ein Laser aus deinem Handchakra fließt.

Wenn im folgenden geschrieben wird, daß zum Beispiel ein Mantra gesprochen werden soll, so findet das immer *innerlich* statt. Bei einer Einweihung wird niemals auch nur ein Wort laut gesprochen, sondern immer innerlich.

Ein Kernelement innerhalb jedes Einweihungsrituals ist die sogenannte »Einheit«. Die Einheit ist eine Kombination aus dem Hon Sha Ze Sho Nen, dem Dai Komio und dem »Atmen«. HS und DK werden innerhalb dieser Einheit visualisiert und als Mantra je dreimal »innerlich« gesprochen. Dann »atmet« man. »Atmen« bedeutet immer, vier bewußte Atemzüge auszuführen, wobei die beiden letzten Atemzüge tiefer sind als die ersten und ein »Energiestoß« übertragen wird. Im folgenden Text ist diese Einheit immer dargestellt als: HS, DK und Atmen.

Also: Wenn diese Einheit ausgeführt wird, dann visualisiere ich zuerst das HS, spreche das Mantra, dann visualisiere ich das DK und spreche das Mantra. Nun atme ich. Das bedeutet, daß ich vier Atemzüge bewußt ausführe. Beim dritten und vierten Atemzug, die etwas länger und tiefer sind als die ersten beiden, übertrage ich Energie. Energie übertragen ist ein Bewußtseinsakt. Stelle dir vor, wie ein Energiestoß von deiner Hand ausgeht.

Beim dritten Atemzug gibst du Reiki-Energie, die dann frei fließen kann. Die Reiki-Kraft wird sich in weiser Voraussicht dorthin bewegen, wo sie benötigt wird. Der Energiestoß des vierten Atemzuges reinigt nun die Aurakanäle des Einzuweihenden. Dies mußt du dir visualisieren. Welchen Kanal du jeweils reinigen mußt, ist in Klammern angegeben. Nochmals: Mit dem dritten Atemzug wird Energie übertragen. Diese läßt du frei fließen. Beim vierten Atemzug überträgst du ebenfalls Energie. Jedoch lenkst du diese, indem du dir mit deiner mentalen Kraft vorstellst, wie sie durch die jeweiligen Kanäle fließt.

Zudem wirst du bei einer Einweihung durch dein inneres Auge feststellen, wo die Problemzonen und Energieblockaden beim Einzuweihenden sind. Wenn es dir deine Intuition sagt, dann halte auch einmal inne und widme einem Bereich besondere Beachtung. Diesem kannst du dann mehrmals Energie geben. Fahre danach mit dem Ritual fort.

Es kann auch sein, daß du Lichtwesen wahrnimmst, die dich bei der Einweihung unterstützen und dich leiten. Folge auch hier deiner inneren Stimme und deiner Intuition.

Folgende Kanäle werden bei einer Reiki-Einweihung gereinigt: Der Kanal vom Kronenchakra hinunter zum Hara. Vom Hara hinauf zum Herzchakra. Vom Herzchakra über die Schultern zu den Handchakren. Bei der Fußeinweihung reinigst du die Kanäle von den Fußchakren über die Beine hoch zum Hara. Somit ist eine Verbindung zwischen den oberen und unteren Kanälen hergestellt.

Diesen Reinigungsvorgang gilt es zu visualisieren. Man visualisiert die Auflösung von eventuellen Blockaden und Störungen. Danach stellt man sich vor, wie die Energie durch die gereinigten Kanäle fließt. Neben diesen bewußten Reinigungsvorgängen ist es wichtig, sich in einem mental formlosen Zustand zu befinden, der während der Einweihung aufrechterhalten wird. Dieser Zustand ist gekennzeichnet von einem Sich-Hingeben und Sich-Leitenlassen. Man *ist* und führt aus, ohne bewußt zu denken.

Aurakanäle

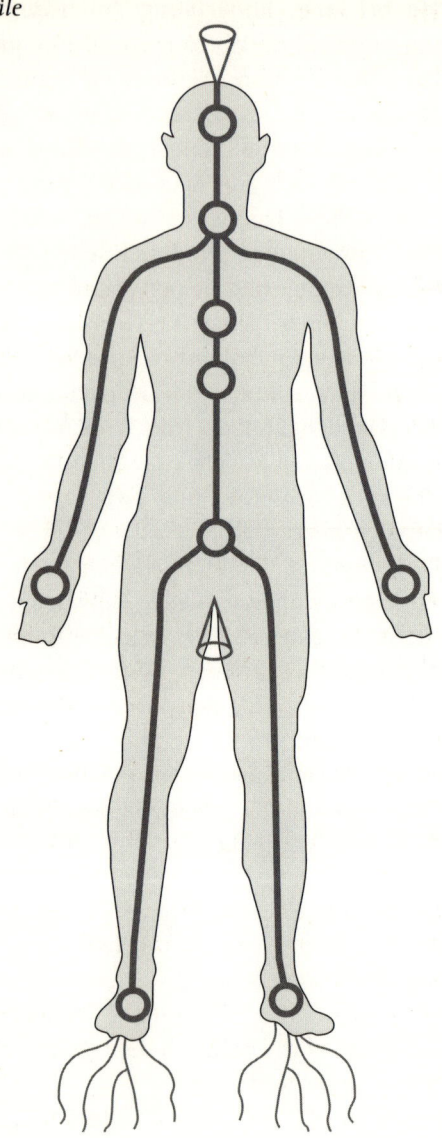

Die vier Einweihungen
des ersten Reiki-Grades

1. Einweihung

1   ich trete 1–3 Meter hinter die Person, den Einzuweihenden

ich hebe beide Arme nach oben und stelle Energiekontakt zu meinem Höheren Selbst und den Lichtwesen her – zudem gehe ich in meine Meisterenergie

ich bedanke mich (beispielsweise bei meinem Höheren Selbst), jene Person einweihen zu dürfen

nun falte ich meine Hände vor dem Hara

ich spreche dreimal den Namen des Einzuweihenden innerlich und sage: Ich komme. (innerlich)

nun trete ich hinter den Einzuweihenden und glätte seine Aura dreimal

jetzt nehme ich meine linke Hand nach oben (Kontakt)

nun zeichne ich das HS vertikal-seitlich-rechts in einer Größe von 20 Zentimeter in das Kronenchakra (dabei achte ich darauf, daß die 20 cm eingehalten werden, daß das Symbolende am Kopf aufsetzt und daß sich keine Symbolteile überkreuzen bzw. schneiden)

dreimal Mantra HS sprechen

nun zeichne ich das Choku Rei in das Kronenchakra ein (die Hand ist dabei wie zu einer Kralle gekrümmt) – und spreche dreimal Mantra CR

mit demselben Arm hole ich aus und bringe Energie ein

(dies bedeutet, daß ich mir vorstelle, wie ich Energie »schaufle«)

nun lege ich meine Hand auf das Kronenchakra des E

HS, DK und Atmen (beim dritten Atemzug frei fließen lassen, beim vierten die bewußte Kanalreinigung: vom Kronenchakra hinunter zum Hara, hoch zum Herzchakra, vom Herzchakra über die Schulter zu den Handchakren)

2 nach vorne gehen

3 Fußeinweihung: ich knie mich hin, lege beide Hände auf die Fußchakren des Einzuweihenden

HS, DK und Atmen (beim dritten Atemzug frei fließen lassen, beim vierten die bewußte Kanalreinigung: von den Fußchakren über die Beine hoch zum Hara – hinab zu den Füßen und visualisieren, daß der E mit der Erde verwurzelt wird)

4 Hände des E zusammenführen und wie zum Gebet falten

5 die beiden Daumen des Einzuweihenden werden von der linken Hand umfaßt, d. h. mein linker Daumen liegt auf den Daumen des E und meine linke Hand umfaßt seine beiden Hände

6 nun zeichne ich das Choku Rei auf die Fingerspitzen des E und spreche dreimal Mantra CR

7 die restlichen 4 Fingerpaare (die Daumen halte ich immer noch umschlossen) des E mit den eigenen 5 Fingern der rechten Hand berühren

ich muß wirklich alle Finger des E berühren

8 HS, DK und Atmen (beim dritten Atemzug frei fließen lassen, beim vierten die bewußte Kanalreinigung: von den Händen bis zum Herzchakra, runter zum Hara, hoch zum Kronenchakra)

9 meine linke Hand bleibt, wo sie ist, meine rechte Hand umfaßt die linke Hand des Einzuweihenden, und mein Daumen umfaßt die vier Fingerspitzenpaare des E

10 HS, DK und Atmen (beim dritten Atemzug frei fließen lassen, beim vierten die bewußte Kanalreinigung: von den Händen bis zum Herzchakra, runter zum Hara, hoch zum Kronenchakra)

11 die Hände des E auf sein Stirnchakra legen

12 ich lege meine linke Hand auf mein Hara

13 meine rechte Hand zeichnet das Choku Rei auf das Herzchakra des E (meine Hand verbleibt in dieser Position), dreimal Mantra CR

14 meine Zunge zeichnet Choku Rei auf Kehlchakra des E (mit geschlossenem Mund), dreimal Mantra CR
meine linke Hand verbleibt auf meinem Hara, meine rechte nehme ich vom Herzchakra des E weg

15 einmal über Kronenchakra des E blasen
einmal von Herz- bis Kronenchakra des E blasen
einmal über Kronenchakra des E blasen – die Verbindung von Kronen- und Herzchakra visualisieren

16 Hände des E auf seine Beine legen – ca. 2 Meter zurücktreten

17 meine linke Hand nach oben (Kontakt)

18 mit der rechten Hand Choku Rei in Körpergröße des E zeichnen

19 mit beiden Armen ausholen und das gezeichnete CR dem E zuschieben – dreimal Mantra CR

20 Bedanken (bei E, daß man ihn einweihen durfte)

Alle nun folgenden Einweihungen des ersten Grades sind nur noch Modifizierungen der ersten Einweihung. Es gibt nur noch kleinere Veränderungen. Das, was sich im folgenden von der ersten Einweihung unterscheidet, ist kursiv gedruckt.

2. Einweihung

1   ich trete 1–3 Meter hinter die Person, den Einzuweihenden

ich hebe beide Arme nach oben und stelle Energiekontakt zu meinem Höheren Selbst und den Lichtwesen her – zudem gehe ich in meine Meisterenergie

ich bedanke mich (beispielsweise bei meinem Höheren Selbst), jene Person einweihen zu dürfen

nun falte ich meine Hände vor dem Hara

ich spreche dreimal den Namen des Einzuweihenden innerlich und sage: Ich komme. (innerlich)

nun trete ich hinter den Einzuweihenden und glätte seine Aura dreimal

jetzt nehme ich meine linke Hand nach oben (Kontakt)

nun zeichne ich das HS vertikal-seitlich-rechts in einer Größe von 20 Zentimeter in das Kronenchakra (dabei achte ich darauf, daß die Größe eingehalten wird, daß das Symbolende am Kopf aufsetzt und daß sich keine Symbolteile überkreuzen bzw. schneiden)

dreimal Mantra HS sprechen

nun zeichne ich das Choku Rei in das Kronenchakra ein (die Hand ist dabei wie zu einer Kralle gekrümmt) – und spreche dreimal Mantra CR

mit demselben Arm hole ich aus und bringe Energie ein (dies bedeutet, daß ich mir vorstelle, wie ich Energie »schaufle«)

nun lege ich meine Hand auf das Kronenchakra des E

HS, DK und Atmen (beim dritten Atemzug frei fließen lassen, beim vierten die bewußte Kanalreinigung: vom Kronenchakra hinunter zum Hara, hoch zum Herzchakra, vom Herzchakra über die Schulter zu den Handchakren)

*meine beiden Daumen lege ich auf die Medulla des E und
meine Hände um den Kopf des E*

*HS, DK und Atmen (beim dritten Atemzug frei fließen
lassen, beim vierten die bewußte Kanalreinigung: vom
Kronenchakra runter zum Hara, hoch zum Herzchakra,
über die Schulter zu den Handchakren)*

2 nach vorne gehen

3 Fußeinweihung: ich knie mich hin, lege beide Hände auf
die Fußchakren des Einzuweihenden

HS, DK und Atmen (beim dritten Atemzug frei fließen
lassen, beim vierten die bewußte Kanalreinigung: von
den Fußchakren über die Beine hoch zum Hara – hinab
zu den Füßen und visualisieren, daß der E mit der Erde
verwurzelt wird)

4 Hände des E zusammenführen und wie zum Gebet falten

5 die beiden Daumen des Einzuweihenden werden von der
linken Hand umfaßt, d. h., mein linker Daumen liegt auf
den Daumen des E und meine linke Hand umfaßt seine
beiden Hände

6 nun zeichne ich das Choku Rei auf die Fingerspitzen des
E und spreche dreimal Mantra CR

7 die restlichen 4 Fingerpaare (die Daumen halte ich immer
noch umschlossen) des E mit den eigenen 5 Fingern der
rechten Hand berühren

ich muß wirklich alle Finger des E berühren

8 HS, DK und Atmen (beim dritten Atemzug frei fließen
lassen, beim vierten die bewußte Kanalreinigung: von
den Händen bis zum Herzchakra, runter zum Hara, hoch
zum Kronenchakra)

9 meine linke Hand bleibt, wo sie ist, meine rechte Hand
umfaßt die linke Hand des Einzuweihenden, und mein
Daumen umfaßt die vier Fingerspitzenpaare des E

10 HS, DK und Atmen (beim dritten Atemzug frei fließen

lassen, beim vierten die bewußte Kanalreinigung: von den Händen bis zum Herzchakra, runter zum Hara, hoch zum Kronenchakra)

11 die Hände des E auf sein Stirnchakra legen

12 ich lege meine linke Hand auf mein Hara

13 meine rechte Hand zeichnet das Choku Rei auf das Herzchakra des E (meine Hand verbleibt in dieser Position), dreimal Mantra CR

14 meine Zunge zeichnet Choku Rei auf Kehlchakra des E (mit geschlossenem Mund), dreimal Mantra CR
meine linke Hand verbleibt auf meinem Hara, meine rechte nehme ich vom Herzchakra des E weg

15 einmal über Kronenchakra des E blasen
einmal von Herz- bis Kronenchakra des E blasen
einmal über Kronenchakra des E blasen – die Verbindung von Kronen- und Herzchakra visualisieren

16 Hände des E auf seine Beine legen – ca. 2 Meter zurücktreten

17 meine linke Hand nach oben (Kontakt)

18 mit der rechten Hand Choku Rei in Körpergröße des E zeichnen

19 mit beiden Armen ausholen und das gezeichnete CR dem E zuschieben – dreimal Mantra CR

20 Bedanken (bei E, daß man ihn einweihen durfte)

3. Einweihung

1 ich trete 1–3 Meter hinter die Person, den Einzuweihenden
ich hebe beide Arme nach oben und stelle Energiekontakt zu meinem Höheren Selbst und den Lichtwesen her – zudem gehe ich in meine Meisterenergie

ich bedanke mich (beispielsweise bei meinem Höheren Selbst), jene Person einweihen zu dürfen
nun falte ich meine Hände vor dem Hara
ich spreche dreimal den Namen des Einzuweihenden innerlich und sage: Ich komme. (innerlich)
nun trete ich hinter den Einzuweihenden und glätte seine Aura dreimal
jetzt nehme ich meine linke Hand nach oben (Kontakt)
nun zeichne ich das HS vertikal-seitlich-rechts in einer Größe von 20 Zentimeter in das Kronenchakra (dabei achte ich darauf, daß die Größe von 20 Zentimeter eingehalten wird, daß das Symbolende am Kopf aufsetzt und daß sich keine Symbolteile überkreuzen bzw. schneiden)
dreimal Mantra HS sprechen
nun zeichne ich das Choku Rei in das Kronenchakra ein (die Hand ist dabei wie zu einer Kralle gekrümmt) – und spreche dreimal Mantra CR
mit demselben Arm hole ich aus und bringe Energie ein (dies bedeutet, daß ich mir vorstelle, wie ich Energie »schaufle«)
nun lege ich meine Hand auf das Kronenchakra des E
HS, DK und Atmen (beim dritten Atemzug frei fließen lassen, beim vierten die bewußte Kanalreinigung: vom Kronenchakra hinunter zum Hara, hoch zum Herzchakra, vom Herzchakra über die Schulter zu den Handchakren)
meine beiden Daumen lege ich auf den 7. Halswirbel (dies ist jener, der etwas hervorsteht) des E, und meine Hände lege ich auf die Schulter des E
HS, DK und Atmen (beim dritten Atemzug frei fließen lassen, beim vierten die bewußte Kanalreinigung: vom Kronenchakra runter zum Hara, hoch zum Herzchakra, über die Schulter zu den Handchakren)

2 nach vorne gehen

3 Fußeinweihung: ich knie mich hin, lege beide Hände auf die Fußchakren des Einzuweihenden

HS, DK und Atmen (beim dritten Atemzug frei fließen lassen, beim vierten die bewußte Kanalreinigung: von den Fußchakren über die Beine hoch zum Hara – hinab zu den Füßen und visualisieren, daß der E mit der Erde verwurzelt wird)

4 Hände des E zusammenführen und wie zum Gebet falten

5 die beiden Daumen des Einzuweihenden werden von der linken Hand umfaßt, d. h., mein linker Daumen liegt auf den Daumen des E und meine linke Hand umfaßt seine beiden Hände

6 nun zeichne ich das Choku Rei auf die Fingerspitzen des E und spreche dreimal Mantra CR

7 die restlichen 4 Fingerpaare (die Daumen halte ich immer noch umschlossen) des E mit den eigenen 5 Fingern der rechten Hand berühren

ich muß wirklich alle Finger des E berühren

8 HS, DK und Atmen (beim dritten Atemzug frei fließen lassen, beim vierten die bewußte Kanalreinigung: von den Händen bis zum Herzchakra, runter zum Hara, hoch zum Kronenchakra)

9 meine linke Hand bleibt, wo sie ist, meine rechte Hand umfaßt die linke Hand des Einzuweihenden, und mein Daumen umfaßt die vier Fingerspitzenpaare des E

10 HS, DK und Atmen (beim dritten Atemzug frei fließen lassen, beim vierten die bewußte Kanalreinigung: von den Händen bis zum Herzchakra, runter zum Hara, hoch zum Kronenchakra)

11 die Hände des E auf sein Stirnchakra legen

12 ich lege meine linke Hand auf mein Hara

13 meine rechte Hand zeichnet das Choku Rei auf das

Herzchakra des E (meine Hand verbleibt in dieser Position), dreimal Mantra CR

14 meine Zunge zeichnet Choku Rei auf Kehlchakra des E (mit geschlossenem Mund), dreimal Mantra CR
meine linke Hand verbleibt auf meinem Hara, meine rechte nehme ich vom Herzchakra des E weg

15 einmal über Kronenchakra des E blasen
einmal von Herz- bis Kronenchakra des E blasen
einmal über Kronenchakra des E blasen – die Verbindung von Kronen- und Herzchakra visualisieren

16 Hände des E auf seine Beine legen – ca. 2 Meter zurücktreten

17 meine linke Hand nach oben (Kontakt)

18 mit der rechten Hand Choku Rei in Körpergröße des E zeichnen

19 mit beiden Armen ausholen und das gezeichnete CR dem E zuschieben – dreimal Mantra CR

20 Bedanken (bei E, daß man ihn einweihen durfte)

4. Einweihung

1 ich trete 1–3 Meter hinter die Person, den Einzuweihenden
ich hebe beide Arme nach oben und stelle Energiekontakt zu meinem Höheren Selbst und den Lichtwesen her – zudem gehe ich in meine Meisterenergie
ich bedanke mich (beispielsweise bei meinem Höheren Selbst), jene Person einweihen zu dürfen
nun falte ich meine Hände vor dem Hara
ich spreche dreimal den Namen des Einzuweihenden innerlich und sage: Ich komme. (innerlich)

nun trete ich hinter den Einzuweihenden und glätte seine Aura dreimal

jetzt nehme ich meine linke Hand nach oben (Kontakt)

nun zeichne ich das HS vertikal-seitlich-rechts in einer Größe von 20 Zentimeter in das Kronenchakra (dabei achte ich darauf, daß die 20 Zentimeter eingehalten werden, daß das Symbolende am Kopf aufsetzt, und daß sich keine Symbolteile überkreuzen bzw. schneiden)

dreimal Mantra HS sprechen

nun zeichne ich das Choku Rei in das Kronenchakra ein (die Hand ist dabei wie zu einer Kralle gekrümmt) – und spreche dreimal Mantra CR

mit demselben Arm hole ich aus und bringe Energie ein (dies bedeutet, daß ich mir vorstelle, wie ich Energie »schaufle«)

nun lege ich meine Hand auf das Kronenchakra des E

HS, DK und Atmen (beim dritten Atemzug frei fließen lassen, beim vierten die bewußte Kanalreinigung: vom Kronenchakra hinunter zum Hara, hoch zum Herzchakra, vom Herzchakra über die Schulter zu den Handchakren)

ich trete auf die rechte Seite, lege meine linke Hand auf die Medulla des E und meine rechte Hand auf das Kronenchakra des E

HS, DK und Atmen (beim dritten Atemzug frei fließen lassen, beim vierten die bewußte Kanalreinigung: Kronenchakra – Hara – hoch zum Herzchakra – über die Schulter zu den Handchakren)

2 nach vorne gehen

3 Fußeinweihung: ich knie mich hin, lege beide Hände auf die Fußchakren des Einzuweihenden,

HS, DK und Atmen (beim dritten Atemzug frei fließen lassen, beim vierten die bewußte Kanalreinigung: von den Fußchakren über die Beine hoch zum Hara – hinab zu den Füßen und visualisieren, daß der E mit der Erde verwurzelt wird)

4 Hände des E zusammenführen und wie zum Gebet falten

5 die beiden Daumen des Einzuweihenden werden von der linken Hand umfaßt, d. h., mein linker Daumen liegt auf den Daumen des E und meine linke Hand umfaßt seine beiden Hände

6 nun zeichne ich das Choku Rei auf die Fingerspitzen des E und spreche dreimal Mantra CR

7 die restlichen 4 Fingerpaare (die Daumen halte ich immer noch umschlossen) des E mit den eigenen 5 Fingern der rechten Hand berühren
ich muß wirklich alle Finger des E berühren

8 HS, DK und Atmen (beim dritten Atemzug frei fließen lassen, beim vierten die bewußte Kanalreinigung: von den Händen bis zum Herzchakra, runter zum Hara, hoch zum Kronenchakra)

9 meine linke Hand bleibt, wo sie ist, meine rechte Hand umfaßt die linke Hand des Einzuweihenden, und mein Daumen umfaßt die vier Fingerspitzenpaare des E

10 HS, DK und Atmen (beim dritten Atemzug frei fließen lassen, beim vierten die bewußte Kanalreinigung: von den Händen bis zum Herzchakra, runter zum Hara, hoch zum Kronenchakra)

11 die Hände des E auf sein Stirnchakra legen

12 ich lege meine linke Hand auf mein Hara

13 meine rechte Hand zeichnet das Choku Rei auf das Herzchakra des E (meine Hand verbleibt in dieser Position), dreimal Mantra CR

14 meine Zunge zeichnet Choku Rei auf Kehlchakra des E (mit geschlossenem Mund), dreimal Mantra CR

meine linke Hand verbleibt auf meinem Hara, meine rechte nehme ich vom Herzchakra des E weg

15 einmal über Kronenchakra des E blasen
einmal von Herz- bis Kronenchakra des E blasen
einmal über Kronenchakra des E blasen – die Verbindung von Kronen- und Herzchakra visualisieren

16 Hände des E auf seine Beine legen – ca. 2 Meter zurücktreten

17 meine linke Hand nach oben (Kontakt)

18 mit der rechten Hand Choku Rei in Körpergröße des E zeichnen

19 mit beiden Armen ausholen und das gezeichnete CR dem E zuschieben – dreimal Mantra CR

20 Bedanken (bei E, daß man ihn einweihen durfte)

Die drei Einweihungen
des zweiten Reiki-Grades

Die Grundstruktur der Einweihungen in den 2. und 3. Reiki-Grad ist die der vierten Einweihung in den ersten Grad. Diese ist Basis für die folgenden Einweihungen. Das, was noch hinzugefügt wird, ist wieder kursiv geschrieben. Ansonsten ist alles wie bei der vierten Einweihung des ersten Grades.

1. Einweihung – Symbol Choku Rei

1 ich trete 1 bis 3 Meter hinter die Person, den Einzuweihenden

ich hebe beide Arme nach oben und stelle Energiekontakt zu meinem Höheren Selbst und den Lichtwesen her – zudem gehe ich in meine Meisterenergie

ich bedanke mich (beispielsweise bei meinem Höheren Selbst), jene Person einweihen zu dürfen

nun falte ich meine Hände vor dem Hara

ich spreche dreimal den Namen des Einzuweihenden innerlich und sage: Ich komme. (innerlich)

nun trete ich hinter den Einzuweihenden und glätte seine Aura dreimal

jetzt nehme ich meine linke Hand nach oben (Kontakt)

nun zeichne ich das HS vertikal-seitlich-rechts in einer Größe von 20 Zentimetern in das Kronenchakra (dabei achte ich darauf, daß die 20 Zentimeter eingehalten wer-

den, daß das Symbolende am Kopf aufsetzt und daß sich
keine Symbolteile überkreuzen bzw. schneiden)
dreimal Mantra HS sprechen
nun zeichne ich das Choku Rei in das Kronenchakra ein
(die Hand ist dabei wie zu einer Kralle gekrümmt) – und
spreche dreimal Mantra CR
mit demselben Arm hole ich aus und bringe Energie ein
(dies bedeutet, daß ich mir vorstelle, wie ich Energie
»schaufle«)
nun lege ich meine Hand auf das Kronenchakra des E
HS, DK und Atmen (beim dritten Atemzug frei fließen
lassen, beim vierten die bewußte Kanalreinigung: vom
Kronenchakra hinunter zum Hara, hoch zum Herzchakra,
vom Herzchakra über die Schulter zu den Handchakren)
ich trete auf die rechte Seite, lege meine linke Hand auf
die Medulla des E und meine rechte Hand auf das Kronenchakra des E
HS, DK und Atmen (beim dritten Atemzug frei fließen
lassen, beim vierten die bewußte Kanalreinigung: vom
Kronenchakra – Hara – Herzchakra – Handchakren)
2 nach vorne gehen
3 Fußeinweihung: ich knie mich hin, lege beide Hände auf
die Fußchakren des Einzuweihenden,
HS, DK und Atmen (beim dritten Atemzug frei fließen
lassen, beim vierten die bewußte Kanalreinigung: von
den Fußchakren über die Beine hoch zum Hara – hinab
zu den Füßen und visualisieren, daß der E mit der Erde
verwurzelt wird)

Symboleinweihung:
4 *dominierende Hand des Einzuweihenden mit dem Dau-*
men der linken Hand fassen, so daß die Hand des E schön
in der eigenen liegt, mit der rechten Hand jenes Symbol

in die Handinnenfläche (!) des E zeichnen, für welches eingeweiht wird

Choku Rei zeichnen, antippen (mein Zeigefinger tippt die Handinnenfläche des E an)

Choku Rei zum Fixieren zeichnen, dreimal Mantra CR sprechen, ausholen zum Energie einbringen, Hand auflegen

dreimal Mantra des einzuweihenden Symbols sprechen (hier: Choku Rei)

HS, DK und Atmen (beim dritten Atemzug frei fließen lassen, beim vierten die bewußte Kanalreinigung: nun visualisiere ich, wie das Symbol CR durch alle Kanäle des Einzuweihenden schwingt,

am Herzchakra läßt man es größer werden, bis der ganze Körper und die Aura des Einzuweihenden davon eingehüllt ist

ich lasse auch von meinem Herzchakra aus das CR größer werden und visualisiere, daß sich beide Symbole vereinen

das gleiche (Ziffer 4) nun mit der anderen Hand des E

5 Hände des E zusammenführen und wie zum Gebet falten die beiden Daumen des Einzuweihenden werden von der linken Hand umfaßt, d. h., mein linker Daumen liegt auf den Daumen des E und meine linke Hand umfaßt seine beiden Hände

6 nun zeichne ich das Choku Rei auf die Fingerspitzen des E und spreche dreimal Mantra CR

7 die restlichen 4 Fingerpaare (die Daumen halte ich immer noch umschlossen) des E mit den eigenen 5 Fingern der rechten Hand berühren
ich muß wirklich alle Finger des E berühren

8 HS, DK und Atmen (beim dritten Atemzug frei fließen lassen, beim vierten die bewußte Kanalreinigung: von

den Händen bis zum Herzchakra, runter zum Hara, hoch zum Kronenchakra)

9 meine linke Hand bleibt, wo sie ist, meine rechte Hand umfaßt die linke Hand des Einzuweihenden, und mein Daumen umfaßt die vier Fingerspitzenpaare des E

10 HS, DK und Atmen (beim dritten Atemzug frei fließen lassen, beim vierten die bewußte Kanalreinigung: von den Händen bis zum Herzchakra, runter zum Hara, hoch zum Kronenchakra)

11 die Hände des E auf sein Stirnchakra legen

12 ich lege meine linke Hand auf mein Hara

13 meine rechte Hand zeichnet das Choku Rei auf das Herzchakra des E (meine Hand verbleibt in dieser Position), dreimal Mantra CR

14 meine Zunge zeichnet Choku Rei auf Kehlchakra des E (mit geschlossenem Mund), dreimal Mantra CR
meine linke Hand verbleibt auf meinem Hara, meine rechte nehme ich vom Herzchakra des E weg

15 einmal über Kronenchakra des E blasen
einmal von Herz- bis Kronenchakra des E blasen
einmal über Kronenchakra des E blasen – die Verbindung von Kronen- und Herzchakra visualisieren

16 Hände des E auf seine Beine legen – ca. 2 Meter zurücktreten

17 meine linke Hand nach oben (Kontakt)

18 mit der rechten Hand Choku Rei in Körpergröße des E zeichnen

19 mit beiden Armen ausholen und das gezeichnete CR dem E zuschieben – dreimal Mantra CR

20 Bedanken (bei E, daß man ihn einweihen durfte)

2. Einweihung – Symbol Sei Heki

1 ich trete 1–3 Meter hinter die Person, den Einzuweihenden

ich hebe beide Arme nach oben und stelle Energiekontakt zu meinem Höheren Selbst und den Lichtwesen her – zudem gehe ich in meine Meisterenergie

ich bedanke mich (beispielsweise bei meinem Höheren Selbst), jene Person einweihen zu dürfen

und falte meine Hände vor dem Hara

ich spreche dreimal den Namen des Einzuweihenden innerlich und sage: Ich komme. (innerlich)

ich trete hinter den Einzuweihenden und glätte seine Aura dreimal

jetzt nehme ich meine linke Hand nach oben (Kontakt)

nun zeichne ich das HS vertikal-seitlich-rechts in einer Größe von 20 Zentimetern in das Kronenchakra (dabei achte ich darauf, daß die 20 Zentimeter eingehalten werden, daß das Symbolende am Kopf aufsetzt und daß sich keine Symbolteile überkreuzen bzw. schneiden)

dreimal Mantra HS sprechen

ich zeichne das Choku Rei in das Kronenchakra ein (die Hand ist dabei wie zu einer Kralle gekrümmt) – und spreche dreimal Mantra CR

mit demselben Arm hole ich aus und bringe Energie ein (dies bedeutet, daß ich mir vorstelle, wie ich Energie »schaufle«)

ich lege meine Hand auf das Kronenchakra des E

HS, DK und Atmen (beim dritten Atemzug frei fließen lassen, beim vierten die bewußte Kanalreinigung: vom Kronenchakra hinunter zum Hara, hoch zum Herzchakra, vom Herzchakra über die Schulter zu den Handchakren) ich trete auf die rechte Seite, lege meine linke Hand auf die Medulla des E und meine rechte Hand auf das Kronenchakra des E

HS, DK und Atmen (beim dritten Atemzug frei fließen lassen, beim vierten die bewußte Kanalreinigung: vom Kronenchakra – Hara – Herzchakra – Handchakren)

2 nach vorne gehen

3 Fußeinweihung: ich knie mich hin, lege beide Hände auf die Fußchakren des Einzuweihenden,

HS, DK und Atmen (beim dritten Atemzug frei fließen lassen, beim vierten die bewußte Kanalreinigung: von den Fußchakren über die Beine hoch zum Hara – hinab zu den Füßen und visualisieren, daß der E mit der Erde verwurzelt wird)

Symboleinweihung:

4 *dominierende Hand des Einzuweihenden mit dem Daumen der linken Hand fassen, so daß die Hand des E ruhig in der eigenen liegt, mit der rechten Hand jenes Symbol in die Handinnenfläche (!) des E zeichnen, für welches eingeweiht wird:*

Sei Heki zeichnen, antippen (mein Zeigefinger tippt die Handinnenfläche des E an)

Choku Rei zum Fixieren zeichnen, dreimal Mantra CR sprechen, ausholen zum Energie einbringen, Hand auflegen

dreimal Mantra des einzuweihenden Symbols sprechen (hier: Sei Heki)

HS, DK und Atmen (beim dritten Atemzug frei fließen lassen, beim vierten die bewußte Kanalreinigung: nun visualisiere ich, wie das Symbol Sei Heki durch alle Kanäle des Einzuweihenden schwingt,

am Herzchakra läßt man es größer werden, bis der ganze

Körper und die Aura des Einzuweihenden davon einge-
hüllt ist
ich lasse auch von meinem Herzchakra aus das Sei Heki
größer werden und visualisiere, daß sich beide Symbole
vereinen
das gleiche (Ziffer 4) ebenfalls mit der anderen Hand des
E

5 Hände des E zusammenführen und wie zum Gebet falten

die beiden Daumen des Einzuweihenden werden von der linken Hand umfaßt, d. h. mein linker Daumen liegt auf den Daumen des E und meine linke Hand umfaßt seine beiden Hände

6 nun zeichne ich das Choku Rei auf die Fingerspitzen des E und spreche dreimal Mantra CR

7 die restlichen 4 Fingerpaare (die Daumen halte ich immer noch umschlossen) des E mit den eigenen 5 Fingern der rechten Hand berühren
ich muß wirklich alle Finger des E berühren

8 HS, DK und Atmen (beim dritten Atemzug frei fließen lassen, beim vierten die bewußte Kanalreinigung: von den Händen bis zum Herzchakra, runter zum Hara, hoch zum Kronenchakra)

9 meine linke Hand bleibt, wo sie ist, meine rechte Hand umfaßt die linke Hand des Einzuweihenden, und mein Daumen umfaßt die vier Fingerspitzenpaare des E

10 HS, DK und Atmen (beim dritten Atemzug frei fließen lassen, beim vierten die bewußte Kanalreinigung: von den Händen bis zum Herzchakra, runter zum Hara, hoch zum Kronenchakra)

11 die Hände des E auf sein Stirnchakra legen

12 ich lege meine linke Hand auf mein Hara

13 meine rechte Hand zeichnet das Choku Rei auf das

Herzchakra des E (meine Hand verbleibt in dieser Position), dreimal Mantra CR

14 meine Zunge zeichnet Choku Rei auf Kehlchakra des E (mit geschlossenem Mund), dreimal Mantra CR
meine linke Hand verbleibt auf meinem Hara, meine rechte nehme ich vom Herzchakra des E weg

15 einmal über Kronenchakra des E blasen
einmal von Herz- bis Kronenchakra des E blasen
einmal über Kronenchakra des E blasen – die Verbindung von Kronen- und Herzchakra visualisieren

16 Hände des E auf seine Beine legen – ca. 2 Meter zurücktreten

17 meine linke Hand nach oben (Kontakt)

18 mit der rechten Hand Choku Rei in Körpergröße des E zeichnen

19 mit beiden Armen ausholen und das gezeichnete CR dem E zuschieben – dreimal Mantra CR

20 Bedanken (bei E, daß man ihn einweihen durfte)

3. Einweihung –
Symbol Hon Sha Ze Sho Nen

1 ich trete 1–3 Meter hinter die Person, den Einzuweihenden
ich hebe beide Arme nach oben und stelle Energiekontakt zu meinem Höheren Selbst und den Lichtwesen her – zudem gehe ich in meine Meisterenergie
ich bedanke mich (beispielsweise bei meinem Höheren Selbst), jene Person einweihen zu dürfen
und falte meine Hände vor dem Hara
ich spreche dreimal den Namen des Einzuweihenden innerlich und sage: Ich komme. (innerlich)

nun trete ich hinter den Einzuweihenden und glätte seine Aura dreimal

jetzt nehme ich meine linke Hand nach oben (Kontakt)

nun zeichne ich das HS vertikal-seitlich-rechts in einer Größe von 20 Zentimetern in das Kronenchakra (dabei achte ich darauf, daß die 20 Zentimeter eingehalten werden, daß das Symbolende am Kopf aufsetzt und daß sich keine Symbolteile überkreuzen bzw. schneiden)

dreimal Mantra HS sprechen

nun zeichne ich das Choku Rei in das Kronenchakra ein (die Hand ist dabei wie zu einer Kralle gekrümmt) – und spreche dreimal Mantra CR

mit demselben Arm hole ich aus und bringe Energie ein (dies bedeutet, daß ich mir vorstelle, wie ich Energie »schaufle«)

ich lege meine Hand auf das Kronenchakra des E

HS, DK und Atmen (beim dritten Atemzug frei fließen lassen, beim vierten die bewußte Kanalreinigung: vom Kronenchakra hinunter zum Hara, hoch zum Herzchakra, vom Herzchakra über die Schulter zu den Handchakren)

2 nach vorne gehen

3 Fußeinweihung: ich knie mich hin, lege beide Hände auf die Fußchakren des Einzuweihenden,

HS, DK und Atmen (beim dritten Atemzug frei fließen lassen, beim vierten die bewußte Kanalreinigung: von den Fußchakren über die Beine hoch zum Hara – hinab zu den Füßen und visualisieren, daß der E mit der Erde verwurzelt wird)

Symboleinweihung:

4 *dominierende Hand des Einzuweihenden mit dem Daumen der linken Hand fassen, so daß die Hand des E ruhig in der eigenen liegt, mit der rechten Hand jenes Symbol*

*in die Handinnenfläche (!) des E zeichnen, für welches
eingeweiht wird:*

*HS zeichnen, antippen (mein Zeigefinger tippt die Hand-
innenfläche des E an)*

*Choku Rei zum Fixieren zeichnen, dreimal Mantra CR
sprechen, ausholen zum Energie einbringen, Hand auflegen*

*dreimal Mantra des einzuweihenden Symbols sprechen
(hier: HS)*

*HS, DK und Atmen (beim dritten Atemzug frei fließen
lassen, beim vierten die bewußte Kanalreinigung: nun visualisiere ich, wie das Symbol HS durch alle Kanäle des
Einzuweihenden schwingt,*

*am Herzchakra läßt man es größer werden, bis der ganze
Körper und die Aura des Einzuweihenden davon eingehüllt sind*

*ich lasse auch von meinem Herzchakra aus das HS größer
werden und visualisiere, daß sich beide Symbole vereinen*

*das gleiche (Ziffer 4) ebenfalls mit der anderen Hand des
E*

5   Hände des E zusammenführen und wie zum Gebet falten
    die beiden Daumen des Einzuweihenden werden von der
    linken Hand umfaßt, d. h., mein linker Daumen liegt auf
    den Daumen des E und meine linke Hand umfaßt seine
    beiden Hände

6   nun zeichne ich das Choku Rei auf die Fingerspitzen des
    E und spreche dreimal Mantra CR

7   die restlichen 4 Fingerpaare (die Daumen halte ich immer
    noch umschlossen) des E mit den eigenen 5 Fingern der
    rechten Hand berühren
    ich muß wirklich alle Finger des E berühren

8   HS, DK und Atmen (beim dritten Atemzug frei fließen
    lassen, beim vierten die bewußte Kanalreinigung: von

den Händen bis zum Herzchakra, runter zum Hara, hoch zum Kronenchakra)

 9 meine linke Hand bleibt, wo sie ist, meine rechte Hand umfaßt die linke Hand des Einzuweihenden, und mein Daumen umfaßt die vier Fingerspitzenpaare des E

10 HS, DK und Atmen (beim dritten Atemzug frei fließen lassen, beim vierten die bewußte Kanalreinigung: von den Händen bis zum Herzchakra, runter zum Hara, hoch zum Kronenchakra)

11 die Hände des E auf sein Stirnchakra legen

12 ich lege meine linke Hand auf mein Hara

13 meine rechte Hand zeichnet das Choku Rei auf das Herzchakra des E (meine Hand verbleibt in dieser Position), dreimal Mantra CR

14 meine Zunge zeichnet Choku Rei auf Kehlchakra des E (mit geschlossenem Mund), dreimal Mantra CR
meine linke Hand verbleibt auf meinem Hara, meine rechte nehme ich vom Herzchakra des E weg

15 einmal über Kronenchakra des E blasen
einmal von Herz- bis Kronenchakra des E blasen
einmal über Kronenchakra des E blasen – die Verbindung von Kronen- und Herzchakra visualisieren

16 Hände des E auf seine Beine legen – ca. 2 Meter zurücktreten

17 meine linke Hand nach oben (Kontakt)

18 mit der rechten Hand Choku Rei in Körpergröße des E zeichnen

19 mit beiden Armen ausholen und das gezeichnete CR dem E zuschieben – dreimal Mantra CR

20 Bedanken (bei E, daß man ihn einweihen durfte)

Die Einweihung zum Reiki-Meister

Die Einweihung zum Reiki-Meister ist letztendlich nichts anderes als die zum zweiten Grad, nur daß eben auf das Meistersymbol Dai Komio eingeweiht wird. Das Einweihungsritual zum Reiki-Meister wird von manchen Reiki-Lehrern einmal, von anderen dreimal ausgeführt. Auch hier ist die Handhabung in der Praxis nicht homogen. Wer allerdings über starke mentale Fähigkeiten verfügt und dementsprechend die Visualisierung des Symbols hervorragend beherrscht, der kann sich mit einem einmaligen Ritual zufriedengeben. Zudem wird von Usui auch nicht berichtet, daß er die Meistereinweihung dreimal bekommen hätte.

Meistereinweihung – Symbol Dai Komio

1   ich trete 1 bis 3 Meter hinter die Person, den Einzuweihenden
    ich hebe beide Arme nach oben und stelle Energiekontakt zu meinem Höheren Selbst und den Lichtwesen her – zudem gehe ich in meine Meisterenergie
    ich bedanke mich (beispielsweise bei meinem Höheren Selbst), jene Person einweihen zu dürfen
    und falte meine Hände vor dem Hara
    ich spreche dreimal den Namen des Einzuweihenden innerlich und sage: Ich komme. (innerlich)
    nun trete ich hinter den Einzuweihenden und glätte seine Aura dreimal

jetzt nehme ich meine linke Hand nach oben (Kontakt)
nun zeichne ich das HS vertikal-seitlich-rechts in einer
Größe von 20 Zentimetern in das Kronenchakra (dabei
achte ich darauf, daß die 20 Zentimeter eingehalten werden, daß das Symbolende am Kopf aufsetzt und daß sich
keine Symbolteile überkreuzen bzw. schneiden)
dreimal Mantra HS sprechen
ich zeichne das Choku Rei in das Kronenchakra ein (die
Hand ist dabei wie zu einer Kralle gekrümmt) – und spreche dreimal Mantra CR
mit demselben Arm hole ich aus und bringe Energie ein
(dies bedeutet, daß ich mir vorstelle, wie ich Energie
»schaufle«)
ich lege meine Hand auf das Kronenchakra des E
HS, DK und Atmen (beim dritten Atemzug frei fließen
lassen, beim vierten die bewußte Kanalreinigung: vom
Kronenchakra hinunter zum Hara, hoch zum Herzchakra,
vom Herzchakra über die Schulter zu den Handchakren)
ich trete auf die rechte Seite, lege meine linke Hand auf
die Medulla des E und meine rechte Hand auf das Kronenchakra des E
HS, DK und Atmen (beim dritten Atemzug frei fließen
lassen, beim vierten die bewußte Kanalreinigung: vom
Kronenchakra – Hara – Herzchakra – Handchakren)
2 nach vorne gehen
3 Fußeinweihung: ich knie mich hin, lege beide Hände auf
die Fußchakren des Einzuweihenden,
HS, DK und Atmen (beim dritten Atemzug frei fließen
lassen, beim vierten die bewußte Kanalreinigung: von
den Fußchakren über die Beine hoch zum Hara – hinab
zu den Füßen und visualisieren, daß der E mit der Erde
verwurzelt wird)

Symboleinweihung:

4 *dominierende Hand des Einzuweihenden mit dem Dau-*
men der linken Hand fassen, so daß die Hand des E ruhig
in der eigenen liegt, mit der rechten Hand jenes Symbol
in die Handinnenfläche (!) des E zeichnen, für welches
eingeweiht wird:

DK zeichnen, antippen (mein Zeigefinger tippt die Hand-
innenfläche des E an)

Choku Rei zum Fixieren zeichnen, dreimal Mantra CR
sprechen, ausholen zum Energie einbringen, Hand aufle-
gen

dreimal Mantra des einzuweihenden Symbols sprechen
(hier: DK)

HS, DK und Atmen (beim dritten Atemzug frei fließen
lassen, beim vierten die bewußte Kanalreinigung: nun vi-
sualisiere ich, wie das Symbol DK durch alle Kanäle des
Einzuweihenden schwingt,

am Herzchakra läßt man es größer werden, bis der ganze
Körper und die Aura des Einzuweihenden davon einge-
hüllt sind

ich lasse auch von meinem Herzchakra aus das DK
größer werden und visualisiere, daß sich beide Symbole
vereinen

das gleiche (Ziffer 4) ebenfalls mit der anderen Hand des
E

5 Hände des E zusammenführen und wie zum Gebet falten
die beiden Daumen des Einzuweihenden werden von der
linken Hand umfaßt, d. h., mein linker Daumen liegt auf
den Daumen des E und meine linke Hand umfaßt seine
beiden Hände

6 nun zeichne ich das Choku Rei auf die Fingerspitzen des
E und spreche dreimal Mantra CR

7 die restlichen 4 Fingerpaare (die Daumen halte ich immer

noch umschlossen) des E mit den eigenen 5 Fingern der rechten Hand berühren

ich muß wirklich alle Finger des E berühren

8 HS, DK und Atmen (beim dritten Atemzug frei fließen lassen, beim vierten die bewußte Kanalreinigung: von den Händen bis zum Herzchakra, runter zum Hara, hoch zum Kronenchakra)

9 meine linke Hand bleibt, wo sie ist, meine rechte Hand umfaßt die linke Hand des Einzuweihenden, und mein Daumen umfaßt die vier Fingerspitzenpaare des E

10 HS, DK und Atmen (beim dritten Atemzug frei fließen lassen, beim vierten die bewußte Kanalreinigung: von den Händen bis zum Herzchakra, runter zum Hara, hoch zum Kronenchakra)

11 die Hände des E auf sein Stirnchakra legen

12 ich lege meine linke Hand auf mein Hara

13 meine rechte Hand zeichnet das Choku Rei auf das Herzchakra des E (meine Hand verbleibt in dieser Position), dreimal Mantra CR

14 meine Zunge zeichnet Choku Rei auf Kehlchakra des E (mit geschlossenem Mund), dreimal Mantra CR

meine linke Hand verbleibt auf meinem Hara, meine rechte nehme ich vom Herzchakra des E weg

15 einmal über Kronenchakra des E blasen

einmal von Herz- bis Kronenchakra des E blasen

einmal über Kronenchakra des E blasen – die Verbindung von Kronen- und Herzchakra visualisieren

16 Hände des E auf seine Beine legen – ca. 2 Meter zurücktreten

17 meine linke Hand nach oben (Kontakt)

18 mit der rechten Hand Choku Rei in Körpergröße des E zeichnen

19 mit beiden Armen ausholen und das gezeichnete CR dem
E zuschieben – dreimal Mantra CR
20 Bedanken (bei E, daß man ihn einweihen durfte)

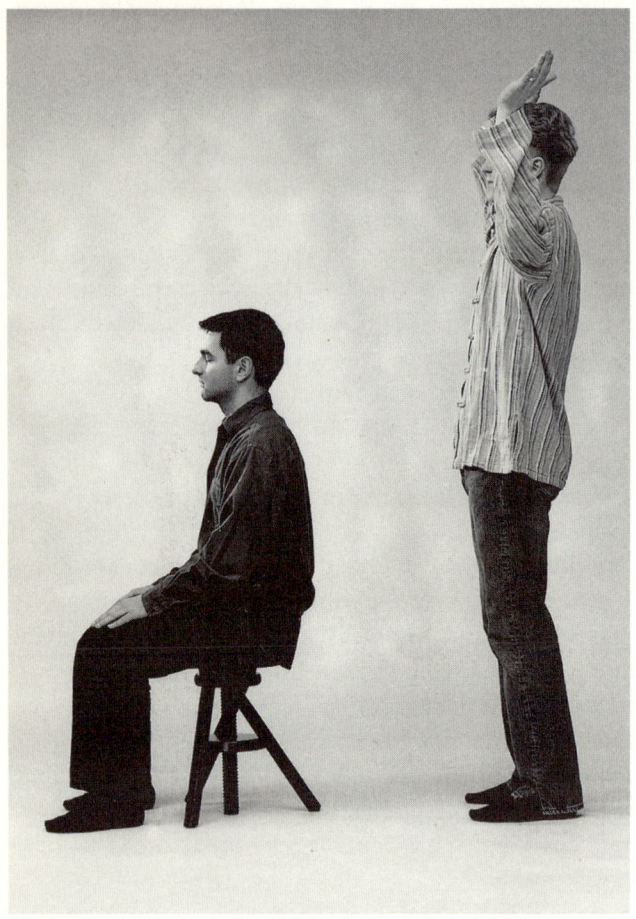

*Zu Beginn des Rituals nimmst du Kontakt auf mit deinem
Höheren Selbst und bedankst dich dafür, daß du den
betreffenden Menschen einweihen darfst.*

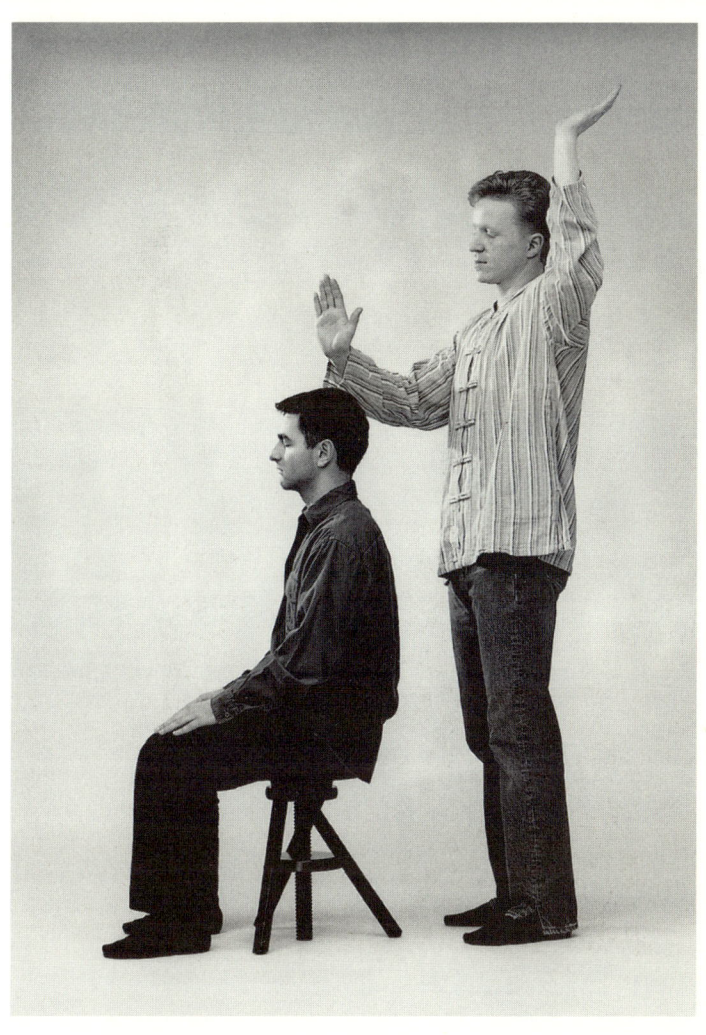

Nachdem du die Aura glattgestrichen hast, zeichnest du das Hon Sha Ze Sho Nen in das Kronenchakra ein.

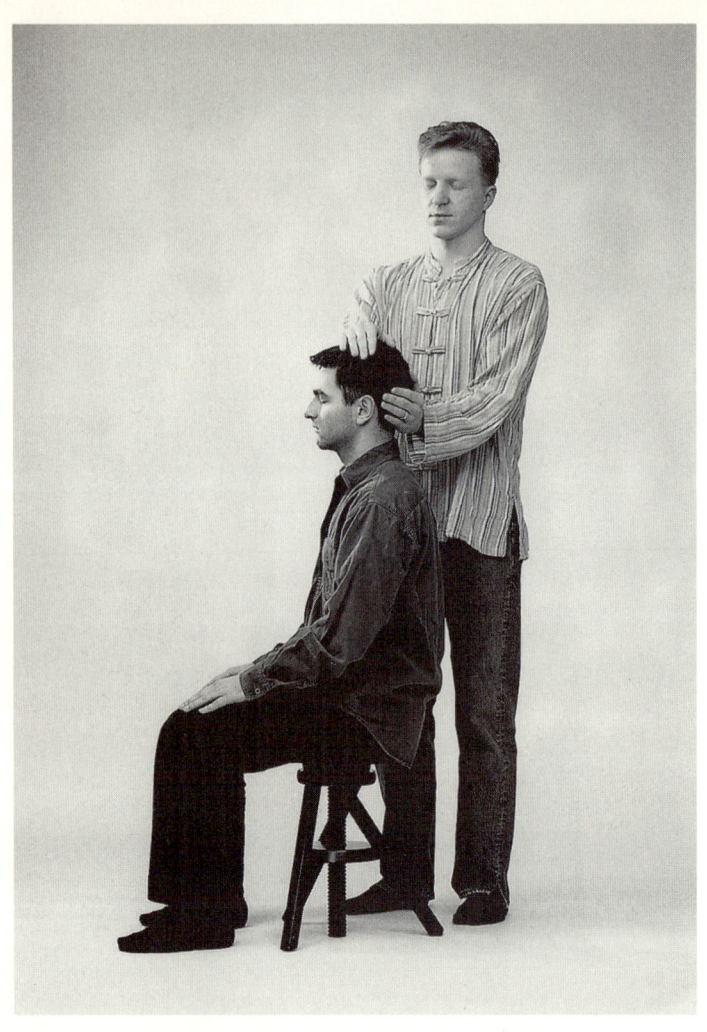

Bei der Einweihung in den zweiten oder dritten Grad legst du deine linke Hand auf den Hinterkopf, deine rechte auf das Kronenchakra.

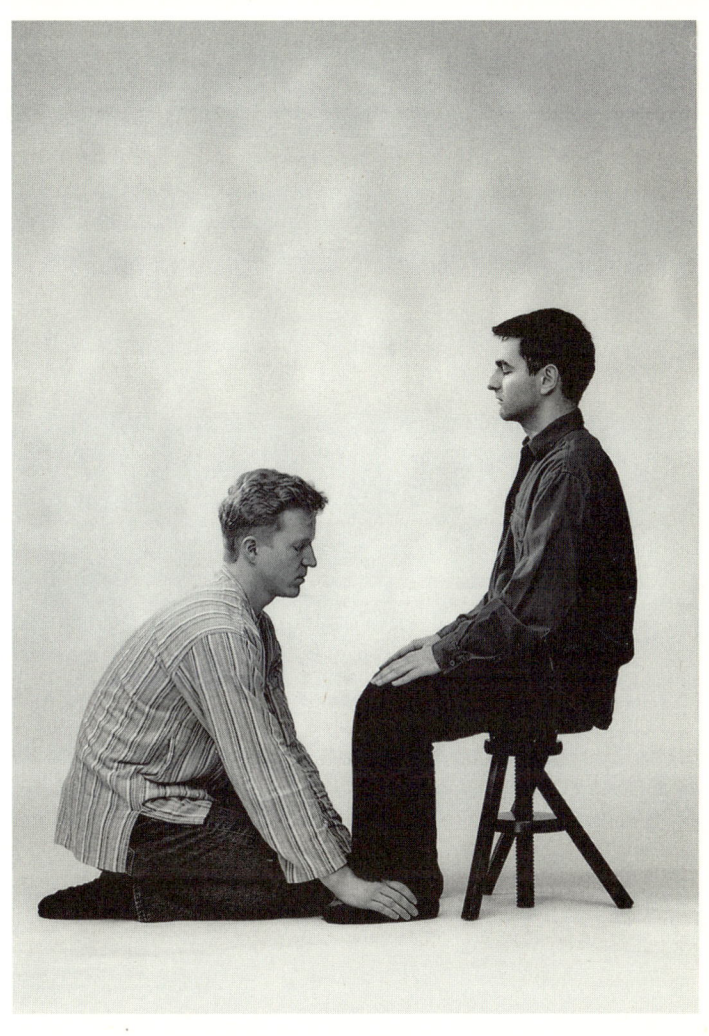

Bei der Fußeinweihung legst du die Hände auf die Fußchakren.

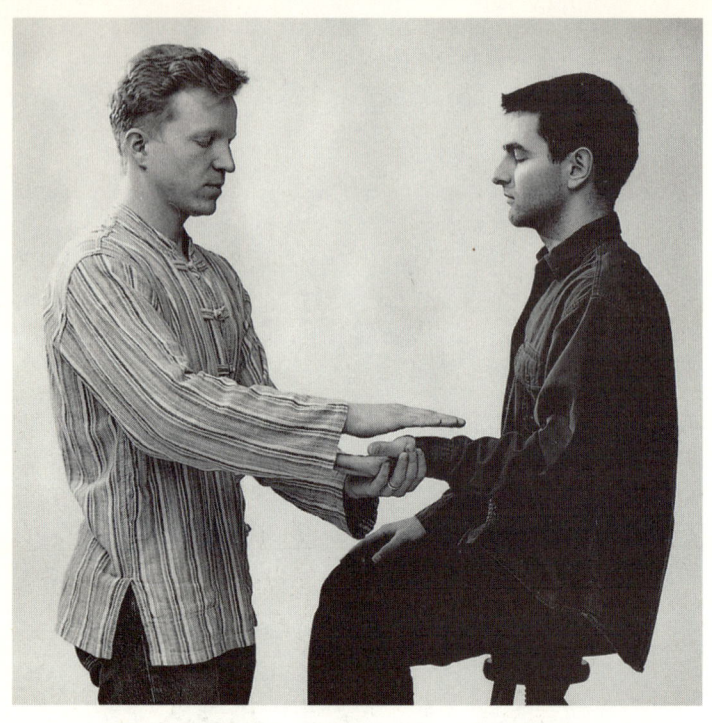

Bei der Symboleinweihung des zweiten oder dritten Grades weihst du an dieser Stelle die Handinnenflächen auf das jeweilige Symbol ein.

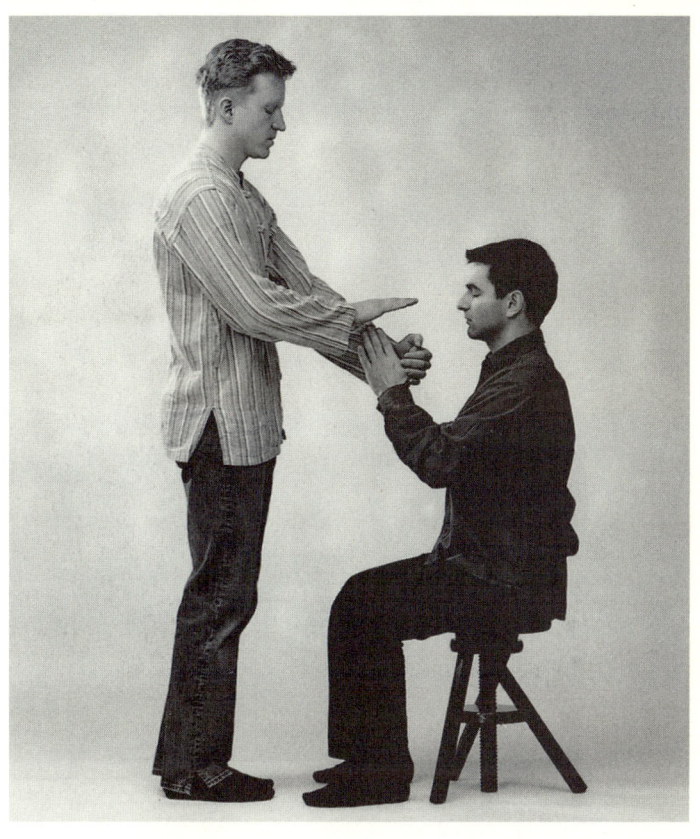

Zur Handeinweihung führst du die beiden Hände des Einzuweihenden wie zum Gebet zusammen.

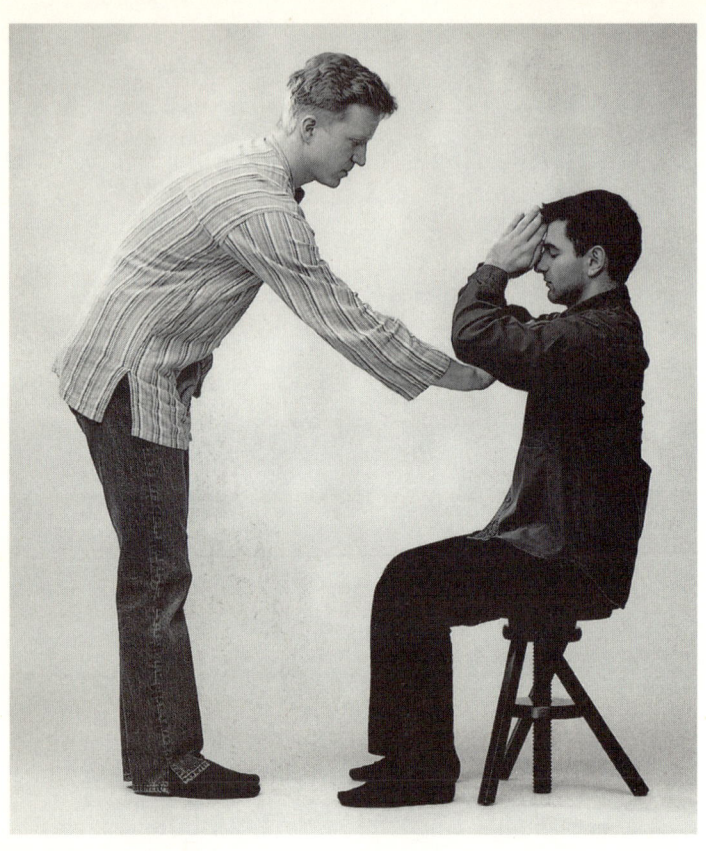

Nach der Handeinweihung führst du die Hände des Einzuweihenden an sein Stirnchakra und zeichnest das Choku Rei in sein Herzchakra.

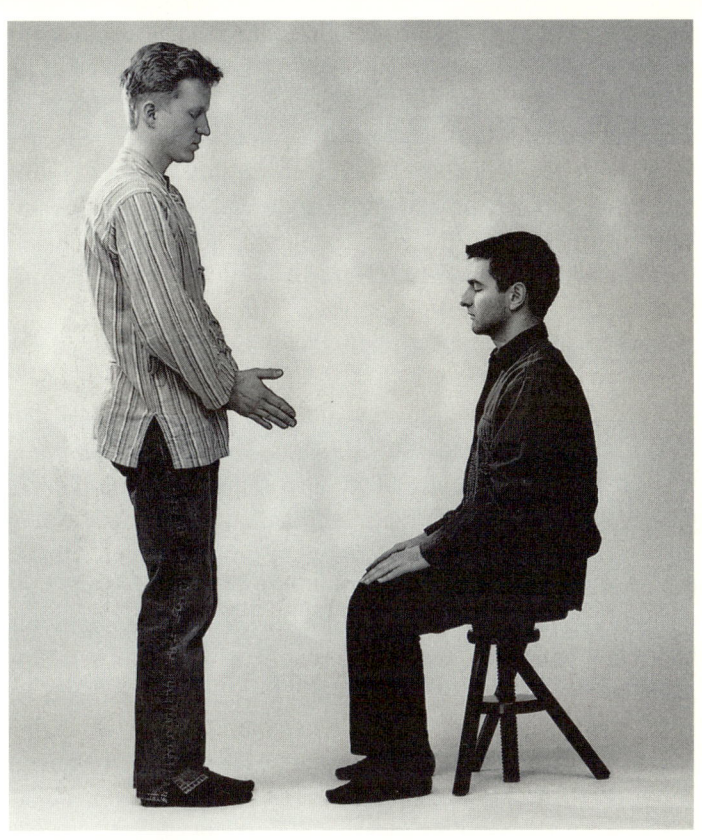

Nachdem du die Kronen- und Herzchakra durch »Blasen« miteinander verbunden hast, führst du die Hände des Einzuweihenden wieder nach unten, trittst einige Schritte zurück, zeichnest ein großes Choku Rei, schiebst dieses dem Einzuweihenden zu, bedankst dich bei deinem Höheren Selbst und abschließend beim nun Eingeweihten dafür, daß du ihn einweihen durftest.

Zusammenfassend geschieht bei der Einweihung also folgendes: Zuerst aktivierst du den Kontakt zwischen dem Einzuweihenden und seinem Höheren Selbst. Dazu zeichnest du das Hon Sha Ze Sho Nen in das Kronenchakra. Gleichzeitig öffnest du das Kronenchakra, indem du das Choku Rei einzeichnest. Danach bringst du Energie ein, wendest die Einheit an und nimmst die Kanalreinigung vom Kronenchakra hinab zum Hara, hoch zum Herzchakra und über die Schultern zu den Handchakren vor. Dies ist immer ein Akt des Visualisierens. Je mehr du hierin mental geschult bist, desto größer ist der Effekt.

Danach gehst du zur Fußeinweihung über und reinigst den Kanal von den Fußchakren zum Hara. Nun folgt beim zweiten und dritten Grad die Symboleinweihung. Dabei läßt du das jeweilige Symbol durch alle Kanäle des Einzuweihenden schwingen und läßt es im Herzchakra größer werden, bis der Betreffende davon ganz eingehüllt ist. Nun läßt du das jeweilige Symbol in deinem Herzchakra wachsen. Beide Symbole vereinigen sich, und die Symbolkraft geht auf den Einzuweihenden über.

Jetzt schließt sich bei allen Einweihungen die Handeinweihung an: Die Kanalreinigung geht hier von den Händen zum Herzchakra, runter zum Hara und hoch zum Kronenchakra.

Danach führst du die Hände des Einzuweihenden an sein Stirnchakra. Du verbindest dich mit deinem Kraftzentrum, dem Hara, indem du deine linke Hand darauf legst, und öffnest mit dem Choku Rei das Herz- und das Kehlchakra des Einzuweihenden. Den Kanal vom Kronenchakra zum Herzchakra verbindest du, indem du bläst. Diese Verbindung gilt es auch zu visualisieren.

Schließlich bewirkst du eine Schwingungserhöhung, indem du den Einzuweihenden völlig in ein Choku Rei einhüllst.

Abschließend noch einige Anmerkungen zu den Einweihungen:

Bei der Einweihung in den zweiten Grad muß der Einzuweihende befragt werden, welches seine dominierende Hand ist. Jene wird zuerst auf das Symbol eingeweiht. Danach die andere Hand. Die drei Einweihungen des zweiten Grades können auch aufeinander erfolgen, da dem Einzuweihenden durch den ersten Grad die Energiequalität Reikis schon vertraut ist.

Zur Einweihung in den zweiten Reiki-Grad möchte ich noch anmerken, daß es vorteilhaft ist, immer beide Hände in das Symbol einzuweihen. Manche Reiki-Lehrer lassen den Einzuweihenden eine Hand bestimmen, und in diese weihen sie dann ein. Dabei besteht jedoch die Gefahr der Einseitigkeit. So sind mir Fälle bekannt, bei denen eben nur auf eine Hand eingeweiht wurde, was aber diverse unangenehme Symptomatiken zur Folge hatte. Diese verschwanden erst, als auch die andere Hand auf das entsprechende Symbol eingeweiht wurde. Wie du weiterhin siehst, ist die Einweihung zum »Meister« von der in den 2. Grad nicht unterschiedlich. Nur, daß eben auf das »Dai Komio« eingeweiht wird.

Vor der ersten Einweihung kannst du deinem Schüler noch kurz erklären, was überhaupt geschieht: Er möge die Augen schließen, sich entspannt auf einen Stuhl setzen und seinen Blick nach innen richten. Beide Beine stehen parallel nebeneinander, in Schulterbreite geöffnet, die Füße liegen ganz auf dem Boden auf. Während er sich entspannt, wirst auch du dich vorbereiten und einige Minuten nach »innen gehen«. Dann – so kannst du ihm erklären – wirst du seinen Energiekörper reinigen, d. h. die jeweiligen Kanäle reinigen und verbinden, sowie einen verstärkten Kontakt zur Reiki-Kraft herstellen. Dabei wirst du ihn ab und an berühren. Seine Hände werden wie zum Gebet zusammengeführt, wobei er dir ein wenig helfen sollte. Danach werden seine Hände in dieser Haltung zum Kopf, an das Stirnchakra geführt. Wenn du fertig bist, kannst du mit einem Glöckchen oder einer Klangschale das Ende der Einweihung signalisieren, so daß auch er weiß, nun in seinen eigenen Rhythmus »zurückkehren« zu können. Nach der Einweihung ist es sinnvoll, den Schüler einige Momente allein zu lassen – circa 10 bis 15 Minuten. Ein kurzer Spaziergang in der Natur o. ä. verhelfen ihm, die Reiki-Kraft kennenzulernen bzw. sie zu erfahren. Erzähle deinem Schüler ruhig etwas über die Einweihung. Das gibt ihm auch Sicherheit.

Ein weiteres umstrittenes Thema ist das der Ferneinweihung – welches ich noch kurz erwähnen möchte. Manche finden die Behauptung, daß Ferneinweihungen möglich sind, absurd, andere logisch. Meines Erachtens ist es im Grundsatz ohne weiteres möglich, eine Ferneinweihung erfolgreich durchzuführen. Was sollte auch dagegen sprechen? Fern-Reiki zu schicken ist ja auch eine Normalität für alle Reiki-Anwender. Und wie bei Fern-Reiki, bei Einweihungen und Reiki an sich, ist der Erfolg abhängig von den jeweiligen Umständen. Verfügt man über die entsprechenden mentalen Fähigkeiten, einen gereinigten Kanal und ist man in der Lage, einen Kontakt dauerhaft aufrechtzuerhalten, so wird eine Ferneinweihung auch erfolgreich sein. Nach all dem bisher Geschriebenen dürfte dies wohl einleuchten.

Die Reiki-Großmeisterschaft

Wer die Reiki-Meisterschaft erlangt hat, kann nun beginnen, sicher und bewußter auf der spirituellen Ebene zu arbeiten. Es ist dies die Ebene des Lichts. Die Arbeit auf dieser Ebene kann in diesem Buch natürlich nicht ausreichend beschrieben werden. Vielmehr ist der Weg grob gekennzeichnet, den man gehen muß, um dorthin zu gelangen. Wahre Reiki-Meisterschaft zeigt sich u. a. in dem Kontakt zur spirituellen Welt – bei gleichzeitiger Bodenständigkeit. Und dieser Kontakt wird über die astrale Ebene hergestellt. Schritt für Schritt geht man den Weg dorthin, indem man sich langsam Ebene für Ebene hocharbeitet. Dies beginnt beim ersten Grad mit der grobstofflichen und der ätherischen Ebene, führt beim zweiten über die untere mentale Ebene hin zur astralen Ebene bei der Meisterschaft. Hat man alle Aufgabenbereiche bearbeitet, so wurde die astrale Ebene völlig gereinigt. Nun hat man wahren Kontakt zum Höheren Selbst – auf der spirituellen Ebene.

Doch im Reiki-System gibt es auch hier wiederum Instrumente, um im spirituellen Bereich bewußt zu arbeiten. Instrumente, die die Arbeit erleichtern und fördern. Diese Instrumente sind dem Reiki-Großmeister (5. und 6. Grad) vorbehalten. Dabei stellt der Großmeister eine Verfeinerung des Meistergrads dar. Die Meisterenergie beinhaltet die Aspekte des Großmeisters in der Latenz. Doch durch die Einweihung in den Reiki-Großmeister (die mittlerweile jedem Menschen zugänglich ist), werden diese Aspekte bewußt bearbeitet und in das Bewußtsein integriert. Zudem werden hier ebenfalls zwei Symbole weitergegeben. Es sind dies zwei weitere »Dai ...«-Symbole.

Der 5. Grad aktiviert eine Energie, die als »Große Harmonie« bezeichnet wird. Damit erreicht man unter anderem eine Harmonisierung der spirituellen Ebene.

Die Einweihung in den fünften Grad besteht aus zwei Teilen. Zum einen wird eine Einweihung ähnlich der in diesem Buch dargestellten ausgeführt. Zum anderen wird aber auch eine dreimalige Kanalreinigung mit dem sogenannten Reiki-Laserstrahl (eine Technik des sechsten Grades) vorgenommen und ein Reiki-Channeling durchgeführt. Bei diesem Channeling läßt sich der 6.-Grad-Lehrer allein von den Lichtwesen führen.

Der 6. Grad repräsentiert eine Energie, die als »Große Teilung« bezeichnet wird. Mit dieser Energie ist es möglich, auf der spirituellen Ebene mit allem und jedem zu kommunizieren und Veränderungen herbeizuführen.

Auch hier wird ein Einweihungsritual ausgeführt. Zusätzlich wird eine Technik verwendet, um Informationen des kollektiven Unbewußten bzw. der Akasha-Chronik, die für den Einzuweihenden notwendig sind, zu channeln. Es findet also ein intensiver Informationsfluß statt.

Zu den grundsätzlichen Anwendungsmöglichkeiten des fünften und sechsten Grades gehören unter anderem:

- Der Reiki-Strahl
  Hier hat man die Möglichkeit, gebündelte Reiki-Energie über die Fingerspitzen zu senden.
- Reiki-Einstimmung
  Man erhält eine schnelle Technik, um einem Menschen für ein bis zwei Tage die Reiki-Kraft zur Verfügung zu stellen.
- Das »absichtslose Heilen« ist eine Technik, die Reiki pur und äußerst intensiv überträgt.
- Zudem ist es möglich, Verstorbenen bewußt Reiki zu schicken oder Sterbende auf ihrem Weg zu begleiten.
- Grundsätzlich kann jede Wesenheit kontaktiert werden.
- Jede Information kann gechannelt werden. Jede Information kann an ein beliebiges Ziel gesandt werden.
- Besetzungen oder Besessenheitszustände können beendet werden. Und vieles mehr.

Mit dem Großmeistergrad hat man sehr viele Möglichkeiten, um auf der spirituellen Ebene zu arbeiten. Hier ist bewußtes und verantwortungsvolles Arbeiten am wichtigsten. Doch ist dies ein Thema, welches nicht mehr Teil dieses Buches sein kann. Die Frage nach der Herkunft dieser Grade ist meines Erachtens nicht von Bedeutung. Vielmehr machen sie dem einzelnen den spirituellen Bereich leichter zugänglich. Hierin liegt der Wert dieser Grade. Doch gleichzeitig möchte ich darauf hinweisen, daß die Fähigkeiten, die mit den Großmeistergraden – ebenso die der anderen Grade – vermittelt werden, schon in jedem Menschen liegen. Der Zugang zu diesen Fähigkeiten wird durch die Techniken erleichtert. Jedoch sind diese nur Stützen, die man irgendwann wieder ablegen sollte.

TEIL 3
Die Anwendung von Reiki in der Praxis

Methoden und Techniken im 1. Grad

Bevor ich auf den konkreten Aufgabenbereich des ersten Grades eingehe, möchte ich die grundsätzlichen Anwendungsmöglichkeiten im ersten Grad darstellen.

Einstimmungszeremonie

Wenn du Reiki anwendest, also dir selbst oder einem anderen Reiki gibst, so ist es sinnvoll, dies immer innerhalb einer kleinen Zeremonie zu machen. Diese Zeremonie kannst du dir persönlich, nach deinen individuellen Vorstellungen gestalten. Im folgenden werde ich dir einen Vorschlag unterbreiten, wie so eine Zeremonie vor und nach der Reiki-Behandlung aussehen kann. Wenn du diese Zeremonie oft genug ausgeführt hast, dann wirst du dich schon zu Beginn einer Reiki-Sitzung schneller auf die Reiki-Energie einstellen können. Hier bringt stete Wiederholung einen positiven Gewohnheitseffekt hervor.

- Bereite in aller Ruhe den Raum vor, in dem du Reiki gibst. Verdunkle das Zimmer, lege entsprechende Entspannungsmusik ein, bereite den Platz vor, an dem du die Sitzung abhältst, zünde ein Räucherstäbchen an oder benutze ein Duftöl.
- Lockere deine Kleidung oder ziehe dir entsprechende Kleidung an, entferne alle Metallgegenstände von deinem Körper.

- Schalte Telefon- und Türklingel ab.
- Nun wasche deine Hände oder dusche dich. Stelle dir dabei vor, wie alle unangenehmen Energien vom Wasser aufgenommen werden.
- Setze oder lege dich an deinen Platz, achte darauf, daß sich deine Arme oder Beine nicht kreuzen.
- Nun meditiere oder entspanne dich für einige Minuten, richte deinen Blick und deine Aufmerksamkeit nach innen.
- Jetzt streiche deine Aura glatt (vom Kopf hinab zu den Füßen). Nach dem dritten Mal »entleere« deine Hand, so als ob du die unangenehmen Energien wegwerfen würdest.
- Bevor du jetzt mit der Reiki-Sitzung anfängst, bitte um diese Kraft und lege dabei die Hände auf das Herz-Chakra. Jetzt kann deine Reiki-Sitzung beginnen.

Abschlußzeremonie

Egal, ob du dir selbst oder einem anderen Reiki gibst, führe dann, wenn du damit fertig bist, eine kleine Abschlußzeremonie aus. Sie könnte folgendermaßen aussehen.

- Streiche nochmals die Aura dreimal glatt (siehe oben).
- Führe einen Energieaufstrich durch; das bedeutet, vom Hara bis zum Scheitelchakra mit einer deiner Hände schnell hochstreichen; dies bewirkt eine zusätzliche Erfrischung.
- Bedanke dich für die Reiki-Energie und wasche abschließend deine Hände.

Nach der Einweihung in den ersten Grad ist es empfehlenswert, drei Wochen lang täglich eine Ganzbehandlung vorzunehmen. Eine Ganzbehandlung besteht aus den nachfolgend aufgeführten Handpositionen und versorgt alle wichtigen Bereiche deines Körpers oder deiner Aura mit Energie. Du legst deine Hände mindestens drei bis fünf Minuten auf die entsprechende Stelle oder hältst sie darüber. Versuche dabei auch ab und an, die Energiequalität zu spüren, die durch deine Hände fließt oder die von deinem Körper bzw. deiner Aura ausgestrahlt wird.

Es ist auch sinnvoll, sich ein Tagebuch anzulegen, in welches man seine Erfahrungen notieren kann. Nach den drei Wochen kannst du natürlich immer noch fortfahren, eine Ganzbehandlung vorzunehmen. Du kannst dich jedoch auch von deiner Intuition leiten lassen und deine Hände dort auflegen, wo du spürst, daß es für dich wichtig ist.

Natürlich kannst du dir immer dann, wenn du möchtest, also während der Zugfahrt, während du fernsiehst usw., Reiki geben. Schon wenn du an Reiki denkst, erhöht sich wieder der Energiezufluß. Deiner Spontaneität sind keine Grenzen gesetzt.

Gibst du einem anderen Menschen Reiki, so beachte folgendes: Grundsätzlich kannst du immer anderen Menschen Reiki geben. Da du »nur« Kanal bist, wird dich die Reiki-Energie durchfließen und vom anderen Menschen aufgenommen. Allerdings ist darauf hinzuweisen, daß es für dich keinen absolut wirksamen Schutz vor den Fremdenergien, die sich beim anderen lösen, gibt. So kommt es manchmal vor, daß vor allem Reiki-Praktizierende des ersten Grades mit ihrer neuen wunderbaren Fähigkeit sehr vielen Menschen Reiki geben möchten. Manchmal ziehen sie sich hierbei die Symptome und Beschwerden zu, an denen der andere leidet. Dies kann vom leichten Kopfschmerz bis hin zu Fieber reichen. Natürlich hat man dann auch immer Resonanz für die jeweiligen Energien. Allerdings ist es für den Reiki-Einsteiger, aber auch für den Praktizierenden des zweiten Grades vorerst einmal wichtig, das eigene Energiesystem zu stabilisieren. Insofern empfehle ich, mit den Reiki-Fremdbehandlungen zu Beginn sparsam umzugehen. Solltest du jedoch den inneren Drang verspüren, einem anderen Menschen Reiki zu geben, so gibt es folgende Möglichkeit, dich etwas zu schützen.

Schutzübung

- Visualisiere vor der Sitzung violettes oder weißes Licht. Dieses Licht läßt du über dein Kronenchakra einfließen und deine ganze Aura ausfüllen. Visualisiere ebenfalls, wie dich dieses Licht gleich einem Kokon umhüllt und schützt.
- Wasche dich nach der Reiki-Sitzung ausgiebig. Vor allem kaltes Wasser hat magnetische Kraft und zieht unangenehme Energien an.
- Stelle dir währenddessen vor, wie alle Fremdenergien, die du eventuell aufgenommen hast, vom Wasser angezogen und aufgenommen werden und dein Energiesystem verlassen.
- Falls nötig, solltest du dich sogar nach einer Behandlung duschen. Achte auch hierbei darauf, daß das Wasser nicht zu warm ist.

Spürst du trotzdem noch Fremdenergien, so kannst du deine Hände ausschütteln und dir vorstellen, wie dich die Fremdenergien verlassen. Oder du stellst dich aufrecht hin – mit paralleler Beinhaltung – und visualisierst den Abfluß der Fremdenergien über deine Fußchakren in die Erde.
Eine weitere Möglichkeit wäre das »Ausatmen« der Fremdenergien. Erhöhe deine Atemfrequenz und visualisiere beim

Einatmen Licht, welches dich durchströmt, und beim Ausatmen den Abfluß der Energien.

Die zwölf Grundpositionen der Ganzbehandlung

Innerhalb der ersten drei Wochen nach der Einweihung ist es sinnvoll, täglich eine Ganzbehandlung durchzuführen. Dies unterstützt den Reinigungsprozeß und stabilisiert dein Energiesystem. Bei einer Ganzbehandlung wird dein ganzer Körper mit Energie versorgt. Alle Chakren deiner Aura und alle Drüsen deines Körpers werden dadurch angesprochen und aktiviert. Die Grundpositionen kannst du auch für die Fremdbehandlung verwenden.

– Führe deine Einstimmungszeremonie aus und lege dann deine Hände in folgender Reihenfolge für etwa drei bis fünf Minuten auf die jeweilige Position:

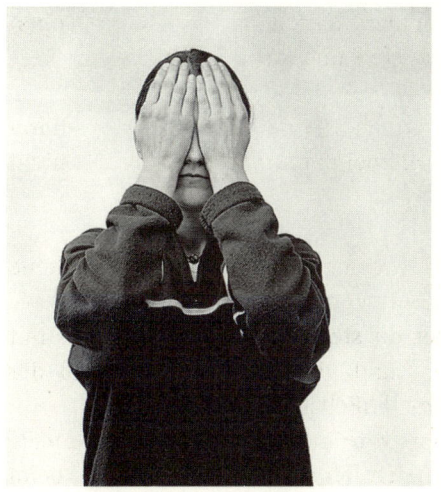

Grundposition 1:
Lege deine beiden
Hände auf dein
Gesicht – auf Stirn,
Augen und Wangen.

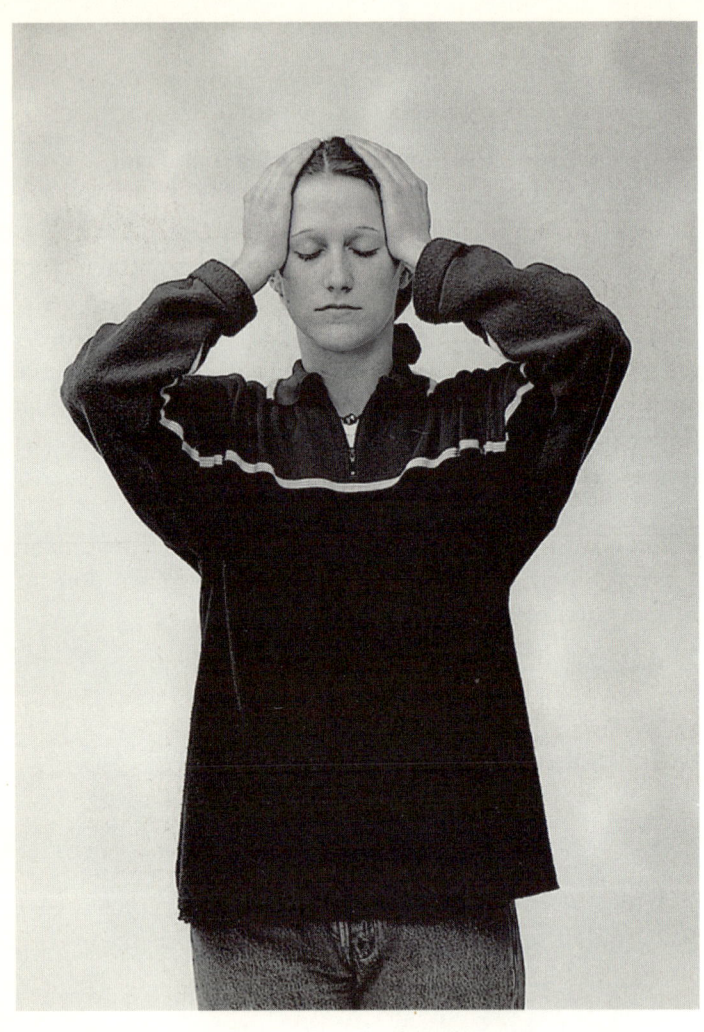

Grundposition 2: Lege deine Hände auf die Schläfen.

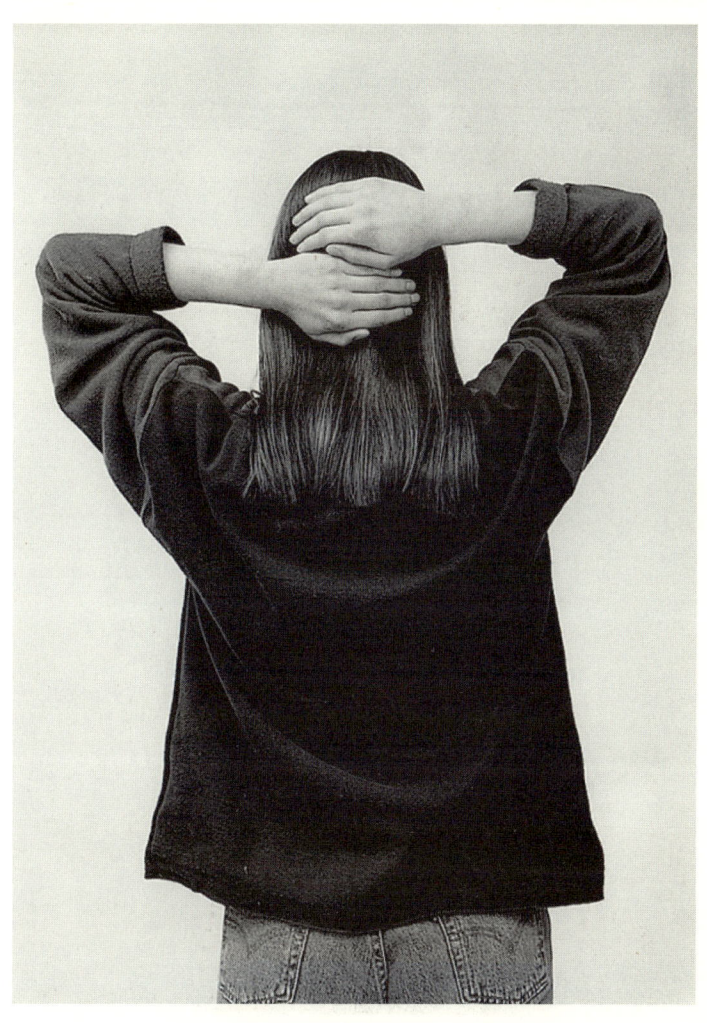

Grundposition 3: Lege deine Hände auf deinen Hinterkopf.

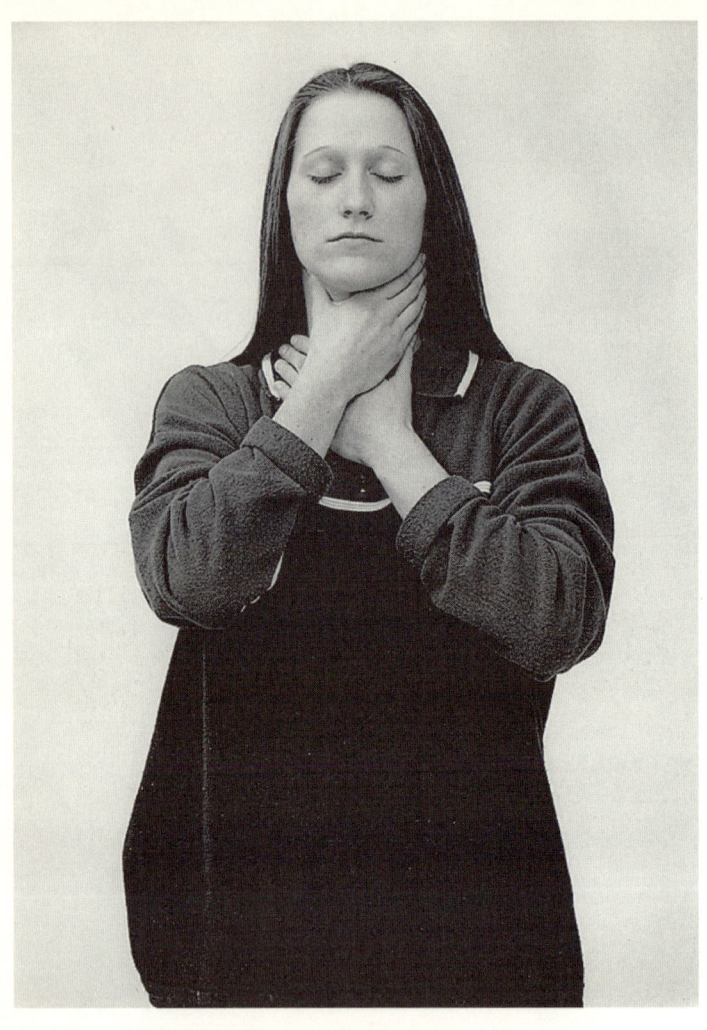

Grundposition 4: Lege eine Hand auf deinen Hals, die andere etwas darunter.

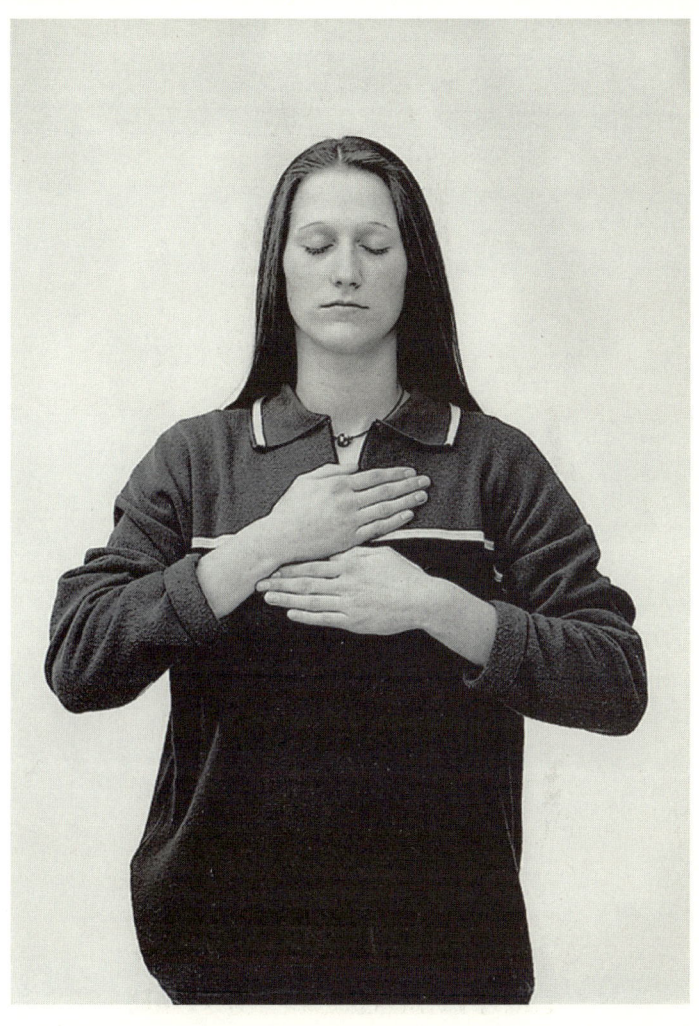

Grundposition 5: Lege eine Hand auf den oberen Brustbereich, die andere auf das Brustbein.

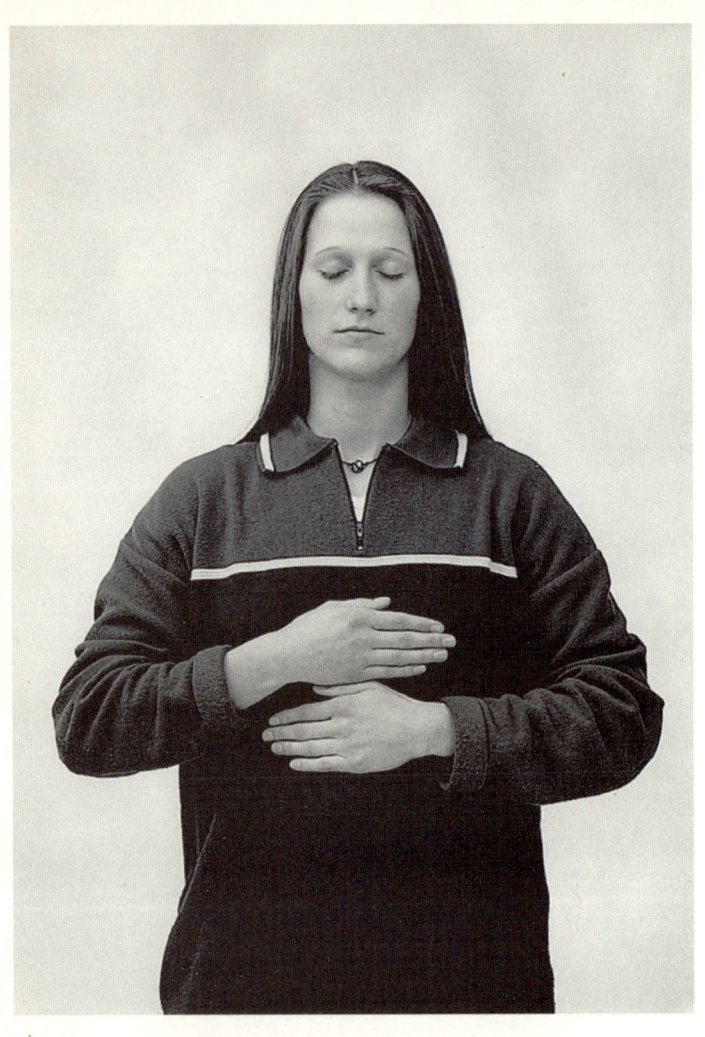

Grundposition 6: Lege eine Hand auf dein Sonnengeflecht, dem Solar-Plexus, die andere Hand darunter.

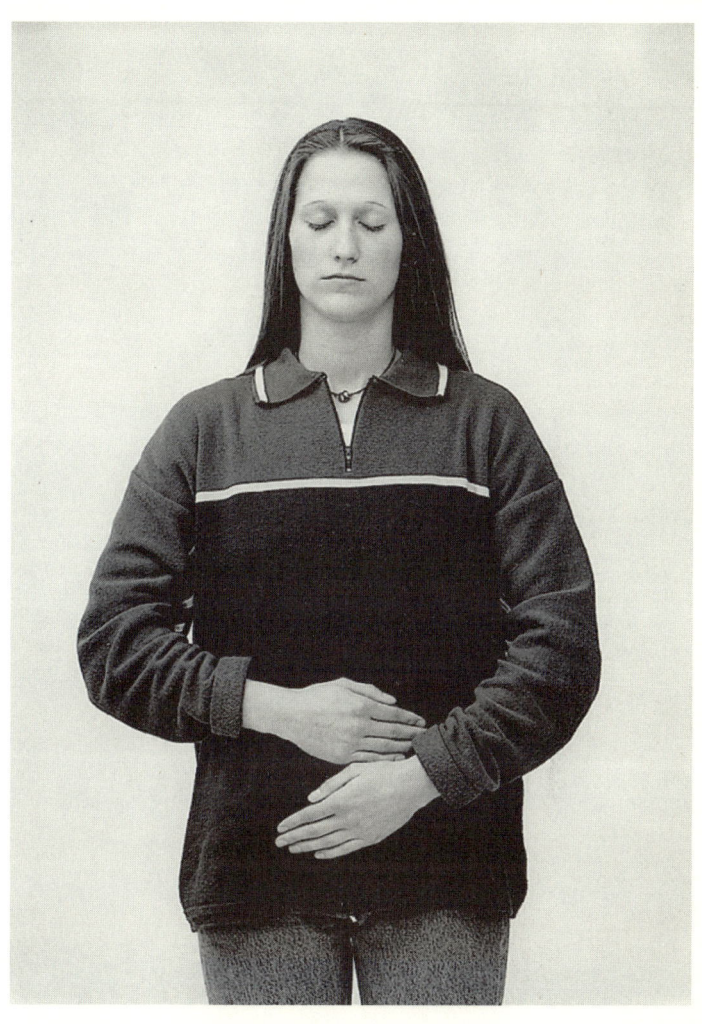

Grundposition 7: Lege eine Hand auf deinen Bauchnabel, die andere darunter.

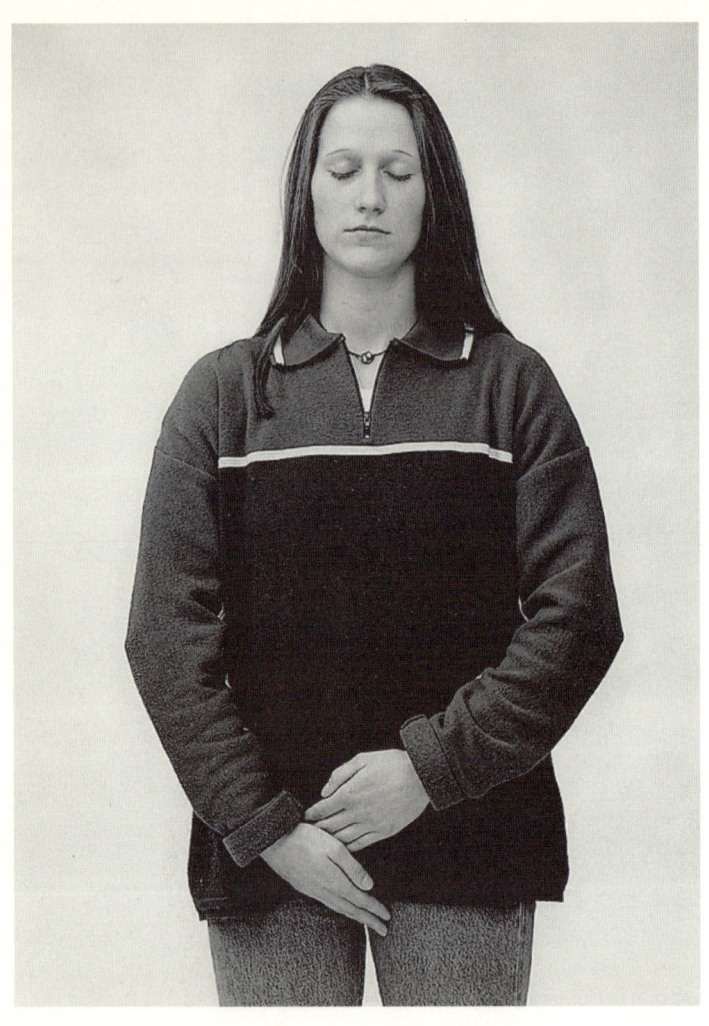

Grundposition 8: Lege eine Hand auf dein Schambein, die andere darunter.

Zusatzposition: Füße

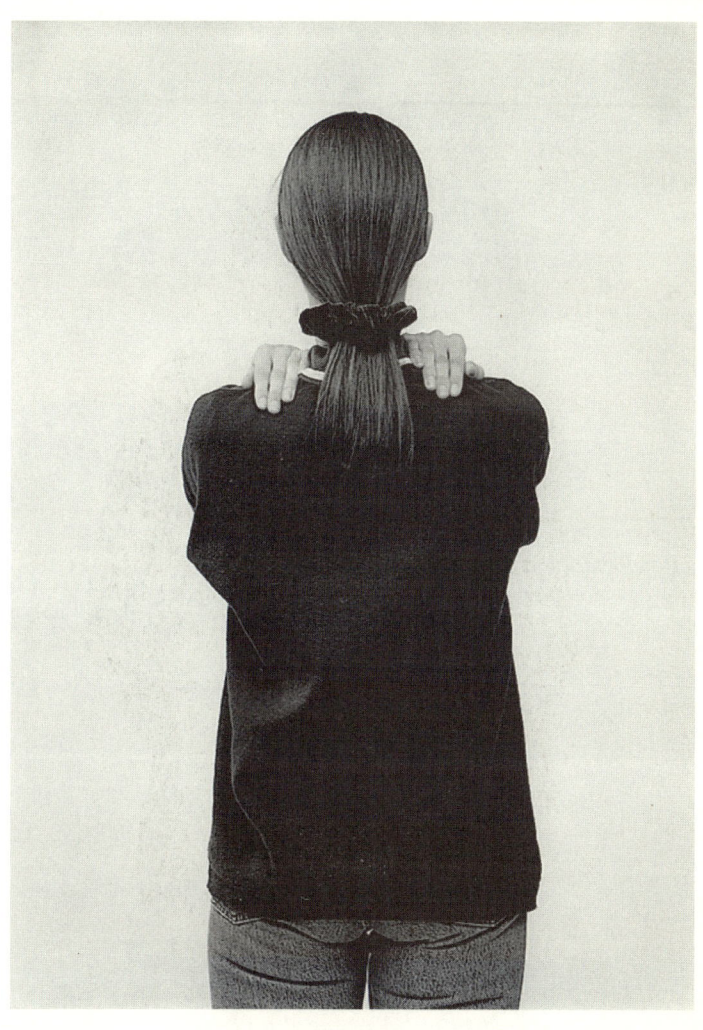

Grundposition 9: Lege beide Hände auf Deine Schulter / Schulter-blätter.

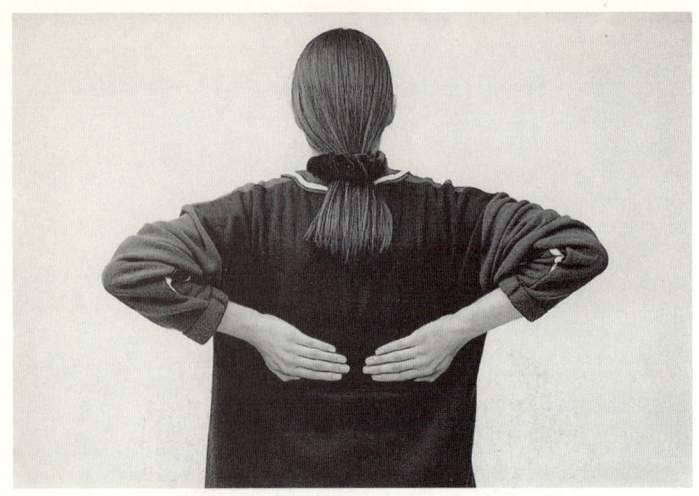

Grundposition 10: Lege deine Hände auf Höhe der Thymusdrüse auf deinem Rücken, so daß du deine Rippen spürst.

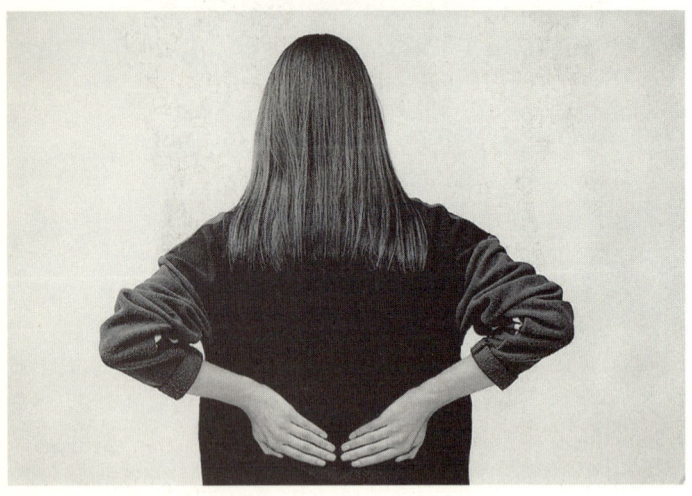

Grundposition 11: Lege deine beiden Hände auf deine Nieren.

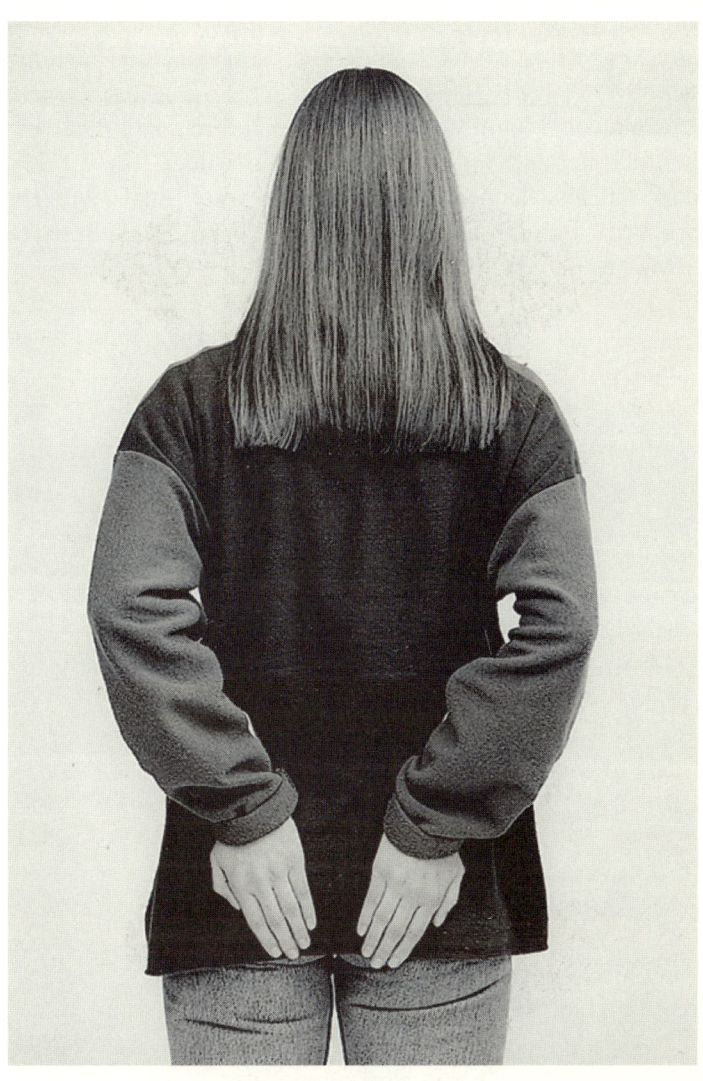

Grundposition 12: Lege deine Hände auf den unteren Hüftteil, mit den Fingerspitzen neben deinem Steißbein.

Um nach einer Reiki-Sitzung eine fehlende Erdung auszugleichen, ist es sinnvoll, noch eine Zusatzposition anzufügen, bei der beide Hände auf die Fußchakren gelegt werden. Unterstützend kann man hierbei visualisieren, daß die energetische Verbindung zur Erde verstärkt wird. Stelle dir vor, daß du aus deinen Fußchakren in die Erde »Wurzeln schlägst« und daß aus deinem Wurzelchakra ein Lichtstrahl erwächst, der sich mit dem Mittelpunkt der Erde verbindet.

Zusatzposition: Füße

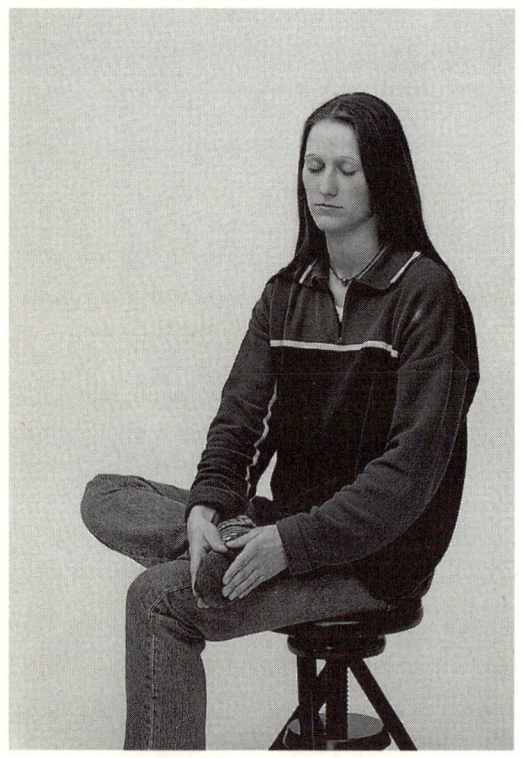

Nachdem du dich mit der Ganzbehandlung vertraut gemacht hast und Reiki kennengelernt hast, kannst du dein Gespür für feinstoffliche Energien sensibilisieren, indem du folgende Übung ausführst:

Energie spüren

- Vollziehe deine Einstimmungszeremonie.
- Atme nun langsam und rhythmisch ein und aus.
- Lenke deinen Atem für mindestens zwanzig Atemzüge in einen bestimmten Körperteil und versuche zu spüren, wie dieser Körperteil mit Energie aufgeladen wird.
- Beginne mit dem Kopf und ende bei den Füßen.
- Nun wiederholst du den gleichen Vorgang. Doch nun lenkst du die Energie in deine sieben Hauptchakren. Beginne auch wieder beim Kopf, also mit dem Kronenchakra, und ende mit dem Wurzelchakra. Beobachte dabei den Energiefluß.
- Nun wiederholst du die Chakren-Atmung. Jedoch hältst du bei jedem Chakra eine Hand darüber und visualisierst eine energetische Verbindung zwischen deiner Hand und dem jeweiligen Chakra. Laß nun Energie fließen. Du kannst dies wieder innerhalb deines Atemrhythmus vollziehen oder unabhängig davon. Wichtig ist, daß du spürst, wie sich die Energie anfühlt, die zwischen deinen Händen und deinem Chakra fließt.
- Das gleiche übst du mit deiner anderen Hand. Danach wechsle zum nächsten Chakra.
- Beende diese Übung mit deinem Abschlußritual.

Chakrenausgleich

Der Mensch hat sieben Hauptchakren. Das Kronen-, das Stirn-, das Kehl-, das Herz-, das Solarplexus-, das Sexual- und das Wurzelchakra. Ist ein Chakra unteraktiviert, so führt dies zu Störungen. Ist es überaktiviert, ebenso. Ein harmonischer Zustand ist dann erreicht, wenn alle sieben Hauptchakren gleich weit geöffnet sind. Je harmonischer unsere Chakren schwingen, desto zufriedener und glücklicher sind wir. Dies kann man zum einen durch Chakrenarbeit an sich erreichen und zum anderen durch den Chakrenausgleich. Beides ist mit Reiki ohne weiteres möglich.

Es hängt jedoch entscheidend von unserem Lebenswandel und Bewußtsein ab, wie die Chakren schwingen. Ist beispielsweise ein Mensch stark kopflastig und beschäftigt sich in seinem Leben ausschließlich mit geistigen Dingen, so sind meist die oberen Chakren überaktiviert. Hier genügt es nicht, ein- oder zweimal den Chakrenausgleich vorzunehmen. Es müssen vielmehr die Bereiche der unteren Chakren größeren Raum im Leben einnehmen.

Den Chakrenausgleich kann man sich anhand des »siebenarmigen Leuchters« gut vorstellen. Ganz links ist unser Wurzelchakra, in der Mitte das Herzchakra, rechts außen das Kronenchakra.

Folgende Chakren können miteinander ausgeglichen werden, indem jede Hand für mindestens fünf Minuten – oder so lange, bis sich beide Hände gleich warm oder auch kalt anfühlen –, auf dem jeweiligen Chakrenpaar aufgelegt werden.

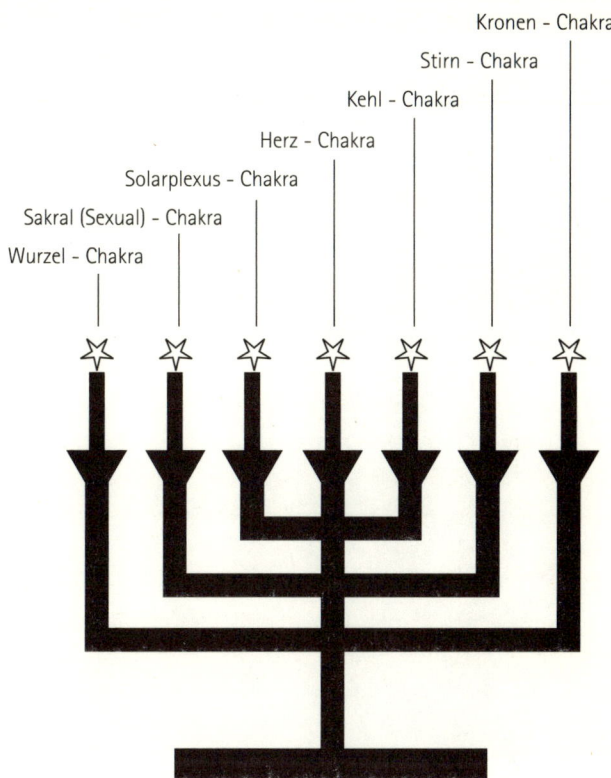

Kronen - Chakra

Stirn - Chakra

Kehl - Chakra

Herz - Chakra

Solarplexus - Chakra

Sakral (Sexual) - Chakra

Wurzel - Chakra

Der siebenarmige Leuchter:

1 Wurzelchakra mit Kronenchakra
2 Sakralchakra mit Stirnchakra
3 Solar-Plexus-Chakra mit Kehlchakra
4 auf das Herzchakra legen wir abschließend die Hände

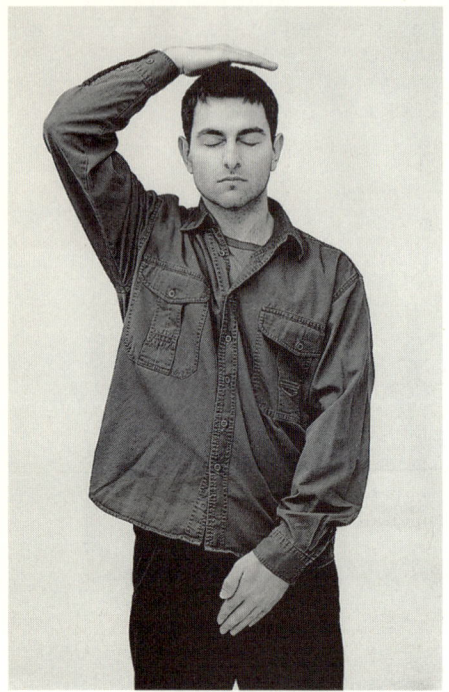

*Position 1: Lege
eine Hand auf das
Kronenchakra, die
andere auf das
Wurzelchakra.*

Es gibt noch andere Methoden des Chakrenausgleichs. Beispielsweise ist es möglich, den Chakrenausgleich nur mit den
ersten sechs Chakren, also ohne das Kronenchakra vorzunehmen. Dabei beginnt man mit dem Chakrenpaar Stirn- und
Wurzelchakra, legt dann die Hände auf Kehl- und Sexualchakra und abschließend auf Herz- und Solar-Plexus-Chakra. Nun geht man in der gleichen Reihenfolge zurück, bis
die Hände wieder auf Stirn- und Wurzelchakra angelangt
sind.

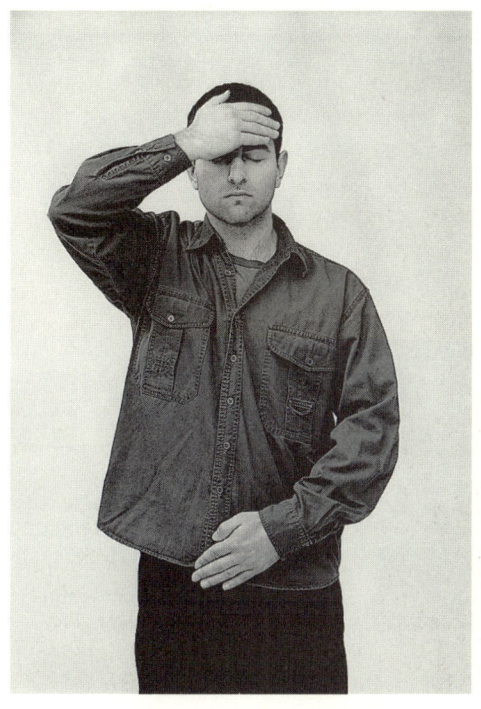

Position 2: Lege eine Hand auf das Stirnchakra, die andere auf das Sexualchakra.

Welche von beiden Methoden du wählst, bleibt dir überlassen. Experimentiere, bis du feststellst, welche Technik dir mehr zusagt.

Man kann von diesen starren Linien auch abweichen, wenn man feststellt, daß einige Chakren besonderer Beachtung bedürfen. Manchmal sind einige Chakren übermäßig aktiviert oder unteraktiviert. Dies zeigt sich dir in deiner momentanen Lebenssituation. Bist du noch nicht in der Lage, aufgrund deines Gespürs sicher festzustellen, welche Chakren beson-

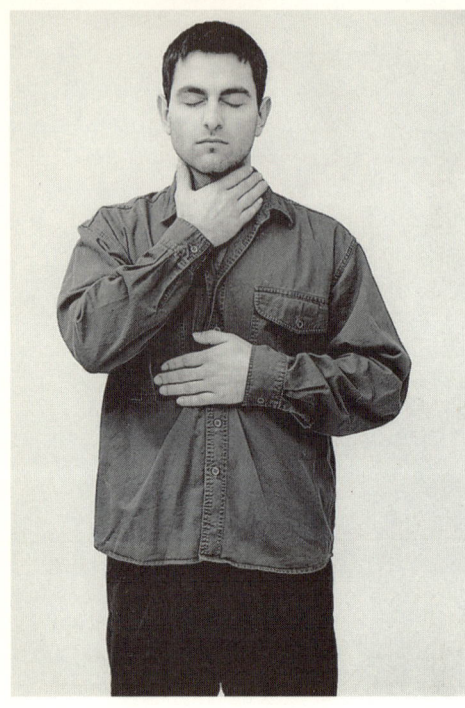

*Position 3: Lege
eine Hand auf das
Kehlchakra, die an-
dere auf das Solar-
plexus-Chakra.*

ders behandelt werden müssen, so kannst du dies aufgrund
deiner Lebensumstände analysieren. Beantworte dir die Frage, welche Bereiche deines Lebens zu kurz kommen bzw.
welche Bereiche übermäßig Raum in deinem Alltag einnehmen. Stellst du beispielsweise fest, daß es dir grundsätzlich
an Lebensfreude mangelt und du gleichzeitig Kommunikati-
onsschwierigkeiten hast, so ist dies ein Zeichen dafür, daß
das Sexualchakra und das Kehlchakra unteraktiviert sind.
Gleichzeitig erkennst du auch, daß du zu sehr in deinen ab-
strakten Gedankenwelten lebst und darin teilweise gefangen

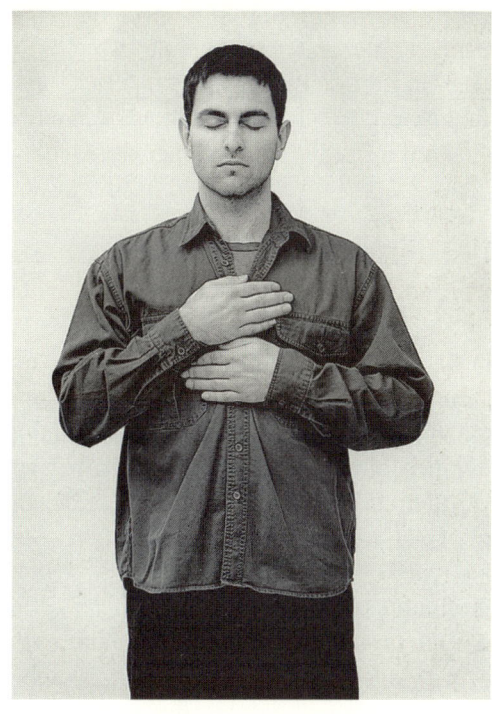

Position 4: Lege eine Hand auf das Herzchakra, die andere darüber.

bist, ohne deine Gedanken in die materielle Welt transformieren zu können. Dies wiederum deutet auf ein überakti-
viertes Stirnchakra hin. Nun kannst du diesen drei Chakren
bei deinem Chakrenausgleich besondere Beachtung schenken. Lege eine Hand auf dein Stirnchakra, die andere auf
dein Kehlchakra. Visualisiere, daß Energie vom Stirn- auf
das Kehlchakra übergeht. Nun legst du eine Hand auf das Sexualchakra, die andere verbleibt auf dem Stirnchakra. Auch
hier visualisierst du den energetischen Ausgleich.
Dies war ein kleines Beispiel, wie man den Chakrenausgleich

variieren kann – je nach Lebenssituation. Durchleuchte deine momentanen Lebensumstände und versuche sie den Chakren zuzuordnen. Dabei bewertest du für dich, ob ein Chakra über- oder unteraktiviert ist. Je nach deinem Ergebnis behandelst du die Chakren nach der vorgeschlagenen Methode.

Kennenlernen des eigenen Körpers

Durch diese Übung erfährst du deinen Körper, mit seinen Organen und erhältst einen größeren Bezug zu den einmaligen Prozessen, die in dir ablaufen. Du bist in der Lage, deinen Körper mehr anzunehmen, und fühlst dich dadurch wohler. So wirst du deinen Körper als Wohnstätte deiner Seele lieben und in ihm zentriert sein – und nicht neben dir stehen.

- Führe deine Einstimmungszeremonie aus.
- Gib dir nun Reiki – am besten wäre eine Ganzbehandlung.
- Überall dort, wo du gerade deine Hände auflegst, lausche in das Innere deines Körpers.
- Versuche die Organe zu spüren, die in deinem Körper arbeiten. Spüre das Blut, wie es deinen Körper durchströmt und alle Regionen mit lebensnotwendigen Stoffen versorgt.
- Gehe dabei wie bei der Ganzbehandlung von oben nach unten vor – also vom Kopf hinab zu den Füßen.
- Gib dabei genau dem Organ bzw. Körperteil Licht und Liebe, wo du deine Hände gerade auflegst. Visualisiere, wie der jeweilige Bereich von der Reiki-Kraft durchdrungen und aufgeladen wird.
- Der große Unterschied zu einer üblichen Reiki-Sitzung ist der, daß du dein Bewußtsein ausschließlich deinem Körper

widmest. Du hängst keinen anderen Gedanken nach als jenen, die in direktem Bezug zu deinem Körper stehen.
– Nimm dir für diese Übung genügend Zeit und beende sie mit deiner Abschlußzeremonie.

Es ist empfehlenswert, nach dem ersten Reiki-Grad die obenstehenden Übungen regelmäßig zu praktizieren. Die Ganzbehandlung sollte innerhalb der ersten drei Wochen täglich ausgeführt werden. Sind die drei Wochen vorüber, beginne spätestens jetzt mit dem Chakrenausgleich. Es ist vorteilhaft, alle zwei Tage einen Chakrenausgleich vorzunehmen. Die Übung zum Kennenlernen deines Körpers kannst du dann in deine Reiki-Sitzung mit einbauen, wenn du darauf Lust verspürst. Sie ist jedoch sehr wichtig, um einen tieferen Bezug zum eigenen Körper und den Prozessen, die darin ablaufen, herzustellen.

Wünsche und Ziele

Jeder Mensch hat Wünsche und Ziele. Dies ist etwas ganz Normales. Du solltest deinen Wünschen auch die entsprechende Beachtung schenken. Glaube nicht, daß du jetzt, wo du vielleicht beginnst, einen spirituellen Weg zu gehen, nur noch bestimmte Wünsche und Bedürfnisse wie beispielsweise Hilfsbereitschaft gegenüber anderen Menschen haben darfst. Du bleibst ein Mensch wie alle anderen auch. Nur daß du eben einen ungewöhnlicheren Weg, nämlich deinen Weg gehst. Dazu gehören auch materielle Wünsche oder Wünsche nach einem Partner, nach Erfolg oder anderem. Diese Wünsche sind gut. Sie spiegeln dich wider und sind Ausdruck deines bisherigen Entwicklungsstandes. Die Bedürfnisse, die du gerade hast, sind genau die richtigen. Sie bringen dich mit jenen Situationen und Ereignissen in Kontakt, die für dein weiteres Lernen von Bedeutung sind. Vertraue also deinen Impulsen und verleihe der Realisation deiner Wünsche auch Nachdruck und Kraft. Durch die folgenden Methoden ist dies möglich. Sollte sich allerdings ein Wunsch, den du schon lange hast, trotz oftmaliger Anwendung dieser Techniken nicht erfüllen, so vertraue auf die Richtigkeit dieser Erfahrung. Dann war es eben nicht nötig für dich, daß sich der Wunsch erfüllt. Man hat ja so viele Wünsche und weiß auch nicht immer, ob man all dies braucht, was man sich wünscht. Manchmal ist es aber auch so, daß man einfach nur nicht genügend Kraft in die Realisierung des Wunsches legt. Verspürst du daher einen dringenden Wunsch nach etwas Bestimmtem, so nutze ruhig die folgenden Techniken. Das einzige, worauf du achten solltest, ist, daß deine Wünsche und Ziele niemandem zum Schaden gereichen. Ist dies nicht der Fall, so kannst du deinen Wünschen und Zielen die nötige Manifestationskraft verleihen.

- Führe deine Einstimmungszeremonie aus.
- Halte nun deine Hände vor dein Kehlchakra, in einem Abstand von circa 20 Zentimetern
- Spüre und visualisiere, wie sich in deinen Händen ein Kraftball mit Reiki-Energie aufbaut. Nun visualisiere dir deinen Wunsch vor deinem dritten Auge. Dieses Bild deines Wunsches muß so sein, als hätte er sich schon erfüllt. Solltest du dir beispielsweise einen Partner wünschen, so visualisiere ein Bild, in dem du mit deinem zukünftigen Partner Hand in Hand spazierengehst, wie ihr euch umarmt und küßt.
- Nun lege das Bild in den Kraftball. Du siehst vor deinem inneren Auge, wie sich das Bild von deinem Wunsch in dem Kraftball befindet.

- Jetzt führe den Kraftball mit deinen Händen vor dein Gesicht und atme dreimal tief ein.
- Nun spürst du, wie die Reiki-Kraft, imprägniert mit deinem Wunsch, durch deinen ganzen Körper fließt. Du spürst, wie jede Zelle von dir mit dieser Kraft und deinem Wunsch aufgeladen wird.
- Atme nun ruhig und gelassen weiter. Lasse die Kraft in dir wirken.
- Visualisiere nun noch einmal das Bild deines Wunsches und stelle dir vor, wie nun die Kraft, die gerade deinen Körper durchfließt, auch die feinstofflichen Körper deiner Aura erreicht. Vom Blut deines Körpers, das jetzt völlig mit dem Wunsch aufgeladen ist, fließt die Kraft zuerst in den Ätherkörper, dann in den Emotional- und den Mentalkörper, schließlich auch in die höheren Ebenen.
- Visualisiere nun, wie sich die Energie in die Welt verteilt, um den erfüllten Wunsch in dein Leben zu ziehen.
- Beende diese Übung mit der Abschlußzeremonie.

Die folgende Technik eignet sich vor allem für materielle Wünsche und wirkt dadurch, indem man Nahrungsmittel mit seinem Wunsch imprägniert:

- Führe deine Einstimmungszeremonie aus.
- Gib auf die Nahrung mindestens drei Minuten Reiki und lasse wiederum einen Kraftball entstehen, der die Nahrung durchdringt.
- Visualisiere wie bei der ersten Übung einen Wunsch vor deinem inneren Auge.
- Nun lege diesen Wunsch in die Nahrung und in den Kraftball.
- Visualisiere, wie die Nahrung, der Kraftball und das Wunschbild verschmelzen.

- Nun iß langsam, Bissen für Bissen, die Speise auf.
- Stelle dir vor, wie sich mit jedem Bissen die Kraft des Wunsches mehr und mehr in deinem Körper ausbreitet und zur Realisierung drängt.
- Beende diese Methode mit deiner Abschlußzeremonie.

Grundsätzlich eignen sich alle Nahrungsmittel für die Wunschimprägnierung. Jedoch sollten sie restlos aufgegessen werden.

Egal welche Techniken du anwendest, konzentriere deine Kraft auf einen Wunsch. Wenn du dir also eine neue Beziehung wünscht, so arbeite nur mit diesem Wunsch. Erst wenn dieser erfüllt ist, benutze diese Techniken für einen anderen Wunsch.

Reiki-Schnellbehandlung

Möchtest du einem anderen Menschen Reiki geben und habt ihr aus diversen Gründen nicht genügend Zeit für eine Ganzbehandlung, so kannst du eine Schnellbehandlung durchführen.

- Der Empfänger setzt sich aufrecht hin, schließt die Augen und entspannt sich.
- Du vollziehst deine Einstimmungszeremonie.
  Nun legst du deine Hände auf folgende Positionen auf und läßt je drei bis fünf Minuten Reiki fließen:
- Beide Hände auf die Schultern.
- Beide Hände auf das Kronenchakra.
- Eine Hand auf die Stirn, die andere auf den Hinterkopf.
- Eine Hand auf das Kehlchakra, die andere auf den siebten Halswirbel (hervorstehend).

322

- Eine Hand auf das Herzchakra, die andere auf den Rücken (in gleicher Höhe).
- Eine Hand auf das Solarplexus-Chakra, die andere auf den Rücken (in gleicher Höhe).
- Eine Hand auf das Sexualchakra, die andere auf den Rücken (in gleicher Höhe).

Du beendest die Sitzung mit deiner Abschlußzeremonie und gibst dem Empfänger ein Zeichen, daß er wieder in das Tagesbewußtsein zurückkehren kann.

Reiki bei Unfällen oder Schockzuständen

Abschließend möchte ich noch zwei Handpositionen angeben, die bei Unfällen oder bei Schockzuständen eine erste Besserung herbeiführen.

- Zuerst legst du eine Hand auf das Solarplexus-Chakra, die andere auf die Nieren.
- Danach legst du beide Hände auf den äußeren Schulterrand.
- Abschließend legst du beide Hände auf die Fußchakren.

Die erste Stufe
des Individuationsweges mit Reiki

Die Einweihungen in einen Reiki-Grad sind immer mit einem konkreten Aufgabenbereich verbunden, so auch der erste Grad. Der erste Reiki-Grad steht für das Erkennen der Persona. Unsere Persona ist jener Teil von uns, der die Bedürfnisse des wahren Ichs überdeckt. Die Anforderungen der Umwelt, die wir eigentlich nicht erfüllen möchte, es aber doch tun, gehören zur Persona. Aus diesen Anforderungen der Umwelt an die Persona entstehen Anforderungen der Persona an die Umwelt. Der Kreis schließt sich. Menschen sind nur akzeptabel, wenn sie den Anforderungen der Persona genügen.

Zusätzlich identifiziert sich die Persona mit Titeln, Ämtern, Beruf, Einkommen, Aussehen, Kleidung, sozialer Stellung usw. Das eigene Selbstverständnis und die Weise, wie man andere Menschen sieht und behandelt, basieren somit unter anderem auf der Persona.

Es kommunizieren nicht mehr zwei Menschen miteinander, sondern ein Professor und ein Student, ein Angestellter und ein Arbeiter, ein Fotomodell und ein modisch gekleideter Yuppie. Die Weltsicht der Persona erlaubt es dem Menschen nur noch gemäß seiner Rolle, die er mehr oder minder freiwillig spielt und einnimmt, zu leben und zu handeln.

Ein Professor muß nun einmal alles wissen, darf keine Schwäche und Wissenslücke zeigen. Andere Menschen beurteilt er ebenso nach ihrem Wissen und ihrem Titel. Ein Fotomodell identifiziert sich über ihr Äußeres, ihre Schönheit und bewertet andere Menschen ebenso nach deren Aussehen.

So spielen die Menschen alle ihre Rollen. Die Rolle bestimmt die Lebensweise, den sozialen Kontakt und die Art und Weise der Kommunikation und deren Inhalte. Doch ist die Rolle, die ein Mensch durch seine Persona einnimmt, nicht der Mensch selbst. Die Rolle ist die Maske eines Menschen, die er sich aufsetzt, um unter anderem seine eigenen Schwächen zu verbergen.

Die Rolle eines Menschen dient ihm gleichzeitig als Schutzmechanismus. Hinter ihr kann man sich verstecken. Doch verhindert sie tiefergehenden Kontakt. Nicht Menschen kommunizieren miteinander, sondern ihre Rollen. Was sie dabei alle verstecken, ist ihr wahres Wesen. Ihr innerer Kern, der danach strebt, sich zu verwirklichen, wird unterdrückt – aus Angst vor Schmerz.

Doch führt die Persona niemals zu innerer Zufriedenheit, niemals zu tieferem Kontakt, und muß daher letztendlich immer störend für unsere Entwicklung sein. Daher müssen wir unsere eigene Persona erkennen und uns von ihr zu unterscheiden lernen. Wir müssen uns fragen, wie wir uns selbst sehen, womit wir uns identifizieren. Wie wirken die Elemente unserer Selbstdefinition auf unsere Kommunikation, auf den Umgang mit anderen Menschen? Kommuniziere ich nur über meine Rolle? Das ganze soziale Umfeld muß daraufhin untersucht werden. Doch auch ich selbst muß meine Identität unabhängig von meiner Rolle finden. Erst wenn ich mich selbst und daher andere von meiner Rolle befreie, ist wirklicher Kontakt möglich. Letztendlich sind wir alle Menschen, die irgendwann wieder sterben müssen. Nach unserem Tode wird unsere Rolle, die wir während des Lebens gespielt haben, nicht mehr von Bedeutung sein.

Wenn du den Weg zur Selbstmeisterschaft gehen möchtest, so ist es absolut notwendig, diese Aufgaben von Anfang an zu bearbeiten. Der erste Grad steht neben dem Kennenlernen des eigenen Körpers vor allem für das Erkennen der eigenen Persona, der Rollen im Leben, das Erkennen der Anforderungen, die man an sich selbst stellt und die von anderen an einen gestellt werden. Die spezifische Energieschwingung des ersten Grades bewirkt eine verstärkte Resonanz zu Situationen, die derartige Fragen aufwerfen.

Dies bedeutet, daß man durch die energetischen Prozesse, die durch die Einweihung in den ersten Grad ausgelöst werden, in Situationen gerät, die jene spezifischen Fragestellungen an einen herantragen. Man muß diese Fragen nicht annehmen. Man kann sie beiseite schieben und verdrängen. Wer allerdings seinen Reiki-Weg von Anfang an bewußt gehen möchte, der sollte diese Fragestellungen annehmen und bearbeiten.

Ich muß also mit dem ersten Reiki-Grad die ersten Schritte gehen, mich und mein Verhalten in der Gesellschaft zu erkennen.

Laß dir genügend Zeit für diesen Prozeß. Es ist vorteilhafter, jeden Schritt bewußt zu gehen und dadurch langsam, aber sicher vorwärtszuschreiten, als möglichst schnell an das Ziel gelangen zu wollen und es dadurch nicht zu erreichen.

Der erste Schritt ist, sich zwei Tagebücher anzulegen, in welche man die Erfahrungen, Erkenntnisse und Ereignisse mit dem ersten Reiki-Grad einträgt. Notiere in das eine jene Erfahrungen, die du mit deinen Reiki-Sitzungen machst – beispielsweise deine Empfindungen und Wahrnehmungen. Das andere Tagebuch bezieht sich auf die Stufen des Individuationsprozesses.

Erkennen der Rollen und der eigenen Persona

– Nimm dir jeden Abend circa 20 Minuten Zeit, um den Tag noch einmal Revue passieren zu lassen. Erinnere dich an alle wesentlichen Situationen des Tages und notiere dir alles, was dir von Bedeutung erscheint. Dazu gehört alles Erfreuliche und alles Unangenehme.
– Führe dein Tagebuch mindestens acht Wochen lang.

Mit Hilfe deines Tagebuchs kannst du nun beginnen, dein Wesen und deine Beziehungen zu analysieren. Dabei gilt es, die folgenden Fragen zu beantworten. Nimm dir auch hierfür lange genug Zeit und widme – wenn nötig – einer bestimmten Frage auch mehrere Tage. So kannst du sichergehen, verläßliche Informationen über dich und deine Umwelt herauszufinden. Schaue dir nun die jeweilige Situation an, die du in deinem Tagebuch festgehalten hast, und beantworte folgende Fragen:

– Wie habe ich mich verhalten? Was habe ich wie gesagt? War ich freundlich oder ungeduldig?
– Habe ich dem anderen zugehört? Habe ich verstanden, was mein Gegenüber mir mitteilen wollte?
– Habe ich bei Unklarheiten nachgefragt? Habe ich mich um eine konstruktive Kommunikation bemüht? Hat echte Kommunikation und Austausch stattgefunden?
– Wie sehe ich diesen Menschen?
– Was erwarte ich von ihm? Was erwartet er von mir?
– Bin ich gerne bereit, diese Erwartungen zu erfüllen? Oder fühle ich mich hierbei in meiner persönlichen Entfaltung eingeengt?
– Kann es vielleicht sein, daß ich den anderen überfordere, daß ich ihn in seiner persönlichen Entfaltung einenge?

- Will ich vor allem Aufmerksamkeit und Anerkennung?
- Wann fühle ich mich von diesem Menschen anerkannt?
- Kann ich mich auf diesen Menschen einlassen, mich ihm öffnen?
- Warum ist mir an einem Austausch mit diesem Menschen gelegen?
- Was gebe ich diesem Menschen? Was bin ich in der Lage, ihm zu geben?
- Habe ich die Würde dieses Menschen verletzt? Bin ich ihm zu nahe getreten und habe seine Grenzen mißachtet? Oder hat er meine Grenzen verletzt? Wenn ja, warum?
- Verhalte ich mich – oder auch der andere – völlig anders, wenn weitere Menschen anwesend sind? Wenn ja: Wie ist dieses Verhalten, und warum ist dies so?
- Was sind meine positiven Eigenschaften, was meine negativen? Wie denken andere Menschen hierüber?
- Nun versuche, alle Beziehungen, die du zu anderen Menschen hast, unter diesen Aspekten zu beleuchten. Die Ergebnisse deiner Untersuchung schreibe in deine Tagebücher. Widme jedem Menschen mindestens eine Seite.
- Als Fazit versuche, die Rolle, die du und die der andere in dieser Beziehung einnimmt, zu beschreiben.
- Ist die Rollenverteilung für beide zufriedenstellend? Ist die Beziehung konstruktiv und produktiv? Ist sie für beide gewinnbringend? Oder ist sie destruktiv und kraftraubend?
- Sehr wichtig ist dabei die Frage, ob du dich innerhalb dieser Beziehung entfalten kannst oder ob du dich und deine Individualität und deine Bedürfnisse verstecken mußt.
- Am Ende deines Fazits notiere dir deine Wunschvorstellung, wie diese Beziehung aussehen sollte. Du steckst dir somit ein Ziel, welches du erreichen kannst.
- Beachte dabei immer vorrangig die Stimme in dir, die dir

sagt, was du wirklich möchtest. Im Zweifelsfall ist dieser Stimme Vorzug zu geben.

– Abschließend widme einige Seiten in deinem Tagebuch nur dir. Notiere dir deine Wünsche, Hoffnungen und Ziele. Versuche dich und dein Verhalten innerhalb einer subjektiven Charakteranalyse festzuhalten. Mache dir auch darüber Gedanken, wo du Schwächen aufweist, die du verändern möchtest, und formuliere dir die entsprechenden Ziele deiner weiteren Entwicklung. Beantworte dir vor allem folgende Fragen: Womit identifiziere ich mich in meinem Leben? Was ist mir wichtig? Sind es mein Äußeres, meine Kleidung, mein Beruf, ist es Geld, ist es mein Geist, mein Intellekt? Welche Vorbilder habe ich? Warum habe ich diese?

Wenn du diese Aufgabe konsequent durchführst, hast du in Kürze eine vollständige Übersicht über deine Beziehungen und über die jeweiligen Stärken und Schwächen derselben. Du weißt, welche Rolle du spielst, welche Rolle die anderen spielen. Du weißt auch, ob diese Rollen und die damit verbundenen Verhaltenserwartungen entwicklungsfördernd oder -hemmend sind. Dadurch kannst du dir deine Ziele stecken, wie eine Beziehung einmal aussehen sollte. Manchmal ist es auch so, daß die Beziehung zu einem Menschen oder einer Gruppe von Menschen schon seit längerem im argen liegt. Wenn du – vielleicht nach vielen vergeblichen Versuchen – feststellst, daß der Kontakt zu einem oder mehreren Menschen für deine Entwicklung hemmend ist, so mußt du die Kraft aufbringen loszulassen und die Bekanntschaft wenigstens vorübergehend zu beenden.

Du weißt auch, womit du dich in deinem Leben identifizierst, was deine Bedürfnisse sind.

Es ist auch ratsam, sich in regelmäßigen Abständen über die

eigenen Beziehungen Gedanken zu machen. So ist dein Beziehungstagebuch eine erste Bestandsaufnahme, das jedoch auch danach weitergeführt und aktualisiert werden sollte.

Weiterhin ist es immer von Vorteil, andere Menschen zu fragen, wie sie die Beziehung sehen. Ein offenes Gespräch hierüber bringt oftmals viel größere Klarheit, als es die eigene Wahrnehmung von der Situation zuläßt. Man neigt ja immer zu Verzerrungen in der Wahrnehmung und projiziert eigene unbewußte Inhalte auf den anderen. Scheue dich also nicht davor, mit deinem Mitmenschen ein offenes Wort zu reden. Dies kann für alle ein befreiendes Erlebnis werden.

Situations- und Beziehungsveränderung

Im folgenden nun ist eine Übung dargestellt, die dir vielerlei ermöglicht. So können Situationen beispielsweise verändert werden, die dir weh getan haben oder in denen du einem andren weh getan hast. Du bittest um Verzeihung und gewährst dem anderen Verzeihung.

Ganz allgemein ausgedrückt kannst du all jene Situationen auch im nachhinein so verändern, wie du sie gerne erlebt hättest. Die Übung sollte auch dazu benutzt werden, um die Ziele, die man sich für die eigenen Beziehungen gesteckt hat, zu erreichen.

- Führe deine Einstimmungszeremonie aus.
- Lege deine Hände auf dein Herzchakra. Spüre die Liebe, die in dir ist und die durch deine Hände fließt.
- Richte dein Bewußtsein nun auf dein Inneres Auge, dein Stirnchakra aus.
- Visualisiere nun vor deinem Inneren Auge das jeweilige Bild:

- das Bild von der Situation, die du verändern möchtest
- das Bild von der Beziehung zu einem Menschen, welche du verändern möchtest
- Nun lege dieses Bild zwischen deine Hände über deinem Herzchakra.
- Hast du das Bild von einer schmerzhaften Situation visualisiert, so bitte nun den jeweiligen Menschen um Verzeihung und verzeihe auch du ihm. Egal ob er dir oder ob du ihm weh getan hast.
- Gib auf das Bild Reiki – mindestens zehn Minuten lang.
- Nun visualisiere, wie sich das Bild verändert. Das Bild von der erlebten Situation verändert sich nun zu dem Bild von der Situation, wie du dir es gewünscht hättest.
- Möchtest du mit dieser Übung ein von dir gestecktes Ziel innerhalb einer Beziehung erreichen, so drückt dein Bild nun jenen Zustand aus, wie die Beziehung eben sein sollte.
- Deinem Wunschbild oder Zielbild gib nun nochmals mindestens fünf Minuten Reiki.
- Beende deine Übung, indem du das Bild aus deinen Händen pustest und es deinem Höheren Selbst überläßt.
- Vollziehe auch hier wieder deine Abschlußzeremonie.

Wer die Anwendungsmöglichkeiten des ersten Reiki-Grades nutzt, der wird viele positive Veränderungen in seinem Leben erfahren. Alte Muster und Strukturen werden aufgebrochen und verändert. Der gestockte Energiefluß im Leben wird gelöst und durchströmt neue Bahnen. Man beginnt, Metakommunikation zu betreiben und sich selbst kennenzulernen. Das Loslassen von Altem, Festgefahrenem läßt Neues in das Leben treten. Ein weitaus größeres Maß an Freiheit ist die Folge.

Methoden und Techniken im 2. Grad

Durch die drei Symbole im zweiten Grad werden die Anwendungsmöglichkeiten mit Reiki um ein Vielfaches erweitert. Dafür wächst auch der zu bewältigende Aufgabenbereich, der sich aus der Einweihung in den zweiten Grad ergibt, immens an. Bevor ich hierauf eingehe, möchte ich jedoch wie bei den Methoden und Techniken des ersten Grades auf die grundsätzlichen Anwendungsmöglichkeiten der Symbole eingehen.

Wer die Funktionsweise der Symbole kennt und auch erfahren hat, der ist auf starre Methoden nicht mehr angewiesen. Sein eigene Kreativität und Phantasie, gepaart mit dem inneren Wissen um die Symbole, wird ihn in jeder Situation in die Lage versetzen, die Symbole und Reiki bewußt und gezielt einzusetzen.

Grundlage und Sicherheit bieten die folgenden Anwendungstechniken. So können die Techniken des ersten Grades durch die Symbole zeitlich wesentlich verkürzt werden.

Grundsätzliche Symbolanwendung

Mit jedem Reiki-Symbol kann auf folgende Art und Weise umgegangen werden – man spricht dann auch von der Symbolanwendung:

– Schließe deine Augen und visualisiere das jeweilige Symbol. Ein Symbol visualisieren bedeutet, daß man es vor seinem geistigen Auge sieht. Wenn du noch nicht in der Lage bist, das ganze Symbol vollständig zu visualisieren, dann kannst du es Stück für Stück – entsprechend der jeweiligen Numerierung – vor deinem geistigen Auge aufbauen.

– Danach sprichst du das dazugehörige Mantra dreimal.

Bevor du mit den Symbolen zu arbeiten beginnst, ist es sinnvoll, einige Male darüber zu meditieren. Dadurch läßt du dich mehr auf die spezifische Schwingung des Symbols ein und erfährst die Energiequalität intensiver.

Meditation zu den Symbolen

– Vollziehe deine Einstimmungszeremonie.
– Nun visualisiere das erste Symbol, das Choku Rei, vor deinem geistigen Auge. Laß es größer werden, bis es deinen Körper umhüllt.
– Nun visualisiere, wie das Symbol deinen Körper und deine Aura durchschwingt.
  Sprich währenddessen das Mantra einige Male.
– Versuche, die Kraft des Symbols zu spüren.
– Führe deine Abschlußzeremonie aus.
– Vollziehe diese Meditation an sieben Tagen für jeweils circa zehn Minuten.
– Danach wechsle auf das zweite Symbol, das Sei Heki, und meditiere darüber ebenfalls sieben Tage lang. Ebenso verfahre mit dem Hon Sha Ze Sho Nen.
– Die intensive Reinigungsphase von 21 Tagen unterstützt du durch diese Symbolmeditationen. Gleichzeitig erfährst du die jeweilige Symbolkraft und öffnest dich den Symbolen.

Ganzbehandlung und Chakrenausgleich

– Bei jeder Reiki-Behandlung können nun die ersten beiden Symbole, das Choku Rei und das Sei Heki, angewandt werden.
– Wenn du an einer Stelle deines Körpers zuviel Energie oder einen Energiestau spürst bzw. an einem Chakra eine Überaktivierung feststellst, so wende das Sei Heki an.
– Zeichne das Sei Heki über die betroffene Stelle und sprich das Mantra (wie bei jeder Symbolanwendung) dreimal. Nun wird eine energetische Beruhigung eintreten, oder es löst sich eine Blockade.
– Spürst du ein Energiedefizit bzw. ein unteraktiviertes Chakra, so wende das Choku Rei an. Dadurch wird die Energieschwingung erhöht.
– Du kannst das Choku Rei immer anwenden, wenn der Energiefluß erhöht werden soll – ob dies bei der Ganzbehandlung, dem Chakrenausgleich, bei der Chakrenarbeit an sich oder bei der Reinigung von Lebensmitteln oder Räumen der Fall ist.

Wünsche und Ziele

– Du verleihst auch deinen Wünschen und Zielen eine größere Kraft, wenn du das Choku Rei anwendest. Dein Wunsch oder Ziel hast du ja immer bildhaft vor deinem Inneren Auge visualisiert.
– Visualisiere nun das Choku Rei. Laß es durch das Bild fließen und sieh, wie das Symbol dem Bild zusätzliche Kraft verleiht. Durch das Choku Rei wird dein Bild strahlender und heller.
– Ansonsten verfahre wie beim ersten Grad.

Mentalbehandlung

Eine der wesentlichen Methoden des zweiten Grades ist die Mentalbehandlung. Durch die Mentalbehandlung können wir festgefahrene Strukturen unserer mentalen Bereiche, die uns nicht bewußt sind, lösen und so Blockaden oder Störungen beseitigen und festgefahrene sowie hindernde Glaubensmuster ändern. Das Instrument ist eine sogenannte Affirmation. Eine Affirmation ist ein positiv!) formulierter Satz, der in unser Unbewußtes dringt und auf die dort vorhandenen Strukturen einwirkt. Beispiele für Affirmationen sind: Ich bin frei von Sucht. Ich fühle mich frei und unbeschwert. Ich bin geliebt usw.

Die Wirkung einer steten Affirmation ist sicher. Jedoch ist hierbei darauf zu achten, daß die von dir gewählte Affirmation zum einen auch einem deiner Probleme entspricht und zum anderen, daß du auch bereit bist, jenes Problem zu lösen und den damit einhergehenden Bewußtwerdungsprozeß zu leben.

Mentalbehandlung

- Vollziehe deine Einstimmungszeremonie.
- Lege deine Hände auf die ersten vier Grundpositionen (Kopf) auf, wie du sie aus der Ganzbehandlung kennst.
- Danach lege deine linke Hand auf deinen Hinterkopf (Medulla), deine rechte Hand auf dein Kronenchakra.
- Zeichne das Sei Heki auf das Kronenchakra und auf die Medulla; sprich das Mantra dreimal.
- Nun sprich innerlich die Affirmation.
- Spüre, wie die Reiki-Kraft samt der Affirmation deinen mentalen Bereich durchdringt. Visualisiere das Bild von

dem Zustand, den du erreichen möchtest. Natürlich entsprechend der Affirmation.

- Gib dir nun mindestens zehn Minuten Reiki, die Positionen beibehaltend, und wiederhole ab und an die Affirmation.
- Vollziehe deine Abschlußzeremonie.

Gibst du einem anderen, der anwesend ist, eine Mentalbehandlung, so sollten die Affirmationen vorher zwischen euch abgesprochen werden. Der Reiki-Empfänger sitzt aufrecht, mit paralleler Beinhaltung, Füße auf dem Boden und mit geschlossenen Augen. Ansonsten kannst du analog vorgehen. Um eine bedeutende Wirkung der Affirmation zu gewährleisten, ist es sinnvoll, an sechs aufeinanderfolgenden Tagen die Mentalbehandlung vorzunehmen. Allerdings gehört zum Erfolg auch der eigene Wille. Wer den festen Willen zur Veränderung in die Behandlung nicht mit einbringt, der wird auch dementsprechend wenig Erfolg haben.

Fern-Reiki

Geben wir Fern-Reiki, so sollte dies immer mit dem Betreffenden abgesprochen sein. Es wäre auch sinnvoll, wenn sich die betreffende Person während der Fernbehandlung entspannt oder hinlegt. Das Einverständnis des anderen ist meines Erachtens wichtig. Man sollte nicht den Hochmut besitzen anzunehmen, daß ein Mensch Reiki unbedingt braucht und unbewußt auch will.

Die Methode, mit dem Höheren Selbst des anderen Kontakt aufzunehmen und selbiges zu fragen, ob Reiki gegeben werden darf, ist grundsätzlich akzeptabel. Allerdings ist dies nur für jene Menschen sinnvoll, die auch schon zu ihrem eigenen

Höheren Selbst einen dauerhaft freien Kanal aufgebaut haben. Ist dies nicht so, so unterliegt man immer den eigenen verzerrten Wahrnehmungen und Stimmen aus dem Inneren. Der eigene Wunsch, dem anderen Reiki zu geben, tritt dann als Stimme des eigenen Höheren Selbst oder des anderen auf. Für eine Fern-Reiki-Sitzung benötigen wir ein Foto von dem Betreffenden, dem wir Fern-Reiki geben möchten, oder ein Blatt Papier mit dem Namen, der vollständigen Anschrift und dem Geburtsdatum der Person. Diese Utensilien benötigen wir nicht, wenn wir uns den Betreffenden vor unserem Inneren Auge vorstellen können.

- Vollziehe wieder deine Einstimmungszeremonie.
- Nun bitte darum, daß die betreffende Person mit Heilung, Licht und Liebe erfüllt wird und auch darum, daß die Reiki-Energie zu einem bestimmten Zeitpunkt wirken soll. Beispielsweise kann dies sofort sein, oder du kannst auch einen vergangenen oder einen zukünftigen Zeitpunkt wählen. Du kannst ebenso bestimmen, daß die Reiki-Energie innerhalb eines bestimmten Zeitraumes wirken soll – beispielsweise am nächsten Tag von 10 bis 11 Uhr. So ist es dir also möglich, Reiki in die Vergangenheit oder in die Zukunft zu schicken. Entweder für dich oder für einen anderen.
- Nach der konkreten Zeitangabe wende nun die Symbole an.
- Zeichne das Hon Sha Ze Sho Nen auf die Vorlage (das Foto oder den Zettel) oder visualisiere dieses Symbol und sprich das Mantra dreimal.
- Nun visualisiere den Reiki-Empfänger und stelle dir vor, wie das dritte Symbol Kontakt zu ihm herstellt. Das Foto kann dich hierbei unterstützen.
- Visualisiere ebenfalls, wie sich durch die Kraft des Sym-

bols ein Lichtkanal, eine Lichtbrücke zwischen dir und dem Empfänger aufbaut. Dieser Kanal kann beispielsweise von deinem Herzchakra zum Herzchakra des Empfängers verlaufen.

- Verfestige diesen Kanal, indem du das erste Symbol, das Choku Rei anwendest. Stelle dir vor, daß sich das Choku Rei in deinem Herzchakra entwickelt. Es wird größer und belebt dein Herzchakra.
- Nun sprich das Mantra dreimal und visualisiere, wie das Choku Rei durch den Lichtkanal fließt. Dieser wird dadurch noch strahlender und kräftiger.
- Nun ist ein vorerst dauerhafter Kontakt hergestellt.
- Als nächstes sprich den Namen der Person dreimal.
- Jetzt kannst du Reiki geben – circa 15 Minuten sollten es schon sein.
- Halte deine Hände hierbei über dem Foto oder an dein Herzchakra.
- Am Ende der Sitzung puste deine Hände aus und puste auch über dein Herzchakra – dadurch wird der Kontakt unterbrochen – und vollziehe deine Abschlußzeremonie.

Fernmentalbehandlung

- Der Unterschied zwischen Fernbehandlung und Fernmentalbehandlung ist nicht allzu groß. Du stellst wie bei der Fern-Reiki-Sitzung den Kontakt her.
- Dann visualisiere, wie du dem Reiki-Empfänger die linke Hand auf die Medulla (seinen Hinterkopf) legst.
- Deine rechte Hand zeichnet nun in das Kronenchakra des Empfängers das Mentalsymbol, das Sei Heki. Deine linke Hand vollzieht dasselbe auf der Medulla des Empfängers.
- Sprich jeweils das Mantra dreimal.

- Sprich den Namen des Empfängers dreimal.
- Nun sprich die Affirmation einige Male und stelle dir vor, wie sie über den Lichtkanal den Empfänger erreicht.
- Die Reiki-Energie durchströmt den Empfänger im Kopfbereich.
- Nun gibst du auch hier wieder circa 15 Minuten Reiki und wiederholst ab und an die Affirmation.
- Ansonsten ist der Ablauf gleich dem der Fernbehandlung.

Mentaltraining

Der Erfolg einer Mental- oder einer Fernbehandlung hängt unter anderem entscheidend davon ab, welche Gedanken man während der Behandlung hat und auch davon, ob man in der Lage ist, einen bestimmten Gedanken für einige Minuten aufrechtzuerhalten.

Die Gedankenkontrolle ist für viele Situationen im Leben ein nützliches Hilfsmittel. Wer seine Gedanken kontrollieren kann, wird nicht mehr von ihnen kontrolliert.

Ebenso ist es bei einer Reiki-Behandlung sinnvoll, wenn man das Ziel der Behandlung – sei es das Auflösen einer Blockade oder die Manifestation einer Affirmation o. ä. – mit *einem* Gedanken festhalten kann. Die Reiki-Kraft wird diesen Gedanken als Zielvorgabe verstehen und einen entsprechenden Wirkprozeß in Gang setzen. Noch vorteilhafter ist es, wenn man neben dem Gedanken auch noch ein genaues inneres Bild von dem Zielzustand erzeugen kann. Beides, Gedanke und Bild, werden die Effektivität der Behandlung wesentlich erhöhen. Zu diesem Zwecke empfehle ich das folgende Mentaltraining in vier Stufen regelmäßig zu vollziehen. Der Erfolg wird sich einstellen.

1. Stufe des Mentaltrainings

- Lege dich entspannt hin, schließe deine Augen.
- Nun verfolge deine Gedanken, die du hast. Beobachte sie, als ob du ein Außenstehender wärest. Meist ist ein Gedanke auch mit einem Bild verbunden, das du vor deinem Inneren Auge siehst.
- Versuche, deinen Gedankengängen und den dazugehörigen Bildern zu folgen. Es ist wichtig, daß du hierzu in der Lage bist. Laß dich nicht ablenken und schenke die ganze Aufmerksamkeit den Gedanken. Zu Beginn werden die Gedanken rasend schnell an dir vorbeiziehen, so daß es gar nicht so leicht ist, die Gedankengänge zu beobachten und auch festzuhalten.
- Wenn du deine Gedankengänge ohne Unterbrechung zehn Minuten verfolgen kannst, ist die erste Stufe beendet.
- Übe zu Beginn drei Minuten. Steigere nach einigen Sitzungen die Übungsdauer um jeweils eine Minute.

2. Stufe des Mentaltrainings

- Hier geht es darum, nur bestimmte Gedanken zuzulassen. Beispielsweise muß man in der Lage sein, die Gedanken über berufliche Angelegenheiten nicht mit nach Hause, in das Privatleben zu nehmen. Und auch umgekehrt, persönliche Gedanken aus dem Berufsleben fernzuhalten.
  Beim Essen liegt die ganze Aufmerksamkeit beim Essen, beim Lernen beschäftigt man sich nur mit dem Lernstoff, ebenso wie beim Autofahren die ganze Aufmerksamkeit dem Verkehr gewidmet sein sollte usw.

- Ziel ist es, bei jeder Tätigkeit immer nur solche Gedanken aufkommen zu lassen, die auch in Zusammenhang damit stehen. Dies fördert das Leben im Augenblick. Man lebt bewußter im Hier und Jetzt.
- Je mehr Mühe du in diese Aufgabe legst, desto mehr wirst du in der Lage sein, bewußter im Augenblick zu leben. Bist du in der Lage, diese Übung größtenteils zu leben, so kannst du zur nächsten Stufe übergehen.

3. Stufe des Mentaltrainings

- Hier geht es darum, nur einen einzigen Gedanken mit dem dazugehörigen Bild festzuhalten. Andere Gedanken oder Bilder werden verdrängt und unterdrückt.
- Suche dir irgendeinen Gedanken oder Gedankenkomplex mit dem dazugehörigen Bild aus – beispielsweise den Gedanken und das Bild vom Fließen der Reiki-Kraft, die dich durchströmt.
- Nun halte diesen Gedanken und das Bild fest. Alle anderen Bilder oder Gedanken müssen unterdrückt werden.
- Bist du in der Lage, diesen einen Gedanken mit dem entsprechenden Bild zehn Minuten aufrechtzuerhalten, so ist diese Übung erfüllt.

4. Stufe des Mentaltrainings

- Jetzt geht es um die völlige Gedankenleere.
- Lege oder setze dich entspannt hin und schließe die Augen.
- Jeder Gedanke oder jedes Bild, das in dir auftaucht, muß verdrängt oder unterdrückt werden. Es darf nur Leere in

dir sein. Du darfst nicht abschweifen oder deine Aufmerksamkeit verlieren. Dies ist ein besonderer Bewußtseinszustand. Einerseits weiß man, ist einem bewußt, daß man *ist*. Andererseits hat man keinen Gedanken, kein Bild, was dieses eigene Vorhandensein bestätigen würde.

– Kannst du die Geistesleere circa zehn Minuten aufrechterhalten, so ist diese Übung erfüllt.

Diese Übungen werden dir viele Veränderungen im Leben bringen, wenn du sie regelmäßig vollziehst. Du kannst bewußter den Augenblick genießen, leichter abschalten und dich auf das konzentrieren, was du jeweils tust. Auch deine Behandlungen werden durch die Kontrolle von Gedanken und Bildern effektiver. Doch glaube nicht, daß sich der Erfolg innerhalb weniger Tage oder Wochen einstellt. Hierfür ist schon einige Zeit zu investieren.

Bist du Reiki-Lehrer, so dient dir die dritte Stufe dazu, bei der Einweihung das Visualisieren der Reinigung der Aurakanäle leichter zu vollziehen. Der Rest der Einweihung ist mit völliger Gedankenleere vorzunehmen. Hierfür ist die vierte Stufe hilfreich.

Raumharmonisierung und –energetisierung

– Um die Energien in einem Raum zu harmonisieren, stelle dich vor die jeweilige Raumecke.
– Nun wende das zweite Symbol, das Sei Heki, an. Zeichne es in die jeweilige Raumecke und sprich das Mantra dreimal.
– Nun stelle dich in die Raummitte und schließe die Augen. Visualisiere, wie das zweite Symbol in dir immer größer wird – so lange, bis es Raumgröße erreicht hat.

- Nun visualisiere, wie das vergrößerte Symbol durch den ganzen Raum schwingt.
- Disharmonische Energien werden dadurch ausgeglichen und harmonisiert.
- Den gleichen Vorgang vollziehe nun mit dem ersten Symbol, dem Choku Rei. Wende es in jeder Raumecke an, und stelle dich dann wieder in die Raummitte, laß es größer werden und durch den Raum schwingen. Dadurch wird die Energieschwingung im Zimmer erhöht.

Grundsätzlich kann das erste Symbol, das Choku Rei, immer zur Energieaufladung verwandt werden – beispielsweise bei Nahrung. Deinen Anwendungsmöglichkeiten sind hier keine Grenzen gesetzt.

Je sensibler du für die feinstofflichen Energien wirst, desto mehr spürst du, ob es einer Harmonisierung der Energien oder einer Erhöhung der Energieschwingung bedarf. Entsprechend wendest du das jeweils benötigte Symbol an.

Reiki-Kraftplatz

Du kannst die Stelle, an der du Reiki praktizierst, bewußt in einen Kraftort verwandeln. Vollziehe hierfür von Zeit zu Zeit die folgende Zeremonie:
- Zeichne über den Platz das Sei Heki und sprich das Mantra dreimal, um die Energien zu harmonisieren.
- Nun zeichne das Choku Rei und sprich das Mantra dreimal, um die Energieschwingung zu erhöhen.
- Als nächstes zeichne das Hon Sha Ze Sho Nen und sprich das Mantra dreimal, um dein Höheres Selbst darum zu bitten, dir an diesem Ort regelmäßig beizuwohnen und dich zu leiten.

- Bitte die Reiki-Kraft darum, diesen Ort jederzeit in Licht zu hüllen.
- Bist du schon Reiki-Meister, so kannst du das Meistersymbol anwenden, um die Verbindung zum Licht zu verstärken.

Erdung

- Eine effektive Möglichkeit, kurzfristig eine größere Erdung zu erhalten, ist, das Choku Rei in die Fußchakren und das Hara zu zeichnen und das Mantra je dreimal zu sprechen.
- Gleichzeitig kannst du durch bewußtes Atmen Energie in deine Fußchakren und dein Hara lenken. Visualisiere eine stärker werdende Verbindung zwischen der Erde und deinen Füßen.

Karmabereinigung

Du kannst dein Karma verändern, indem du Reiki gibst. Hier gibt es zwei Möglichkeiten. Vollziehe bei beiden deine Einstimmungs- und Abschlußzeremonie.

- Zum einen kannst du ganz konkret einem Menschen oder einer Situation, die dir bewußt ist, heilende Reiki-Energie senden.
- Nimm über das Hon Sha Ze Sho Nen Kontakt mit dem Menschen oder der entsprechenden Situation auf.
- Wende nun das Sei Heki an, um die Energien zu harmonisieren. Gib mindestens zehn Minuten Reiki und bitte um Verzeihung. Verzeihe auch du.

- Diese Übung wiederholst du so oft, bis du zumindest ein neutrales Gefühl hast, wenn du an das jeweilige Ereignis denkst.
- Die andere Möglichkeit ist die, Reiki auf das ganze persönliche Karma zu geben. Das meiste Karma ist einem ja unbewußt.
- Wende das Hon Sha Ze Sho Nen an und nimm mit deinem Höheren Selbst Kontakt auf (wobei dir immer bewußt sein sollte, daß die Kontaktaufnahme zum Höheren Selbst auf dieser Stufe der Entwicklung nicht immer ohne weiteres erfolgreich ist).
- Nun visualisiere dich und deine gesamte Persönlichkeit vor deinem Inneren Auge. Du kannst dir ebenso vorstellen, daß du dich und dein Karma verkleinert in deiner Hand hältst.
- Bitte nun die Reiki-Kraft und auch dein Höheres Selbst, für dich entwicklungsfördernd auf dein Karma zu wirken.
- Gib mindestens zehn Minuten Reiki.
- Diese Übung kannst du grundsätzlich immer dann, wenn dir danach ist, ausführen.

Licht für das Höhere Selbst

Eine der wesentlichen Aufgaben des Menschen ist es, dem Höheren Selbst Licht zu schicken. Die folgende Technik unterstützt dich hierbei.

- Vollziehe deine Einstimmungszeremonie.
- Nimm mit deinem Höheren Selbst Kontakt auf (Hon Sha Ze Sho Nen) und bitte darum, daß die Reiki-Kraft dein Höheres Selbst erreicht.

- Nun gib so lange Reiki, wie du es für richtig hältst.
- Bist du Reiki-Meister, verbinde dich über dein Meister-symbol mit der Lichtkraft und dem Höheren Selbst und gib Reiki.
- Vollziehe dein Abschlußritual.

Die zweite Stufe
des Individuationsweges mit Reiki

Ebenso wie beim ersten Grad, so tritt auch mit der Einweihung in den zweiten Grad eine spezifische Energieschwingung an dich heran. Diese ist mit einem bestimmten Aufgabenbereich für dich verbunden. Dazu gehört die Heilung des Inneren Kindes und die Schattenintegration. Diese Aufgaben solltest du nicht als lästig empfinden, sondern als Chance. Auch wenn du durch die Arbeit an dir kraftraubende und anstrengende Prozesse durchlaufen mußt, so ist dies letztendlich lohnend: Der Erfolg wird sich in größerer Freiheit und Unabhängigkeit zeigen, in verstärkter Lebensfreude und Lebenszufriedenheit.

Leider mußte ich feststellen, daß viele Menschen diesen Aufgabenbereich zu meiden suchen. Es ist insofern verständlich, als es ein schwieriger Prozeß ist. Jedoch bringt eine Verdrängung und Ablehnung dieser Chancen keinen Fortschritt auf dem Weg zum wahren Reiki-Meister. So gibt es viele Reiki-Meister, die den Aufgabenbereich des zweiten Grades noch gar nicht erkannt haben. Eben vielleicht darum, weil ihr eigener Reiki-Lehrer davon nicht einmal wußte. Man muß diese Prozesse nicht durchlaufen, das ist richtig. Doch sollte man sich dann auch bewußt sein, daß ein Fortschreiten auf dem Weg zur Selbsterkenntnis nicht möglich ist. Es ist eben unabdingbare Voraussetzung, sich mit dem persönlichen Unbewußten auseinanderzusetzen. Erst wenn alle Blockaden aufgelöst und Verletzungen geheilt wurden, erst wenn man seinen Schatten nicht mehr im Außen bekämpft, sondern in das Bewußtsein integriert hat, sind wichtige Kanäle zum Höheren Selbst gereinigt. Zwar noch nicht alle, aber doch sehr wichtige. Da mit dem zweiten Grad ein wahrlich schwerer Prozeß beginnt, ist es auch sinnvoll, sich hierfür Zeit zu nehmen.

Die Heilung des Inneren Kindes

Die Heilung des Inneren Kindes ist ein schmerzvoller Prozeß. Es mag insofern nützlich sein, sich einer entsprechenden Selbsthilfegruppe anzuschließen oder sich einer tiefenpsychologischen Therapie zu unterziehen.

Das Innere Kind in uns ist verletzt. Durch diese Verletzungen bestimmt es unser Leben als Erwachsener in erheblichem Maße. Und da eben das Innere Kind Teil des Unbewußten ist, wissen wir auch nicht von dem Einfluß, welchen es auf uns hat.

Das verletzte Innere Kind kann sich in verschiedener Art und Weise äußern. Menschen mit einem stark verletzten Inneren Kind weisen oftmals einige der folgenden Lebens- und Verhaltensmuster auf:

- Man gerät immer wieder in zu große Abhängigkeit von einem anderen Menschen, vor allem in der Beziehung zu einem Partner.
- Man hungert immer nach Liebe, Zuneigung und Aufmerksamkeit von anderen Menschen und kann davon niemals genug bekommen.
- Man neigt zu Sucht in allen Formen – von der Alkoholsucht bis hin zur Eifersucht.
- Man erlebt in Beziehungen immer wieder Enttäuschungen.
- Die eigenen Bedürfnisse können nur von anderen befrie-

digt werden, niemals erlangt man Befriedigung aus dem eigenen Inneren.

- Man tut alles, um aufzufallen und Beachtung zu erlangen, und strebt oftmals ausschließlich nach materiellen Gütern.
- Man macht die Probleme anderer Menschen zu den eigenen und kann nicht mehr abschalten.
- Man neigt zu Gewalt, zu Affektausbrüchen, zu Situationen, in denen man sich nicht mehr unter Kontrolle hat.
- Man ist geplagt von Selbstzweifeln, hat wenig Selbstwertgefühl, wenig Selbstbewußtsein und mißtraut anderen Menschen übermäßig.
- Man neigt zu Depressionen, sieht im Leben wenig Sinn.

Diese Liste ließe sich noch lange fortsetzen. Die Auswirkungen eines stark verletzten Inneren Kindes auf unser Leben sind immens. Ebenso wie die Auswirkungen, so sind auch die »Ursachen« bzw. die auslösenden Situationen für diese Verletzungen vielfältig. Meist ist es auch so, daß die eigenen Eltern ihr verletztes Inneres Kind am Sohn oder an der Tochter ausgelebt haben und somit die jeweiligen Probleme an ihren Nachwuchs weitergaben. Einige »Ursachen« für die Verletzungen des Inneren Kindes sind: Die Eltern waren lieblos, gaben auf das Kind wenig acht, haben in den bedeutenden Situationen ihre Aufmerksamkeit und Anerkennung versagt, haben sich nicht konstant verhalten, wodurch die Vertrauensbasis nicht geschaffen werden konnte, haben das Kind ungerechtfertigterweise geschlagen, es vielleicht sogar mißbraucht, haben es vielleicht gar nicht haben wollen, haben die Kreativität und Spontaneität des Kindes unterdrückt, haben es übermäßig gescholten und bestraft, haben ihm seine Unzulänglichkeiten vorgeworfen und vieles mehr.
Doch kann es auch Situationen gegeben haben, in denen das Kind etwas empfunden hat, was gar nicht vorhanden war.

Vielleicht fühlte es sich einsam und verlassen, obwohl dies faktisch gar nicht der Fall war.

Egal, letztendlich wurde das Kind in uns verletzt. Viele Wunden resultieren aus dem Verhalten unserer Eltern oder unserer Umwelt. Dabei spielt nur das eine Rolle, was das Kind in uns empfunden hat. Dieses Empfinden war für unser Inneres Kind Realität. Nicht das, was tatsächlich war. Doch müssen wir auch eingestehen, daß unsere Eltern und unsere Umgebung nur Erfüllungsgehilfen für unsere Entwicklung waren. Deshalb ist das Wort Ursache auch in Anführungszeichen gesetzt. Unsere Umwelt war der auslösende Faktor. Doch wir selbst hatten Resonanz für diese Verletzungen. Sie sind Teil unseres Lebensplanes und unserer Lebensaufgaben.

Unsere Aufgabe ist es jetzt, diese Verletzungen an uns zu heilen. Mit dem Vorteil, daß wir unseren Kanal zum Höheren Selbst verbessern. Aber auch mit dem Vorteil, daß wir unsere Verletzungen nicht an die eigenen Kinder weitergeben. Diese können sich dann die viele Kraft und Mühe der Heilung ihres Inneren Kindes sparen und dadurch auf dem Wege viel weiter kommen als wir. Dieser Aufgabe sollten wir uns bewußt sein. Unseren Eltern sollten wir vergeben. Und dies wird möglich, wenn wir beginnen, das Innere Kind zu heilen.

Heilung des Inneren Kindes ist nur möglich durch Trauerarbeit. Es ist die Trauerarbeit, die wir damals, als wir verletzt wurden, nicht leisten konnten. Reiki hilft uns nun, an die verdrängten Ereignisse, Probleme und Energien zu gelangen. Die Ereignisse aus unserer Kindheit haben zu einer bestimmten mentalen Struktur geführt. In diese mentale Struktur ergießen sich nun jene Energien, die wir als schmerzvoll empfinden. Mit Fern-Reiki überwinden wir Zeit und Raum und können dadurch die uns unbewußten Verletzungen in das Bewußtsein holen und die notwendige Trauerarbeit leisten. Gleichzeitig verändern wir unsere mentale Struktur mit Hilfe der Mentalbehandlung. Ein ganzheitlicher Heilungsprozeß wird dadurch in Gang gesetzt. Dieser ist schmerzvoll und wird auch Kraft kosten. Allerdings steht am Ende dieses Prozesses größere Freiheit.

Den Heilungsprozeß des Inneren Kindes mit Reiki möchte ich entsprechend John Bradshaw in verschiedene Phasen einteilen. Diese sind die Heilung des Säuglings, des Kleinkindes, des Vorschulkindes und des Schulkindes.

Die Heilung des Inneren Säuglings

Die Säuglingszeit reicht bis zum Alter von 9 Monaten. Das hier vorherrschende Thema ist Vertrauen. Vertrauen in die Welt, in die Menschen und in sich selbst. Dieses Urvertrauen ist bei vielen von uns in nur geringem Maße vorhanden. Es ist auch das Vertrauen in Gott, in dieser Welt sicher und geborgen zu sein, welches in dieser Zeit entwickelt werden sollte.

Zuerst einmal müssen wir mit dem Säugling in uns Kontakt aufnehmen. Erst wenn wir den Kontakt hergestellt haben, können wir eine Verbindung zu ihm aufbauen und das nötige Vertrauen entwickeln.

Kontaktaufnahme mit dem Säugling

- Vollziehe deine Einstimmungszeremonie.
- Lege dich entspannt hin und schließe die Augen.
- Zeichne das Hon Sha Ze Sho Nen auf die Vorlage (ein Foto aus deiner Säuglingszeit) oder visualisiere dieses Symbol und sprich das Mantra dreimal.
- Nun visualisiere den Säugling in dir und stelle dir vor, wie

das dritte Symbol Kontakt zu ihm herstellt. Das Foto kann dich hierbei unterstützen.

- Visualisiere ebenfalls, wie sich durch die Kraft des Symbols ein Lichtkanal, eine Lichtbrücke zwischen dir und dem Säugling aufbaut. Dieser Kanal kann beispielsweise von deinem Herzchakra zum Herzchakra des Säuglings in dir verlaufen.
- Verfestige diesen Kanal, indem du das erste Symbol, das Choku Rei anwendest. Stelle dir vor, daß sich das Choku Rei in deinem Herzchakra entwickelt. Es wird größer und belebt dein Herzchakra.
- Nun sprich das Mantra dreimal und visualisiere, wie das Choku Rei durch den Lichtkanal fließt. Dieser wird dadurch noch strahlender und kräftiger.
- Nun hast du den ersten Kontakt schon hergestellt. Der Säugling in dir spürt dies und wartet auch schon auf dich.
- Nun mußt du den Säugling in dir noch suchen. Du willst ja wissen, wo er wohnt, wie er aussieht, und du möchtest ja auch mit ihm sprechen.
- Visualisiere nun das Haus, in dem du kurz nach deiner Geburt gewohnt hast. In diesem Haus findest du eine Treppe. Diese Treppe kennst nur du. Sie führt hinab ins Dunkle. Es sind 20 Stufen, die du Schritt für Schritt hinabsteigst.
- Wenn du unten ankommst, siehst du nur sehr wenig. Von deinem Herzchakra aus kannst du einen Lichtstrahl, die Lichtbrücke, die du aufgebaut hast, sehen. Diese Lichtbrücke spendet etwas Helligkeit, so daß du vier Gänge erkennen kannst.
- Deine Lichtbrücke führt in einen dieser vier Gänge. Dort irgendwo wartet der Säugling in dir auf dich. Du gehst den Gang entlang.
- Der Gang mündet in einen Raum. Diesen betrittst du nun.

Du siehst jetzt den Säugling in dir. Er sitzt in einer Ecke des Raumes und blickt dich erwartungsvoll an.

- Du spürst nun, daß die Lichtbrücke zwischen euer beider Herzchakren intensiver geworden ist. Sie strahlt auch heller.
- Beobachte nun den Säugling! Wie verhält er sich? Weint er? Wirkt er bedrückt? Oder gar ängstlich?
- Tue nichts anderes, als einfach dazusein. Laß ihn deine Anwesenheit spüren. Nimm auch Blickkontakt mit ihm auf.
- Nun begrüße ihn. Sag ihm, wer du bist und daß er sich nicht zu fürchten braucht. Sag ihm auch, daß du gekommen bist, um ihn nach Hause zu holen.
- Nun gib ihm für etwa 15 Minuten Reiki. Während dieser Zeit sprich zu dem Säugling in dir folgende Affirmationen:
  - Es ist schön, daß du auf der Welt bist.
  - Ich freue mich, daß du hier bist.
  - Ich mag dich so, wie du bist.
  - Ich liebe dich.
- Danach gehe auf den Säugling zu und streichle ihn. Sag ihm, daß du jetzt wieder gehen mußt, aber auch, daß du bald wiederkommen wirst.
- Gehe nun den Gang wieder zurück, steige die Treppe mit den 20 Stufen hinauf und verlasse das Haus.
- Nun kehre langsam in das Hier und Jetzt zurück. Vollziehe deine Abschlußzeremonie.

Dies ist also die erste Kontaktaufnahme mit dem Säugling in dir gewesen. Notiere dir alle Empfindungen und Beobachtungen in dein Tagebuch. Schreibe auch so viele Details als möglich in dein Tagebuch, die deine Zeit als Säugling betreffen und an die du dich erinnern kannst. Beispielsweise versuche dich daran zu erinnern – oder frage nach –, wer zu dieser Zeit deine Bezugspersonen waren, welche Situation in der Familie vorherrschte usw. All dies wird dazu beitragen, daß du die Umstände, in die du hineingeboren wurdest, besser nachvollziehen kannst. Somit kannst du auch den verletzten Säugling in dir besser verstehen.

Durch diese Meditation (die du dir eventuell auf Band sprechen solltest) können diverse Heilreaktionen auftreten. Beispielsweise kann dich ein tiefes Gefühl von Einsamkeit und Unsicherheit überfallen, verbunden mit Schmerz. Lasse diese Gefühle zu und leiste die nötige Trauerarbeit. Es kann hilfreich sein, in einer solchen Situation bei einem lieben Menschen zu sein, der einen verständnisvoll in die Arme nimmt. Diese Übung solltest du ein- bis zweimal in der Woche vollziehen oder dann, wenn du für dich spürst, daß der richtige Zeitpunkt gekommen ist.

Steige die Treppe hinab und besuche den Säugling in dir. Mit jeder Sitzung bekommt dieser mehr und mehr Reiki. Dadurch wird er geheilt. Beobachte im Laufe der Zeit die auftretenden Veränderungen. Was fühlst du, wenn du mit dem Säugling in dir sprichst? Verhält er sich schon anders als noch vor einiger Zeit? Beginnt er, sich wohler zu fühlen? Positive Veränderungen werden früher oder später eintreten – dies ist sicher. Notiere alles, was du über diesen Zeitabschnitt weißt, welche Empfindungen du hast, wenn du darüber nachdenkst usw. Es kann durchaus nötig sein, den Kontakt mit dem inneren Säugling über Monate regelmäßig aufzunehmen und ihm Reiki zu geben. Dies ist davon abhängig, wie schwer der Säugling in dir verletzt wurde. Doch ab einem bestimmten Zeitpunkt wirst du spüren, daß der Säugling in dir geheilt ist. Du wirst dann nämlich bei deinem Besuch feststellen, daß er glücklich ist, daß er sich auf dich freut und daß du nur angenehme Gefühle hast, wenn du ihn besuchst.

- Ist dies der Fall, so nimm den Säugling in deine Arme, versichere ihm, wie sehr du ihn liebst und brauchst. Frag ihn, ob er bereit ist, mit dir nach oben zu gehen. Wenn er dich freudestrahlend anlächelt, so gehe mit ihm den Gang zurück, steige die Treppen hinauf, verlasse das Haus.
- Wenn du das Haus verläßt, spürst du, wie das Kind in deinen Armen mit dir verschmilzt. Es wird eins mit dir. Eure beiden Körper und Seelenteile verbinden sich und werden zu einem neuen Ganzen. Du fühlst dich dabei unheimlich wohl.

Du hast den verletzten Säugling in dir nun geheilt und nach Hause geholt.

Es ist wichtig, daß du dir für die Heilung Zeit nimmst. Glaube nicht, daß es mit drei oder vier Sitzungen getan ist.

Dieser Prozeß kann sich schon auf zwanzig bis dreißig – oder auch mehr – Sitzungen ausstrecken. Ebenso verhält es sich mit der Dauer für die Heilung des Kleinkindes, des Vorschulkindes und des Schulkindes.

Die Heilung des Kleinkindes

Das Kleinkindalter reicht vom Zeitraum von neun bis achtzehn Monaten. Hier herrscht die Thematik des erwachenden Ich-Bewußtseins vor. In dieser Zeit beginnt das Kind langsam, sich von der Umwelt zu unterscheiden. Es erfährt seinen eigenen Willen und die Reaktionen darauf aus der Umwelt. Der erste Forschungs- und Erkenntnisdrang entwickelt sich. Das Kind sollte in seiner ersten Ich-Erfahrung positiv unterstützt werden. Dadurch erwächst eine grundsätzliche Sicherheit in das eigene So-Sein: Die eigene Individualität wird akzeptiert.

Da diese Erfahrungen leider nur die wenigsten Menschen hatten, ist das Kleinkind in uns verletzt. Doch mit Reiki können wir es heilen. Verfahre nun genauso wie bei der Heilung des Säuglings. Halte auch ein Foto aus der Zeit bereit, als du zwischen 9 und 18 Monaten alt warst.

Kontaktaufnahme mit dem Kleinkind

- Vollziehe deine Einstimmungszeremonie.
- Lege dich entspannt hin und schließe die Augen.
- Zeichne das Hon Sha Ze Sho Nen auf die Vorlage (ein Foto aus deiner Kleinkindzeit) oder visualisiere dieses Symbol und sprich das Mantra dreimal.
- Nun visualisiere das Kleinkind in dir und stelle dir vor, wie das dritte Symbol Kontakt zu ihm herstellt. Das Foto kann dich hierbei unterstützen.
- Visualisiere ebenfalls, wie sich durch die Kraft des Symbols ein Lichtkanal, eine Lichtbrücke zwischen dir und dem Kleinkind aufbaut. Dieser Kanal kann beispielsweise von deinem Herzchakra zum Herzchakra des Kleinkindes in dir verlaufen.
- Verfestige diesen Kanal, indem du das erste Symbol, das Choku Rei, anwendest. Stelle dir vor, daß sich das Choku Rei in deinem Herzchakra entwickelt. Es wird größer und belebt dein Herzchakra.
- Nun sprich das Mantra dreimal und visualisiere, wie das Choku Rei durch den Lichtkanal fließt. Dieser wird dadurch noch strahlender und kräftiger.
- Nun hast du den ersten Kontakt schon hergestellt. Das Kleinkind in dir spürt dies und wartet auch schon auf dich.
- Nun mußt du es nur noch suchen. Du willst ja wissen, wo

es wohnt, wie es aussieht, und du möchtest ja auch mit ihm zu sprechen.

- Visualisiere nun das Haus, in dem du zu dieser Zeit gewohnt hast. In diesem Haus findest du eine Treppe. Diese Treppe kennst nur du. Sie führt hinab ins Dunkle. Es sind 20 Stufen, die du Schritt für Schritt hinabsteigst.
- Wenn du unten ankommst, siehst du nur sehr wenig. Von deinem Herzchakra aus kannst du einen Lichtstrahl, die Lichtbrücke, die du aufgebaut hast, sehen. Diese Lichtbrücke spendet etwas Helligkeit, so daß du vier Gänge erkennen kannst.
- Deine Lichtbrücke führt in einen der nun verbliebenen drei Gänge (der Säugling in dir ist ja schon geheilt). Dort irgendwo wartet das Kleinkind in dir auf dich. Du gehst den Gang entlang.
- Der Gang mündet in einen Raum. Diesen betrittst du nun. Du siehst jetzt das Kleinkind in dir. Es sitzt in einer Ecke des Raumes und blickt dich erwartungsvoll an.
- Du spürst nun, daß die Lichtbrücke zwischen euer beider Herzchakren intensiver geworden ist. Sie strahlt auch heller.
- Beobachte nun deinen kleinen Freund! Wie verhält er sich? Weint er? Wirkt er bedrückt? Oder gar ängstlich?
- Tue nichts anderes, als einfach dazusein. Laß ihn deine Anwesenheit spüren. Nimm auch Blickkontakt mit ihm auf.
- Nun begrüße ihn. Sag ihm, wer du bist und daß er sich nicht zu fürchten braucht. Sag ihm auch, daß du gekommen bist, um ihn nach Hause zu holen.
- Nun gib ihm für etwa 15 Minuten Reiki. Während dieser Zeit sprich zu dem Kleinkind in dir folgende Affirmationen:
  - Ich freue mich, daß du hier bist.

- Ich mag dich so, wie du bist.
- Ich liebe dich und deine Individualität.
- Danach gehe auf das Kleinkind zu und streichle es. Sag ihm, daß du jetzt wieder gehen mußt, aber auch, daß du bald wiederkommen wirst.
- Gehe nun den Gang wieder zurück, steige die Treppe mit den 20 Stufen hinauf und verlasse das Haus.
- Nun kehre langsam in das Hier und Jetzt zurück. Vollziehe deine Abschlußzeremonie.

Auch hier solltest du dir alle Wahrnehmungen und Empfindungen, die du hast, notieren. Versuche die Zeit des Kleinkindalters wiederzubeleben, indem du alles aufschreibst und durchdenkst, was damit zusammenhängt. Diese Übung solltest du wieder so lange vollziehen, bis das Kleinkind in dir geheilt ist. Es wird dann strahlen und lachen, wenn es dich sieht.

- Ist dies der Fall, so nimm das Kleinkind in deine Arme, versichere ihm, wie sehr du es liebst und brauchst. Frag es, ob er bereit ist, mit dir nach oben zu gehen. Wenn es dich freudestrahlend anlächelt, so gehe mit ihm den Gang zurück, steige die Treppen hinauf, verlasse das Haus.
- Wenn du das Haus verläßt, spürst du, wie das Kind in deinen Armen mit dir verschmilzt. Es wird eins mit dir. Eure beiden Körper und Seelenteile verbinden sich und bilden ein neues Ganzes. Du fühlst dich dabei unheimlich wohl.

Die Heilung des Vorschulkindes und des Schulkindes

Du hast nun gesehen, wie du das Innere Kind in dir heilen kannst. Nachdem du den Säugling und das Kleinkind in dir geheilt hast, gilt es noch, das Vorschulkind und das Schulkind zu heilen. Der Ablauf ist genau der gleiche. Nur daß du eben Fotografien aus der entsprechenden Zeit benötigst und andere Affirmationen sprichst. Ansonsten ist der Ablauf analog einzuhalten.

Das Vorschulkind in dir reicht vom Alter von drei bis sechs Jahren. Hier ist die Thematik der eigenen Individualität noch stärker im Vordergrund als im Kleinkindalter. Ebenso strebt das Kind zu dieser Zeit nach größerer Unabhängigkeit. Es möchte die ersten selbständig erbrachten Leistungen auf dieser Welt feiern und trotz der angestrebten Unabhängigkeit von seiner Umwelt geliebt werden. Allerdings hat es Angst, durch die Unabhängigkeitsbestrebungen die Liebe seiner Eltern zu verlieren.

Die Affirmationen für das Vorschulkind sind:

- Deine Eltern lieben dich so, wie du bist.
- Ich liebe dich so, wie du bist.
- Ich nehme dich in deiner Individualität an.

Wenn du auch das Vorschulkind in dir geheilt und nach Hause geholt hast, kannst du abschließend dein Schulkind heilen.

Das Schulkindalter reicht von etwa sieben bis vierzehn Jahre. Hier dreht sich fast alles um Leistung und Anerkennung. Das Schulkind sieht sich primär im Vergleich mit anderen Kindern und entwickelt daraus anderen Menschen gegenüber ein mehr oder minder großes Selbstwertgefühl. Es will seine Kreativität ausleben und dafür auch belohnt werden. Andererseits gilt es auch, die Zusammenarbeit mit anderen zu lernen und kooperatives Verhalten zu üben.

Die Affirmationen für das Schulkind sind:

- Du kannst der sein, der du bist.
- Die Menschen nehmen dich so an, wie du bist.
- Ich mag dich so, wie du bist.
- Du bist kreativ und schöpferisch.
- Ich liebe Dich.

Die Heilung des Inneren Kindes ist ein Prozeß, der sich auf ein bis zwei Jahre erstrecken kann. Hat man diese Zeit mit all ihren Heilungsprozessen durchlaufen, so hat man schmerzvolle Prozesse erlebt, aber auch bearbeitet.

Da das Kind in dir in den verschiedenen Lebensphasen auch unterschiedliche Lernschwerpunkte durchlaufen mußte, ist es auch sinnvoll, die Heilsitzungen auf diese Altersabschnitte zu beziehen. Wenn du beispielsweise deinem Kleinkind Reiki gibst, so werden alle traumatischen Ereignisse, die dir heute als Blockaden in deiner Entfaltung im Wege stehen, durch die Lebenskraft berührt. Dabei kommen die Muster und Strukturen, die tief in deinem Unbewußten liegen, in Bewegung. Die Reiki-Kraft bricht diese auf und befördert die entsprechenden Emotionen hoch in dein Bewußtsein. Nun mußt du diese Emotionen annehmen und sie durchleben. Dies ist deine Trauerarbeit. Gleichzeitig versuchst du aber auch festzustellen, welches mentale Muster dieser Emotion zugrunde lag. Hast du beispielsweise das Gefühl, daß du einsam und verlassen in dieser Welt bist, dann hat Reiki in deinem Unbewußten genau diese inneren Glaubenssätze aufgebrochen.

Da du die Emotion analysierst, weißt du, wie eben dieser unbewußte Glaubenssatz bisher in dir gelautet hat. Nachdem du das aufsteigende Gefühl durchlebt hast, kannst du jetzt eine entsprechende Affirmation bilden. Diese persönliche Affirmation solltest du bei deinem nächsten Besuch des Inneren Kindes mit einbauen. Gib ihm nachdrücklich zu verstehen, daß es im Leben nicht so ist, wie es dies bisher meinte. Dabei wiederhole deine persönliche Affirmation einige Male.

Die Integration des Schattens

Um den zweiten Schritt des Aufgabenbereiches zum zweiten Grad, die Schattenintegration, angehen zu können, sind einige Vorarbeiten zu leisten. Es ist notwendig, ein Tagebuch zu führen, in das nur jene Ereignisse notiert werden, die man als Teil seines eigenen Schattens erkennt.

Du mußt also alles aufschreiben, was dich am jeweiligen Tag gestört hat. Alles, was dich an anderen Menschen aufregt, was du ablehnst, was du als »schlecht« beurteilst, schreibst du in dieses Buch.

Zusätzlich sind auch solche Situationen von Bedeutung, in denen du ein positives, liebevolles Verhalten nicht ausgeführt hast, obwohl du in dir dazu den Drang verspürt hattest. Auch diese notierst du in dein Tagebuch.

Ebenso notierst du alle Anlagen und Fähigkeiten in dir, die du noch nicht entwickelt hast. Auch sie sind Teil deines Schattens, sind nichtgelebte Persönlichkeitsanteile von dir. Du erkennst sie daran, daß du andere Menschen um diese Fähigkeiten beneidest.

Lege dir am besten drei Kategorien in deinem Buch an. Kategorie I für die Situationen und Dinge, die du ablehnst (dies dürfte wohl die größte werden), Kategorie II für die Situationen, in denen du liebevoll und behilflich sein wolltest, es dann aber doch nicht gewesen bist. Und schließlich eine Kategorie III, die all deine Anlagen und Fähigkeiten beinhaltet, die du bisher nicht entwickelt hast.

Es ist wichtig, daß du diese Arbeit täglich verrichtest. Nach einigen Monaten hast du einen beinahe vollständigen Überblick über deinen Schatten. Wenn du dein Buch dann durchliest, weißt du, was du in der Welt ablehnst. Du weißt somit auch, was du in dir ablehnst. Du weißt um deine positiven verdrängten Eigenschaften wie um deine unterentwickelten Fähigkeiten.

Du weißt, daß dies alles Eigenschaften sind, die du in dir trägst – nur eben im Schatten. Von dort aus projizierst du sie auf andere Menschen.

Und all diese Projektionen gilt es zurückzunehmen und zu integrieren. Dies heißt nicht, daß du das, was du bisher für dich abgelehnt hast, nun ausleben mußt. Es bedeutet vielmehr zu erkennen, daß alles Teil des eigenen Selbst ist. Aus dieser Erkenntnis heraus wirst du damit leben können, daß es eben vieles gibt, was du für dich im Augenblick nicht leben magst, was du jedoch bei anderen akzeptierst. Dann wird es immer weniger in der Welt geben, was dich aufregen könnte. Du ruhst in deiner Mitte.

Dein konkretes Verhalten bei der Schattenintegration sieht folgendermaßen aus: Zuerst arbeitest du mit Kategorie I. Nimm die erste Situation und Eigenschaft, die du dir notiert hast, und bearbeite sie mit der nachfolgenden Reiki-Meditation. Nach einigen Tagen fährst du mit Kategorie II fort. Auch hier arbeitest du mit der ersten Situation, die du dir notiert hast. Wiederum nach einiger Zeit beschäftigst du dich mit Kategorie III.

Danach beginnst du wieder mit Kategorie I zu arbeiten. Konkret mit der zweiten Situation oder Eigenschaft, die du dir notiert hast. Und so verfährst du mit allen weiteren Situationen.

Die Schattenarbeit erhält somit eine breitere Grundlage und konzentriert sich nicht nur einseitig auf eine Kategorie. Wie bei allen anderen Prozessen ist es auch hier notwendig, sich Zeit zu nehmen. Du wirst es in dir spüren, wann nach einer

Übung zur Schattenintegration der richtige Zeitpunkt gekommen ist, mit der nächsten fortzufahren.
Es ist auch hier wieder von Vorteil, sich ein Band zu besprechen, das einen durch die jeweiligen Übungen führt.

Schattenintegration

- Nimm eine Situation aus der jeweiligen Kategorie und formuliere laut dein Ziel, die damit verbundene Eigenschaft aus deinem Schatten zu heben und in das Bewußtsein zu integrieren.
- Vollziehe deine Einstimmungszeremonie.
- Wende nun das dritte Symbol an und nimm mit dieser Eigenschaft in dir Kontakt auf.
- Visualisiere nun eine große, grüne Wiese. Auf dieser Wiese stehst du – dein Ich.
- Die Wiese repräsentiert dein Bewußtsein. Du läufst ein wenig auf der Wiese umher und kannst dabei Pflanzen, Bäume, Blumen und Insekten, vielleicht auch einige Tiere sehen.
- Es scheint die Sonne, und der Himmel ist strahlend blau.
- Aus deinem Herzchakra strahlt ein Lichtkanal. Es ist die Lichtbrücke, die zu der Eigenschaft führt, zu der du Kontakt aufgenommen hast und die du integrieren möchtest. Verfestige diese Lichtbrücke, indem du das Choku Rei anwendest.
- Dieser Lichtbrücke folgst du nun.
- Nachdem du einige Zeit in eine Richtung gelaufen bist, siehst du eine Mauer. Diese Mauer umschließt deine ganze Wiese.
- An manchen Stellen der Mauer sind große Türen und Tore. Jede Tür und jedes Tor hat eine Art Fenster, durch das

man auch schauen kann. Du weißt, daß auf der anderen Seite der Mauer dein Schatten mit all seinen Inhalten ist.

- Auch dein Lichtkanal führt zu so einem Tor und strahlt durch das Fenster des Tores hindurch.

- Nun gehst du auf jenes Tor zu und schaust durch das Fenster des Tores, um den Lichtkanal zu verfolgen. Du siehst auf der anderen Seite der Mauer nur sehr wenig.

- Es ist dunkel. Nur der schwache Schimmer des Lichtkanals ermöglicht dir, einen Weg zu erkennen.

- Nun öffnest du das Tor und schreitest hindurch. Du folgst dem Lichtkanal aus deinem Herzchakra. Er führt in das Dunkle. Dein Ziel ist, jene Eigenschaft in deinem Schatten zu finden, welche du integrieren möchtest.

- Du gehst den Weg entlang, der entweder gerade oder verwinkelt verläuft – bis du dein Ziel erreichst.

- Du siehst nun diese Eigenschaft in dir, die du bislang in deinem Schatten verdrängt hast. Wie diese Eigenschaft aussieht, ist von dir abhängig. Sie kann dir als ein Symbol erscheinen, als Mensch, als Tier oder sonstiges. Auf jeden Fall bist du mit ihr durch den Lichtkanal verbunden.

- Du fühlst dich wohl und geborgen. Du weißt, daß du nun diese Eigenschaft in dein Bewußtsein integrieren wirst. Dadurch wirst du ganzer und glücklicher.

- Die symbolische Eigenschaft hat schon auf dich gewartet. Nun gibst du mindestens zehn Minuten Reiki. Du siehst, wie die symbolisierte Eigenschaft immer heller und strahlender wird.

- Bitte bei deinem Höheren Selbst darum, daß du diese Eigenschaft als Teil deiner selbst akzeptieren und integrieren kannst.

- Du gibst so lange Reiki, bis die symbolisierte Eigenschaft so hell und strahlend ist, daß sie vom Licht, das von der Sonne über deiner Wiese ausgeht, angezogen wird.

- Nun kannst du beobachten, wie das Symbol sich auf die Wiese zubewegt – als würde es von einer unsichtbaren Kraft gezogen. Es durchschreitet das Tor und wird von den Strahlen der Sonne aufgesogen.
- Auch du gehst nun den Weg zurück, bis du das Tor erreichst. Du schreitest hindurch und verschließt wieder das Tor.
- Nun stehst du wieder auf deiner Wiese und genießt den Duft der Blumen, das Summen der Bienen und die warmen Sonnenstrahlen.
- Es überkommt dich das Gefühl von Weite, von größerer Freiheit. Du kannst auch feststellen, daß deine Wiese nun ein Stückchen größer ist als noch zu Beginn deiner Reise. Zufrieden genießt du noch einige Augenblicke die Atmosphäre.
- Dann kehrst du wieder in das Tagesbewußtsein zurück und vollziehst deine Abschlußzeremonie.

Du hast nun gesehen, wie man durch eine Reiki-Meditation die Integration von Schatteninhalten bewirken kann. Grundsätzlich ist nach diesem Muster mit allen Schatteninhalten zu arbeiten. Bei manchen kann es sein, daß du die Meditation für einen bestimmten Schatteninhalt oft wiederholen mußt, bis er vollständig integriert ist. Dies erkennst du daran, daß du die Eigenschaft, die du eigentlich in dein Bewußtsein integrieren wolltest, immer noch ein wenig im Außen bei anderen Menschen ablehnst (Kategorie I) oder daß du andere Menschen um diese Fähigkeit noch immer übermäßig beneidest (Kategorie III). War es eine Eigenschaft der Kategorie II, so erkennst du es daran, daß du in einer entsprechenden Situation immer noch nicht das liebevolle oder positive Verhalten leben konntest – obwohl du dies eigentlich möchtest. Der Effekt dieser Meditation führt dazu, daß du lernst, die

Menschen von deinen Projektionen zu unterscheiden. Deine Wahrnehmung von der Welt wird klarer.

Alle Inhalte im Schatten sind in symbolischer oder bildhafter Weise verankert. All jene Inhalte, die du nicht lebst, haben für dich eine eigene individuelle Symbolik und Bildhaftigkeit. Welches Symbol oder welches Bild nun in deinem Schatten anzutreffen ist, ist allein von dir persönlich abhängig.

Diese Meditation ist für alle Schatteninhalte geeignet. Egal ob sie zur ersten, zweiten oder dritten Kategorie gehören.

Im täglichen Leben kannst du dich selbst dabei beobachten, welche Fortschritte du machst. Jene Eigenschaften an Menschen, die dich einst noch stark erregt haben, werden dich mehr und mehr unberührt lassen. Auch wirst du die positiven Eigenschaften in dir mehr und mehr verwirklichen können.

Deine Anlagen und Fähigkeiten werden danach drängen, gefördert zu werden. So kann es sein, daß du in dir den Drang verspürst, dich künstlerisch zu betätigen und auszudrücken. Vielleicht wirst du auch deine Kommunikationsfähigkeiten verbessern wollen o. a. Es gibt hier viele Möglichkeiten.

Verspürst du einen derartigen Impuls in dir, so versuche ihn auch in dein Leben umzusetzen. Gib dem, was auf dich zukommt, den nötigen Platz in deinem Leben. Dadurch wirst du dich freier und glücklicher fühlen.

Schattenarbeit kann individuell unterschiedlich lange Zeit benötigen. Jedoch ist auch hier wieder ein Zeitraum von einigen Jahren zu veranschlagen.

Du kannst dies ohne weiteres nachvollziehen, wenn du in dein Tagebuch blickst. Hast du es konsequent geschrieben, so wirst du sehr viele Eigenschaften finden, die du integrieren mußt.

Als dritter wichtiger Schritt der zweiten Stufe des Individuationsprozesses mit Reiki folgt die erneute Auseinandersetzung mit den psychologischen und esoterischen Grundlagen. Schon zu Beginn des Reiki-Weges hast du dich damit vertraut gemacht. Doch während es beim ersten Grad noch ein erstes Kennenlernen der Grundbedingungen unseres Daseins war, ist es jetzt beim zweiten Grad sinnvoll, sich damit intensiver auseinanderzusetzen.

Lies dir die entsprechenden Kapitel noch einmal durch und versuche, alle Fragen möglichst ausführlich zu beantworten. Notiere deine Antworten wieder separat in ein eigens dafür vorgesehenes Büchlein. Ziel des zweiten Grades ist es, in die psychologischen und esoterischen Inhalte tiefer einzudringen. Wenn deine Antworten ausführlich genug sind, wirst du in dir ein tiefes Gefühl von Zufriedenheit spüren. Sodann hast du den Aufgabenbereich des zweiten Grades erfüllt.

Hast du nach der Heilung des Inneren Kindes auch deinen Schatten integriert – zumindest größtenteils – und dich noch einmal mit den Reiki-Grundlagen auseinandergesetzt, so ist die Zeit gekommen, sich in den dritten Reiki-Grad einweihen zu lassen. Du beginnst mit der Einweihung in den dritten Reiki-Grad, den letzten großen Abschnitt auf dem Weg zum wahren Reiki-Meister zu gehen.

Methoden und Techniken im 3. Grad

Mit der Einweihung in den dritten Grad, dem Reiki-Meister, schließt sich der energetische Reiki-Kreis. Der Schwerpunkt der auf die Einweihung folgenden Reinigungsphase ist der seelisch-emotionale Bereich. So ist es wahrscheinlich, daß sich vor allem in deiner gefühlsmäßigen Einstellung zu dir selbst und zu den Menschen viele Veränderungen ergeben und daß du das Wesen deiner individuellen Seele tiefer erfährst.

Der emotionale Aspekt ist nach jeder Einweihung angesprochen. Beim ersten Grad kommt noch der physische Bereich, beim zweiten Grad der mentale und beim dritten Grad schließlich der seelische hinzu.

Also erreichst du durch die Meistereinweihung eine höhere Schwingung deiner Seele. Und dies bedeutet, daß du einen weiteren Schritt auf das Licht zugehst. Dein ganzes Energiesystem schwingt auf einer höheren Frequenz. Dies wird zusätzlich durch das Meistersymbol gefördert. Du kannst nun direkt auf der astralen Ebene arbeiten.

Die Anwendungsmöglichkeiten im dritten Grad sind nicht mehr so vielfältig wie im zweiten. Jedoch eröffnen sich dir mit der Meistereinweihung qualitativ höhere Möglichkeiten. So wird durch das Dai Komio dein Inneres Zentrum aktiviert. Dies bedeutet, daß du in deiner Entwicklung noch mehr der inneren Mitte zustrebst. Die Meistereinweihung fördert den Weg dorthin. Das Dai Komio ist dein Lichtsymbol. Es gewährt dir jederzeit Zugang zu deiner Meisterenergie, deiner Lichtenergie, und aktiviert die Lichtkraft.

Doch wie bei den anderen Graden auch ergibt sich dadurch bei der Meistereinweihung ein spezifischer Aufgabenbereich. Es ist dies die Arbeit mit dem kollektiven Unbewußten, die Arbeit mit den Archetypen – also die Arbeit auf der astralen Ebene, der Ebene der Beziehungen zu den Menschen. Bevor ich die praktische Bewältigungsmöglichkeit dieses Aufgabenbereichs näher beschreibe, möchte ich auf die grundsätzlichen Methoden des dritten Grades noch eingehen:

Nach der Einweihung zum Reiki-Meister ist es sinnvoll, sich einige Zeit mit dem Meistersymbol auseinanderzusetzen und dadurch eine tiefere Beziehung herzustellen. Das Dai Komio entfaltet erst nach und nach – bei steter Anwendung – seine tiefgehenden Qualitäten. Um sich mit dem Dai Komio vertrauter zu machen und um in diese spezifische Schwingung des Meistersymbols und der dazugehörigen Meisterenergie hineinzuwachsen, empfehle ich folgende Meistermeditation mindestens drei Wochen lang täglich auszuführen.

Meistermeditation

- Vollziehe deine Einstimmungszeremonie.
- Bitte um die Lichtkraft.
- Schließe die Augen und visualisiere das Dai Komio vor deinem geistigen Auge.
- Betrachte es so klar als möglich und wiederhole einige Male das Mantra.
- Versuche die Energie zu spüren, die vom Dai Komio ausgeht. Wie wirkt sie auf dich?
- Nach circa fünf Minuten visualisiere, daß sich das Dai Komio von deinem geistigen Auge zum Herzchakra bewegt.
- Wenn es inmitten deines Herzchakras steht, laß es größer

und größer werden. So lange, bis das Symbol deinen Körper und deine Aura einhüllt.
- Nun visualisiere weitere fünf Minuten, wie das Meistersymbol durch dich und dein Energiesystem schwingt.
- Versuche auch hier, deine Empfindungen zu spüren.
- Beende deine Meistermeditation mit deiner Abschlußzeremonie.

Diese Meditation kannst du grundsätzlich immer ausführen, egal, wie lange du schon Reiki-Meister bist. Dadurch wirst du mehr und mehr die Schwingung des Dai Komio, des Symbols des Lichts, erfahren.

Schulung des geistigen Auges

Mit der Meistereinweihung stehen dir nun vier Symbole zur Verfügung. Jedes hat eine eigene Wirkung, die du um so intensiver erfährst, je länger du mit den Symbolen arbeitest. Da die Symbole grundsätzlich auf zweierlei Weise angewandt werden können, ist es wichtig, beide Möglichkeiten zu beherrschen. Die einfachere Anwendungsmöglichkeit ist das Zeichnen des Symbols mit der Hand und das dreimalige Sprechen des dazugehörigen Mantras.

Allerdings ist das Zeichnen mit der Hand nur eine grundsätzliche Stütze, die man nach einiger Zeit wieder weglegen sollte, um dann nur noch mit der zweiten Möglichkeit der Symbolanwendung zu arbeiten. Diese ist das Visualisieren des Symbols vor dem geistigen Auge, dem Stirnchakra, und das dreimalige Sprechen des Mantras.

Das vollständige Visualisieren eines Symbols ist für viele Reiki-Praktizierende nicht leicht. Daher gibt es die Möglichkeit, das Symbol Schritt für Schritt vor dem inneren

Auge aufzubauen (siehe Numerierung der Symbolzeichnungen).

Ziel ist es jedoch, die Augen zu schließen und das jeweilige Symbol innerhalb kürzester Zeit vollständig vor dem Inneren Auge zu sehen. Dies ist jedem möglich! Wer regelmäßig übt, wird auch hierin erfolgreich sein. Die folgenden Übungen fördern dich in deiner Visualisierungsfähigkeit und schulen Dein geistiges Auge.

Schulung des geistigen Auges – I

- Entspanne dich und schließe deine Augen.
- Zeichne die vier Symbole in der Reihenfolge Dai Komio (IV), Hon Sha Ze Sho Nen (III), Sei Heki (II) und Choku Rei (I) mit der Hand vor dein drittes Auge. Jedes Symbol hat zum anderen einen kleinen Abstand.
- Nun holst du aus und schiebst die vier Symbole mit den Händen langsam in dein Stirnchakra.
- Dabei sprichst du die vier Mantren in der Reihenfolge I, II, III und IV.
- Nun wiederholst du dies. Mit der Ausnahme, daß du nun nicht mehr deine Hände gebrauchst, sondern nur noch visualisierst.
- Also: Visualisiere die vier Symbole in obiger Reihenfolge. Visualisiere ebenfalls, daß sich die Symbole auf dein geistiges Auge zubewegen. Sprich wiederum die jeweiligen Mantren.

Durch diese Übung schulst du dein Visualisierungsvermögen bezüglich der vier Symbole. Möchtest du später auch andere Menschen in einen Reiki-Grad einweihen, so ist es sinnvoll, das eigene Visualisierungsvermögen noch zu erweitern. Wie du weißt, werden bei einer Einweihung die Aurakanäle gereinigt. Der Erfolg hierbei hängt unter anderem von deiner Visualisierungsfähigkeit ab. Möchtest du also dein drittes Auge noch mehr schulen, hilft dir dabei folgende Übung:

Schulung des geistigen Auges – II

- Entspanne dich und schließe deine Augen.
- Wähle einen beliebigen Gegenstand aus deiner Umgebung.
- Versuche nun, diesen Gegenstand vor deinem Inneren Auge zu visualisieren.
- Hast du dies geschafft, drehe den Gegenstand, so daß du ihn von allen Seiten siehst.
- Als nächsten Schritt versuche, diesen Gegenstand in seinen realen Farben zu sehen.

Ziel ist es also, einen Gegenstand in seiner Farbe zu visualisieren und ihn von allen Seiten betrachten zu können. Bist du nach einiger Übung hierzu in der Lage, so kannst du diese Übung mit mehreren Gegenständen gleichzeitig ausführen. Solltest du auch dies beherrschen, so visualisiere einen dir bekannten Menschen.

Überziehen des Schutzsymbols

Das Meistersymbol »Dai Komio« ist dein Schutzsymbol. Du solltest es dir täglich »überziehen«. Auch hier kannst du das Dai Komio auf zweierlei Weise anwenden. Wenn du es mit der Hand zeichnest, achte darauf, daß sich keine Symbolteile überschneiden bzw. überkreuzen.

- Stelle dich aufrecht hin.
- Mit deiner Hand zeichnest du ab der Höhe deines Kronen-chakras das »Dai Komio« bis zu deinen Füßen hinab. Das Dai Komio »steht« also vor dir.
- Nun gehe einen Schritt nach vorne, beuge dich nach un-ten und ziehe das Symbol mit deinen Händen von deinen Füßen aus – gleich einem Umhang – über deinen Kopf und laß es deinen Körper einhüllen (langsam) und sprich das Mantra dreimal.
- Du kannst dir dieses Überziehen des Dai Komio auch vi-sualisieren.

Hast du deine mentalen Fähigkeiten geschult und auch not-wendige Reinigungsprozesse durchlaufen, so ist es dir mit Hilfe der Meisterenergie möglich, Reiki unabhängig vom Handauflegen des ersten Grades oder der verstärkten Sym-bolanwendung des zweiten Grades zu geben. Du arbeitest ja nach der Meistereinweihung auf der astralen Ebene. Es ge-nügt deine Konzentration auf einen Menschen, die Visuali-sierung der eigenen Kanalfunktion und die Absicht, einem Menschen Reiki zu geben – und schon geschieht es. Im Grundsatz ist es dir möglich, für die Reiki-Anwendung alle Symbole des zweiten Grades zu vergessen und nur noch mit dem Meistersymbol auf der Astralebene zu arbeiten. Hier sind Zeit und Raum in unserem Sinne nicht mehr vorhanden. So ist es möglich, alle Techniken des zweiten Grades nur noch aufgrund der eigenen mentalen Kräfte über die Astral-ebene anzuwenden. Um hierbei jedoch die gleichen Erfolge aufweisen zu können, ist eine Reinigung der astralen Ebene nötig. Bist du dir deiner selbst noch nicht sicher, so wende auch mit dem Meistergrad die Symbole des zweiten Grades an.

Die dritte Stufe
des Individuationsweges mit Reiki

Nach der Auflösung des Schattens und der Heilung des Inneren Kindes mit dem zweiten Reiki-Grad steht nun mit der Einweihung zum Reiki-Meister eine noch schwierigere Aufgabe an: Die Arbeit mit dem kollektiven Unbewußten und den Archetypen.

Die archetypischen Bilder sind Grundlage eines jeden Bewußtseins. Diese Bilder und die damit verbundenen Kräfte gelten für jeden Menschen. Jeder Mensch wird von den archetypischen Kräften bestimmt und beeinflußt. Welcher Art dieser Einfluß ist, hängt vom Individuum, seiner Entwicklung und seiner Einstellung ab.

Die archetypischen Kräfte müssen als eigenständig anerkannt werden. Dies ist Voraussetzung für eine Arbeit mit den Archetypen. Jeder Archetyp hat eine positive und eine negative Seite. Arbeitet man mit diesen Kräften, so werden beide Seiten aktiviert. Auch hier werden wieder psychische Prozesse in Gang gesetzt, die teilweise auch unangenehm sein können, die aber letztendlich zu einer Integration dieser Kräfte führen.

Integriert man bewußt die archetypischen Kräfte und gibt ihnen den nötigen Raum im Leben, so können sie einen nicht mehr bestimmen. Gleichzeitig lernt man, sich selbst und andere Menschen von den Archetypen zu unterscheiden. Dadurch wiederum werden die archetypischen Projektionen von anderen Menschen zurückgenommen. Hat man diese Kräfte integriert, so ist der Kanal zum Selbst frei.

Die Archetypen und ihre Kräfte haben in vielen Bereichen menschlichen Lebens schon immer Beachtung gefunden. Beispielsweise wurden die archetypischen Kräfte in alten Kulturen als Gottheiten verehrt. Jeder wichtigen archetypischen Kraft hat man eine Gottheit zugeordnet. Und dieser Gottheit wurde auf unterschiedliche Art und Weise Platz im Leben des Menschen eingeräumt. Man verehrte sie oder brachte ihnen Opfer dar. Dadurch war der Mensch mit diesen Kräften in bewußtem Kontakt. Er personifizierte sie und betrachtete sie als real.

In der Astrologie hat man dieselben Kräfte erkannt und sie in Korrelation zu den verschiedenen Planeten gebracht. Ebenso hat die Psychologie von C. G. Jung die Archetypen als Grundlage allen Lebens beschrieben.

Gleichgültig, welchen Ansatz man wählt, es handelt sich immer um die gleichen Kräfte. Leider hat der Mensch von heute kaum noch bewußten Kontakt dazu. Die Konsequenz ist, daß er von ihnen bestimmt wird, ohne davon zu wissen. Die Kräfte wirken im Unbewußten und drängen danach, im Leben des einzelnen Ausdruck zu finden. Dabei kann sich diese Ausdrucksform negativ oder positiv manifestieren, destruktiv oder konstruktiv – je nach Entwicklungsstand.

Nach der Einweihung zum Reiki-Meister stellt sich als dritter Schritt des Individuationsprozesses die Aufgabe, die Archetypen in das eigene Leben bewußt zu integrieren.

Die Arbeit mit den Archetypen wird in zwei Kategorien eingeteilt. Zum einen wird anhand der zwölf astrologischen Archetypen diesen kollektiven Grundkräften bewußt Raum im eigenen Leben gegeben. Zum anderen werden die zwei für das Individuum wichtigsten Archetypen besonders intensiv bearbeitet. Dies sind die Anima bzw. der Animus und die Archetypen des weiblichen bzw. männlichen Prinzips.

Grund-polarität	Element	Planetarische Kraft	Symbol	Astrologische Zuordnung	Positive Aspekte	Negative Aspekte
Yang	Feuer	Mars	♂	Widder	Aktivität, Mut, Kraft, Zeugungskraft, Leidenschaft	Arrroganz, Ungeduld, Aggression, Ichbezogenheit
Yin	Erde	Vulkan	♈	Stier	Ausdauer, Disziplin, Genialität	Isolation, Distanz
Yang	Luft	Merkur	☿	Zwillinge	Kommunikation, Flexibilität, Intelligenz	Neugierde, Oberflächlichkeit, Unruhe
Yin	Wasser	Mond	☾	Krebs	Sensibilität, Medialität, Emotion, Instinkt	Depression, Überempfind-lichkeit, Launenhaftigkeit
Yang	Feuer	Sonne	☉	Löwe	Individuation, Unabhängigkeit, Macht, Schöp-ferkraft, Selbst-bewußtsein, Würde	Grausamkeit, Hochmut, Eitelkeit, Scheinheiligkeit
Yin	Erde	Chiron	⚷	Jungfrau	Weisheit, Transzendenz, Nächstenliebe, Vielseitigkeit, Heilung	Scham, Selbst-mitleid, Schwäche, Belehrendes Verhalten
Yang	Luft	Venus	♀	Waage	Harmonie, Lust, Schönheit, Liebe, Ästhetik, Hilfsbereitschaft	Gier, Faulheit, Eigensucht, Besitzanspruch
Yin	Wasser	Pluto	♇	Skorpion	Befreiung, Transformation, Erleuchtung, Sexualität	Zerstörung, Sucht, Mißbrauch, Gefühlskälte, Hochmut
Yang	Feuer	Jupiter	♃	Schütze	Wachstum, Optimismus, Toleranz, Fülle	Fanatismus, Ausschweifung, Heuchelei, Verschwendung

Grund-polarität	Element	Planetarische Kraft	Symbol	Astrologische Zuordnung	Positive Aspekte	Negative Aspekte
Yin	Erde	Saturn	♄	Steinbock	Schutz, Disziplin, Vorsicht, Leistung, Erfahrung	Angst, Trauer, Geiz, Starre, Beschränkung
Yang	Luft	Uranus	♅	Wassermann	Originalität, Intuition, Erfindergeist	Chaos, Rück-sichtslosigkeit, Verantwortungs-losigkeit
Yin	Wasser	Neptun	♆	Fisch	Mitgefühl, Hingabe, Universalität, Inspiration	Träumerei, Angst, Flucht vor Realität, Verwirrungen

Die astrologischen Archetypen

Wenn du dich mit den grundsätzlichen Methoden des dritten Reiki-Grades vertraut gemacht hast und einige Wochen mit dem Dai Komio gearbeitet hast, so kannst du mit der Arche-typenarbeit beginnen.

Ich empfehle dir, zusätzliche Literatur in deine Arbeit mit einzubeziehen. Vor allem empfehle ich, das Wesen der ver-schiedenen Kräfte oder Gottheiten, so wie es sich in der an-tiken Götterwelt oder in den Mythen ausdrückt, zu studieren. Es gibt viele Aspekte der Archetypen, die du während deiner Arbeit kennenlernst, die ich jedoch hier aus Platzgründen nicht erwähnen kann. Ich werde diesbezüglich einen Über-blick geben und das Wichtigste darstellen. Zudem sind die Erfahrungen während der Archetypenarbeit immer individu-eller Art. Daher können allgemeingültige, detaillierte Aussa-gen kaum getroffen werden. Doch zeige ich dir anhand einer Reiki-Meditation auf, wie du mit den archetypischen Kräften bewußt in Kontakt treten kannst.

Aus den Energien der Grundpolarität Yin und Yang ergeben sich die vier Elementeenergien Feuer, Erde, Wasser, Luft. Daraus wiederum entstehen die zwölf archetypischen Energien, wie sie die Astrologie beschreibt.

Alles Seiende ist von diesen Energien bestimmt und durchdrungen. Mit Hilfe des Analogiegesetzes kann man die entsprechenden Zuordnungen vornehmen. Die Tabellen geben dir hier einen Einblick.

Die archetypischen Kräfte durchziehen jeden Teil des Lebens. In ihrer Reinform sind sie nur selten anzutreffen. Doch kann man mit Hilfe des Analogiegesetzes konkrete Zuordnungen treffen. Die folgende Aufzählung hierzu ist ein teilweiser Ausschnitt mit einigen Modifizierungen aus dem Buch »Das senkrechte Weltbild« von Rüdiger Dahlke und Nicolaus Klein. Wer an einer umfangreichen Analogiensammlung interessiert ist, sei auf dieses Buch verwiesen.

Diese Übersichten können dir zu Beginn deiner Archetypenarbeit helfen, dich entsprechend der jeweiligen Energie einzustimmen. Es werden heutzutage umfangreiche Literatur und Workshops angeboten, die geeignet sind, noch tiefer in die Thematik einzusteigen.

Es gibt grundsätzlich zwei Möglichkeiten, um mit den archetypischen Kräften zu arbeiten. Die eine ist chronologisch, die andere von den Ereignissen deines Lebens bestimmt.

Es ist sinnvoll, jede archetypische Energie gleichermaßen zu bearbeiten. Allen Energien gebührt der gleiche Wert. Eine gleichmäßige Auseinandersetzung damit führt zu einer Harmonisierung des Lebens. Allerdings gibt es immer einige Energien, die im individuellen Leben vorrangig sind. Diese kannst du aus deinem Geburtshoroskop erfahren. Die jeweilige planetarische Konstellation gibt dir Auskunft über das Vorherrschen bestimmter Energien in deinem Leben.

	Widder	Stier	Zwilling	Krebs	Löwe	Jungfrau
Chakra	Solarplexus-chakra	Herzchakra	Kehlchakra	Stirnchakra	Kronen-chakra	Kehlchakra
Farben	Hellrot, Gelb	Grün, Rot	Himmelblau	Silbern, Violett	Gold, Weiß	Sandfarben, Himmelblau
Wochen-tag	Dienstag	Freitag	Mittwoch	Montag	Sonntag	Mittwoch
Kunst	Ölmalerei, Schnitzen, Schreinern	Singen, Weben, Töpfern	Schreiben, Zeichnen, Lesen	Wasserfarben-malerei, Stricken	Portraitieren, Schauspielerei	Restaurieren, Zeichnen, Gravieren
Sport	Sprint, Squash	Fußball, Kegeln	Radfahren, Gymnastik	Segeln, Wasserspiele	Tennis, Golf	Langlauf
Musik	Rhythmisch primitive Musik	Klassik, Oper, Volksmusik	Operette, Musical	Volkslieder, Oper	Soul, Funk, Disco	Mittelalterliche Musik
Speisen	scharfes Essen, Steak	Braten, Knödel	Spaghetti, Müsli, Joghurt	Salat, Lasagne, Pilzsuppe	Filetsteak, Kartoffel	Käse, Gemüse, Salat
Obst	Stachelbeere	Apfel, Erdbeere	Johannis-beere	Birne	Orange	Himbeere
Blume	Rote Geranien	Butterblume	Margerite	Tulpe	Sonnen-blume	Nelken
Edelstein	Rubin, Granat (hell)	Smaragd, Achat	Goldtopas	Mondstein, Perle	Tigerauge, Diamant	Zitrin, blauer Jaspis

Zudem kannst du anhand der Tabelle erkennen, welche Energie augenblicklich in deinem Leben größeren Platz einnimmt. Vergleiche hierzu die positiven und negativen Aspekte der archetypischen Kräfte mit deinem aktuellen Verhalten und Empfinden. Mit dieser archetypischen Energie kannst du zu arbeiten beginnen. Stellst du beispielsweise an dir fest, daß du derzeit sehr ungeduldig bist und gleichzeitig mit starker Kraft deinen Projekten Vorschub leisten möchtest, so ist

	Waage	Skorpion	Schütze	Steinbock	Wassermann	Fisch
Chakra	Herzchakra	Solarplexus-chakra	Sexual-chakra	Wurzel-chakra	Wurzel-chakra	Sexual-chakra
Farben	Blaugrau, Grün, Rot	Giftgrün, Gelb	Orange, tiefes Gelb	Braun, Erdfarben	Braun, Erdfarben	Hellblau, Orange
Wochen-tag	Freitag	Dienstag	Donnerstag	Samstag	Samstag	Donnerstag
Kunst	Design, Tanz	Expressionismus, Schauspiel	Malerei, darstellende Kunst	Kalligraphie, Bildhauerei, Lederarbeiten	Ballett, Tanz, Satire	Lyrik, Impressionismus, Musik
Sport	Tanzen, Gymnastik	Marathon, American Football	Golf, Reiten	Bergsteigen, Eislauf	Federball, Ballett	Schwimmen, Gymnastik
Musik	Klassik, Streicher	Choräle, Soul, Heavy Metal	Orgelmusik, Märsche	Kammer-musik	elektronische Musik	sphärische Musik
Speisen	Süßes	Fast-food	Teigwaren, Nachspeisen	Speck, Linsen, Brot	Waffeln, Pfannkuchen	Schnecken, Fischsuppe, Salat
Obst	Kirsche, Pfirsich	Heidelbeere	Banane, Weintraube	Trockenobst	Nektarine	Melone
Blume	Lilien	Orchideen	Gladiole	Edelweiß	Mistelzweige	Mimosen
Edelstein	Rosenquarz	dunkler Granat	Lapislazuli	Bergkristall	Aquamarin (hell)	Jade, Amethyst

dies ein Hinweis darauf, daß die planetarische Kraft des Mars großen Anteil an deinem Leben hat.

Oftmals kommt es auch vor, daß vor allem der negative Aspekt eines Archetypen auf andere Menschen projiziert wird. Je weniger ein Archetyp bewußt erkannt worden ist, desto häufiger und stärker sind die Projektionen, wenn er in das eigene Leben tritt. Tritt die planetarische Kraft des Mars aus dem Unbewußten in das Bewußtsein, so werden meist andere Menschen als arrogant oder aggressiv empfunden – oder als arroganter und aggressiver gesehen, als sie es tatsächlich sind. Verantwortlich hierfür ist die Projektionskraft des Mars.

Je mehr du mit einer Kraft arbeitest, desto weniger kann sie dich und deine Sichtweise von der Welt beherrschen, da du sie integrierst.

Reiki-Meditation zu den astrologischen Archetypen

Wähle also eine Urkraft aus und bereite dich auf die Arbeit mit ihr vor. Die Vorbereitung auf die Arbeit mit einem Archetypen kannst du dir anhand der Tabellen individuell gestalten. Nimm dir für jeden Archetypen einige Tage Zeit.

Arbeitest du beispielsweise mit der archetypischen Kraft des Mars (mit der astrologischen Zuordnung Widder), kannst du folgendermaßen vorgehen:

Kleide dich morgens in hellrote oder gelbe Farben – zumindest teilweise. Oder lege eine rote Tischdecke auf. Beim Frühstück kannst du Joghurt mit Stachelbeeren zu dir nehmen. Im Hintergrund tönt rhythmische Musik. Am Mittagstisch genießt du ein scharf gewürztes Steak. Nach der Arbeit gehst du mit einem Bekannten zum Squash-Spielen. Auf dem Heimweg kaufst du im Blumenladen rote Geranien. Diese stellst du dann in dein Meditationszimmer. Dort widmest du dich der Malerei. Im Hintergrund läuft wieder rhythmische Musik. Danach bereitest du dich auf deine Reiki-Sitzung vor. Um deinen Sitzplatz legst du einige helle Granatsteine.

Dein ganzer Tagesablauf kann von der Arbeit mit einem Archetypen bestimmt sein. Dadurch trittst du langsam in bewußten energetischen Kontakt mit dem Archetypen. Abends läßt du eine Reiki-Meditation folgen.

- Vollziehe deine Einstimmungszeremonie.
- Wende das dritte Symbol, das Hon Sha Ze Sho Nen, an und nimm Kontakt mit der entsprechenden archetypischen Kraft (beispielsweise in Form einer Gottheit) auf.
- Der Lichtkanal erwächst aus dem Chakra, welches der jeweiligen Kraft zugeordnet ist (beispielsweise entspricht Mars dem Solar-Plexus-Chakra).
- Verstärke diesen Kanal mit einem Choku Rei.
- Visualisiere nun eine große, grüne Wiese. Auf dieser Wiese stehst du – dein Ich.
- Die Wiese repräsentiert dein Bewußtsein. Du läufst ein wenig auf der Wiese umher und kannst dabei Pflanzen, Bäume, Blumen und Insekten, vielleicht auch einige Tiere sehen.
- Es scheint die Sonne, und der Himmel ist strahlend blau.
- Aus deinem Solarplexus-Chakra (Mars) strahlt ein Lichtkanal. Es ist die Lichtbrücke, die zu der Gottheit führt, zu der du Kontakt aufgenommen hast und die du integrieren möchtest.
- Dieser Lichtbrücke folgst du nun.
- Nachdem du einige Zeit in eine Richtung gelaufen bist, siehst du eine Mauer. Diese Mauer umschließt deine ganze Wiese.
- An manchen Stellen der Mauer sind große Türen und Tore. Jede Tür und jedes Tor hat eine Art Fenster, durch das man auch schauen kann. Du weißt, daß auf der anderen Seite der Mauer das kollektive Unbewußte mit all seinen Inhalten ist.
- Auch dein Lichtkanal führt zu so einem Tor und strahlt durch das Fenster des Tores hindurch.
- Nun gehst du auf jenes Tor zu. Du siehst das Symbol der

archetypischen Kraft in strahlendem Gold in der Mitte des Tores (beispielsweise ist dies bei Mars der Kreis mit dem Pfeil nach oben rechts). Du schaust durch das Fenster des Tores, um den Lichtkanal zu verfolgen. Du siehst auf der anderen Seite der Mauer nur sehr wenig.

- Es ist dunkel. Nur der schwache Schimmer des Lichtkanals ermöglicht dir, einen Weg zu erkennen.
- Nun öffnest du das Tor und schreitest hindurch. Du folgst dem Lichtkanal. Du befindest dich nun in jenem Bereich deines Unbewußten, welcher der jeweiligen archetypischen Kraft zugeordnet ist (hier: Mars).
- Du gehst nun den Weg entlang, der entweder gerade oder in Kurven verläuft.
- Du fühlst dich wohl und geborgen in diesem Bereich deiner Psyche.
- Betrachte die Landschaft, welche du durchquerst, und lasse die Eindrücke auf dich wirken. An einem schönen Platz setzt du dich nieder.
- Nun visualisiere das Symbol der Gottheit, welche du kontaktiert hast. Meditiere über dieses Symbol und gib darauf mindestens zehn Minuten Reiki. Spüre dabei die Kraft, welche von dem Symbol ausgeht, und lausche deinen Empfindungen.
- Dann erscheint dir die Gottheit in personifizierter Form. Sie ist dir gegenüber freundlich und wohlgesonnen.
- Sprich mit ihr und lerne sie kennen. Du kannst mit ihr über ihre Absichten und Ziele reden. Darüber, wie ihr gemeinsam deinem Leben Sinn und Zufriedenheit verleiht.
- Du kannst ebenso nur die bloße Anwesenheit der Gottheit genießen. Durch ihre Präsenz gerätst du in bewußten Kontakt mit ihrer energetischen Schwingung. Je nach deinem Gefühl solltest du das Gespräch suchen oder auch nicht.
- Dann verabschiede dich und gehe den Weg zurück – bis

du das Tor erreichst. Du schreitest hindurch und verschließt das Tor.

- Nun stehst du wieder auf deiner Wiese und genießt den Duft der Blumen, das Summen der Bienen und die warmen Sonnenstrahlen.
- Es überkommt dich das Gefühl von Weite, von größerer Freiheit. Zufrieden genießt du noch einige Augenblicke die Atmosphäre.
- Dann kehrst du in das Tagesbewußtsein zurück und vollziehst deine Abschlußzeremonie.

Nach einer solchen Meditation nimm dir noch einige Augenblicke Zeit, um die Gefühle und Gedanken zu erfahren, die in dir aufsteigen. Halte sie in einer Form fest, die dir im jeweiligen Augenblick angemessen erscheint. Dies kann Schreiben, Malen oder etwas anderes sein. Lausche den Impulsen, die dabei in dir aufsteigen. Vielleicht sind es solche, die dich zu einer Veränderung in deinem Leben bewegen möchten. Überdenke diese und wähle in Ruhe aus, welche du davon auch tatsächlich umsetzen möchtest.

Wie erwähnt, ist es sinnvoll, noch zusätzliche Literatur in deine Arbeit mit einzubeziehen. Vergleiche deine Erfahrungen und Eindrücke von den archetypischen Kräften mit denen anderer. Beobachte auch die Veränderungen, die im Laufe deiner Arbeit auftreten. Versuche ebenso festzuhalten, wie sich die jeweilige Kraft in deinem Leben ausdrückt.

Dein Ziel ist es, jeder Kraft den ihr gebührenden Raum in deinem Leben zu verleihen. Dabei leitest du die archetypischen Kräfte in eine Form, die eine konstruktive und produktive Manifestation ermöglicht.

Es kann durchaus sein, daß du bei der Arbeit mit der einen oder anderen Kraft intensive psychische Phasen durchläufst. Arbeitest du beispielsweise mit der archetypischen Kraft des

Mars, so ist es möglich, daß du in der Zeit danach zwischen den positiven und negativen Aspekten des Mars hin und her pendelst. Auf der einen Seite bist du aktiv und gestalterisch, auf der anderen Seite jedoch auch ungeduldig und aggressiv. Diese turbulente Phase geht jedoch auch schnell wieder vorüber. Nach einiger Zeit wird das Pendel deines Lebens die entsprechende Mitte und das rechte Maß zwischen diesen beiden Polen gefunden haben.

Wenn du mit diesen zwölf archetypischen Kräften gearbeitet hast und sich die Wogen wieder etwas geglättet haben, so kannst du den nächsten Schritt gehen und dich mit deiner Anima oder deinem Animus auseinandersetzen.

Anima und Animus

Der Mann muß sich als nächstes mit seinem inneren weiblichen Kern, seiner Anima, auseinandersetzen. Bei der Frau ist es ihr innerer männlicher Kern, der Animus. Danach arbeiten sowohl Mann und Frau mit den Energien ihres eigenen Geschlechts, mit dem Archetypen des weiblichen bzw. männlichen Prinzips.

Die Arbeit mit diesen speziellen Archetypen ist vor allem zu Beginn sehr intensiv. Emotionale Reaktionen können in der Anfangszeit verstärkt auftreten.

Doch ebenso wie es fortwährend nötig ist, mit dem eigenen Schatten zu arbeiten, so muß man auch den Aufgabenbereich des dritten Grades als einen fortlaufenden sehen.

Wer ein Haus baut, hat bis zur Fertigstellung sehr viel Arbeit. Das Gröbste ist dann jedoch getan. Es wird aber auch unerläßlich sein, das Haus von Zeit zu Zeit zu renovieren und Verbesserungen bzw. Instandsetzungen auszuführen. Genauso ist es mit der Arbeit am Schatten und mit der Arbeit an den Archetypen. Die schwierige Zeit tritt vor allem zu Beginn auf, danach beruhigt sich der Prozeß und nimmt einen gleichmäßigeren Verlauf.

Die Arbeit an den Archetypen ist an sich formal sehr simpel. Jedoch sollte man sie nicht unterschätzen. Ebenso wie bei der Schattenarbeit, so wird auch hier auf wenige und einfache Methoden zurückgegriffen. Dafür sind sie aber äußerst effektiv.

Die Anima verkörpert das weibliche Seelenbild im Manne. Sie ist personifiziert (ebenso wie die Gottheiten!). Dies bedeutet, daß sie eine eigenständige Kraft im Unbewußten ist. Daher wirkt sie auf das Bewußtsein des Mannes, ohne daß er es weiß. Insofern ist die Anima auch als eigenständige Person anzuerkennen. Sie ist in all ihren Ausformungen und Wirkungen ernstzunehmen und zu akzeptieren. Ebenso verhält es sich mit dem Animus, dem männlichen Bild in der Frau. Der Animus oder die Anima werden auch als Seelenbilder bezeichnet. Im folgenden werde ich der Einfachheit halber nur noch von der Anima schreiben. Natürlich gilt gleiches analog für den Animus, sofern nichts anderes angemerkt ist.

Um die Anima zu bearbeiten, ist folgendes schrittweise Vorgehen sinnvoll:

1 Kennenlernen der Anima
2 Die Anima ernstnehmen, als real akzeptieren
3 Mit der Anima kommunizieren – durch Reiki-Meditation
4 Über aufsteigende Empfindungen der Anima nachsinnen
5 Sich von der Anima unterscheiden lernen, Projektionen zurücknehmen
6 Der Anima Ausdruck verleihen

Die Schritte zwei bis sechs wiederholen sich in diesem Prozeß immer wieder. Je länger man damit arbeitet, desto feiner und tiefer werden die Aspekte sein, die man kennenlernt.

Die Frau wird im nachfolgenden immer in bezug auf ihren Animus arbeiten, der Mann in bezug auf seine Anima.

Zuerst ist es also nötig, alle Aspekte zu sammeln, die sich der Anima bzw. dem Animus zuordnen lassen. Notiere diese Aspekte in einem Buch. Es ist wichtig, daß du dies über einen längeren Zeitraum einhältst, so daß du einen vollständigen Überblick über dein inneres Bild vom anderen Geschlecht erhältst.

Also stellt sich die Frage, wie sich die Anima und der Animus im täglichen Leben äußern? Für welche Situationen sind sie verantwortlich?

Die Anima äußert sich in Launenhaftigkeit, Stimmungen, Gefühlen, Unzufriedenheit, Reizbarkeit, Empfindlichkeit, Lebensmelancholie, Depressivität, Zweifeln am Selbstwertgefühl, zwanghaften Zuständen, erotischen Phantasien und Träumen. Ebenso neigt man wie beim Schatten dazu, die Inhalte der Anima auf andere Menschen zu projizieren.

Der Animus äußert sich in festen, unabänderlichen Meinungen, in unerschütterlichen Überzeugungen, in Eigensinnigkeit, Selbstunsicherheit, Rechthaberei und Gefühlskälte.

Diese fast ausschließlich »negativen« Formen gilt es zu transformieren, da sie den Kanal zum Selbst blockieren.

Natürlich finden sich auch beim Mann solche Eigenschaften, die hier der Frau zugeordnet werden. Und umgekehrt. Jeder Mensch trägt in sich alle Eigenschaften. Jedoch geht es hier um ein kollektives Seelenbild. Dieses ist bei der Frau grundsätzlich von den Erfahrungen mit dem Vater und beim Mann von den Erfahrungen mit der Mutter abhängig. Wir arbeiten hier mit den negativen Aspekten dieser Erfahrungen.

Notiere dir also alle Situationen in deinem Leben, die in Zusammenhang mit der Anima bzw. dem Animus stehen. Versuche auch, mögliche Auslöser zu erkennen, die zu diesen Situationen geführt haben.

Danach hast du einen Überblick über die Auswirkungen deines Seelenbildes. Ziel ist es, jenes dahingehend zu gestalten, daß es seine wahre Funktion einnehmen kann: ein inneres Seelenbild, welches zum Unbewußten, zum Selbst führt. Dann nämlich wird dieses Seelenbild dafür sorgen, daß das Ich-Bewußtsein des Mannes oder der Frau jene Werte lebt, die für den Kanal zum Selbst wichtig sind.

Um dieses Ziel zu erreichen, ist es als nächster Schritt unabdingbar, die Anima bzw. den Animus als eigenständiges Wesen ernstzunehmen und zu akzeptieren. Dazu gehören auch die eigenen Phantasien. Es ist nicht »nur eine Phantasie«, sondern es ist eine Realität. Allen Auswirkungen der Anima bzw. des Animus ist also realer Charakter zuzuschreiben.

Der dritte Schritt ist, mit der Anima bzw. dem Animus zu kommunizieren. Dadurch erhältst du einen intensiven Kontakt zu deinem Unbewußten. Beachte hierbei immer das Erscheinungsbild und das Auftreten der Anima bzw. des Animus.

Der Animus kann sich unter anderem als alter Mann, als Weiser, als Zauberer oder auch als kleiner Junge zeigen. Die Anima kann unter anderem als weise Frau, als Hexe, als Hure, als Mädchen von nebenan, also in vielfältigster Art und Weise Gestalt annehmen – entsprechend deinem aktuellen Entwicklungsstand.

Beobachte Aussehen, Gang, Körpersprache deines Seelenbildes. Halte auch fest, wie sich dies im Laufe der Zeit ändert. Du kannst jenem Fragen stellen und beispielsweise herausfinden, wie es sich in deinem Leben ausdrücken möchte. Lerne es kennen und akzeptieren!

Der Umgang mit deinem Seelenbild ist ein individueller. Es

gibt hier keine festen Regeln oder Vorschriften. Die konkrete Ausgestaltung ist von dir abhängig. Daher gebe ich hier nur einen formalen Rahmen, wie du vorgehen kannst.

Um mit der Anima oder dem Animus zu kommunizieren, ist folgende Reiki-Meditation geeignet:

Reiki-Meditation: Anima/Animus

- Vollziehe deine Einstimmungszeremonie.
- Wende nun das dritte Symbol an und nimm mit der Anima/dem Animus in dir Kontakt auf.
- Visualisiere nun eine große, grüne Wiese. Auf dieser Wiese stehst du – dein Ich.
- Die Wiese repräsentiert dein Bewußtsein. Du läufst ein wenig auf der Wiese umher und kannst dabei Pflanzen, Bäume, Blumen und Insekten, vielleicht auch einige Tiere sehen.
- Es scheint die Sonne, und der Himmel ist strahlend blau.
- Aus deinem Herzchakra strahlt ein Lichtkanal. Es ist die Lichtbrücke, die zu deiner Anima/deinem Animus führt, zu der du Kontakt aufgenommen hast und die du integrieren möchtest. Verfestige diese Lichtbrücke, indem du das Choku Rei anwendest.
- Dieser Lichtbrücke folgst du nun.
- Nachdem du einige Zeit in eine Richtung gelaufen bist, siehst du eine Mauer. Diese Mauer umschließt deine ganze Wiese.
- An manchen Stellen der Mauer sind große Türen und Tore. Jede Tür und jedes Tor hat eine Art Fenster, durch das man auch schauen kann. Du weißt, daß auf der anderen Seite der Mauer dein Seelenbild in all seinen vielfältigen Aspekten ist.

- Auch dein Lichtkanal führt zu so einem Tor und strahlt durch das Fenster des Tores hindurch.
- Nun gehst du auf jenes Tor zu und schaust durch das Fenster des Tores, um den Lichtkanal zu verfolgen. Du siehst auf der anderen Seite der Mauer nur sehr wenig.
- Es ist dunkel. Nur der schwache Schimmer des Lichtkanals ermöglicht dir, einen Weg zu erkennen.
- Nun öffnest du das Tor und schreitest hindurch. Du folgst dem Lichtkanal aus deinem Herzchakra. Er führt in das Dunkle. Dein Ziel ist, mit deiner Anima/deinem Animus bewußten Kontakt aufzunehmen.
- Du gehst den Weg entlang, der entweder gerade oder in Kurven verläuft. Er ist viel länger und führt viel weiter und tiefer in dein Unbewußtes, als es noch bei der Schattenintegration der Fall war. Du gehst so lange, bis du dein Ziel erreichst.
- Du siehst nun dein Seelenbild – in seiner individuellen Gestalt. Du bist mit ihm durch den Lichtkanal verbunden.
- Du fühlst dich wohl und geborgen. Du weißt, daß du nun mit deiner Anima/deinem Animus arbeiten wirst. Dadurch fühlst du dich »ganzer« und glücklicher.
- Die Anima/der Animus hat schon auf dich gewartet. Nun gibst du mindestens zehn Minuten Reiki.
- Beobachte währenddessen dein Seelenbild und versuche es so vollständig als möglich zu erfassen.
- Nun sprich mit der Anima/Animus. Laß dir auch hierfür einige Minuten Zeit.
- Abschließend bedanke dich bei ihr/ihm.
- Nun gehst du den Weg zurück, bis du das Tor erreichst. Du schreitest hindurch und verschließt wieder das Tor.
- Du stehst wieder auf deiner Wiese und genießt den Duft der Blumen, das Summen der Bienen und die warmen Sonnenstrahlen.

- Es überkommt dich das Gefühl von Weite, von größerer Freiheit.
- Zufrieden genießt du noch einige Augenblicke die Atmosphäre.
- Dann kehrst du wieder in das Tagesbewußtsein zurück und vollziehst deine Abschlußzeremonie.

Nach dieser Meditation solltest du noch mindestens eine Stunde Zeit für dich und den nächsten Schritt haben.

Du hast mit deinem Seelenbild Kontakt aufgenommen und hast Reiki gegeben. Durch die Reiki-Kraft hat dein Seelenbild nun verstärkt die Möglichkeit, Inhalte aus dem Unbewußten aufsteigen zu lassen, die schließlich dein Bewußtsein erreichen. Beobachte diese Gedanken und spüre die Gefühle. Halte sie in einer dir angenehmen Form fest.

Versuche auch einen Zusammenhang zwischen deinem Seelenbild, deinen Empfindungen und dem Umgang mit dem anderen Geschlecht zu erkennen. Welche Aspekte deines Seelenbildes, die du jetzt fühlst und denkst, erscheinen dir auch bei Frauen oder Männern?

Kann es sein, daß du diese Aspekte deiner Anima auf Frauen projizierst? Und diese Frauen dadurch nicht als das wahrnimmst, was sie eigentlich sind? Kann es sein, daß du diese Aspekte deines Animus auf Männer projizierst? Und dadurch jene nicht als das wahrnimmst, was sie eigentlich sind?

Versuche auch zu erkennen, daß du dich von deiner Anima/deinem Animus unterscheidest. Dein Seelenbild ist ein wichtiger Teil deiner Gesamtpersönlichkeit, jedoch nicht dein Ich. Die Gefühle und Gedanken, die in Zusammenhang damit stehen, sind also nicht deine! Es ist wichtig, daß du dies einsiehst und dich mehr und mehr von deiner Anima oder deinem Animus unterscheiden lernst.

Die Anima und der Animus haben einen gestalterischen

Aspekt. Sie möchten sich in schöpferischen Leistungen ausdrücken und in der materiellen Welt durch die Formkraft des Ich Gestalt annehmen. Dies gilt auch für ihre negativen Aspekte. Insofern ist es nötig, der Anima und dem Animus Ausdruck zu verleihen – vor allem nach einer Reiki-Meditation, in der du mit der Anima/dem Animus gearbeitet hast.

Du solltest dich entweder unmittelbar nach der Meditation oder am nächsten Tag schöpferisch betätigen. Die Form hierfür bleibt dir überlassen. Dies kann Malen, Zeichnen, Singen, Schreiben, Basteln, Tanzen, Modellieren, ja sogar Wohnung aufräumen sein. Wichtig ist, daß dein Seelenbild einen Kanal erhält, in dem es sich künstlerisch-gestaltend ausdrücken kann. Vergleiche das Ergebnis deines Werkes mit den Gedanken und Gefühlen, die du während und nach der Reiki-Sitzung hattest. Was möchte dir dein Seelenbild durch dein Kunstwerk sagen? Was möchte es damit ausdrücken?

Das Ergebnis deiner Antworten hierauf wird wieder individuell sein. Du solltest jedoch auf die Anima bzw. den Animus auch hören. Vielleicht möchte dich dein Seelenbild auf etwas hinweisen, was für deine weitere Entwicklung hin zur Selbstverwirklichung wichtig ist.

Nun hast du einen Überblick über die Arbeit mit dem Archetypen des Seelenbildes. Diese Arbeit an deiner Anima oder deinem Animus solltest du mindestens ein Jahr lang nach der Meistereinweihung einmal pro Woche ausführen. Danach kannst du die Arbeit in längeren Abständen fortführen.

Du wirst durch diese Arbeit viele neue positive Aspekte in deinem Leben erfahren. Unter anderem wirst du das gestalterische Element in dein Leben integrieren. Allein dies führt zu vermehrter innerer Zufriedenheit. Doch wirst du auch Frauen bzw. Männer nicht mehr durch deine Projektionen verzerrt wahrnehmen.

Zudem erkennst du immer mehr deine eigene Weiblichkeit

bzw. Männlichkeit in dir. Jede Facette und jeder Aspekt wird dir bekannt sein. Dadurch wirst du auch feststellen, daß alle Frauen bzw. Männer bisher nichts anderes für dich verkörperten als deine eigene Weiblichkeit/Männlichkeit, die du eben projiziert hast.

Dem unbekannten, faszinierenden anderen Geschlecht wird vieles seiner Unheimlichkeit genommen, weil du alles auch in dir findest. Kein Partner wird dich mehr an sich ketten können. Ebensowenig kannst du von einem Partner noch abhängig werden.

Durch die Arbeit mit dem Seelenbild löst sich der Mann endgültig von seiner Mutter und die Frau vom Vater. Erst dadurch wird es möglich, die eigene Individualität auch wirklich das erste Mal zu spüren.

Im Alltag wird es so sein, daß du in einer entsprechenden Situation die Gefühle und Gedanken deines Seelenbildes zwar wahrnimmst, aber nicht mehr dadurch kontrolliert wirst. Du kannst dich nötigenfalls distanzieren und gerätst nicht mehr in Besessenheitszustände. Je weiter du fortschreitest, desto differenzierter wird dein Seelenbild und erfüllt seine wichtigste Funktion, die des Mittlers zum Selbst.

Der Archetyp des männlichen bzw. des weiblichen Prinzips

Als letzter großer Schritt auf dem Individuationsweg folgt nun die Arbeit mit den Archetypen des männlichen und des weiblichen Prinzips. Beide zusammen ergeben das Selbst. Der Archetyp des männlichen Prinzips entspricht dem chinesischen Yang. Der des weiblichen Prinzips entspricht dem chinesischen Yin.

Die Einheit beider ergeben Yin und Yang – das Selbst. Alles

Seiende entspringt dieser Grundpolarität der männlichen und weiblichen Energie. Die weibliche Hälfte entspricht dem Empfangenden, Aufnehmendem, dem Gebärenden. Die männliche Hälfte entspricht dem Aktiven, Gebenden, Zeugenden. Alle Energien unserer Welt lassen sich einer dieser beiden Grundpolaritäten zuordnen.

Der Mann hat durch die Arbeit mit seiner Anima den weiblichen Aspekt des Seienden erkannt und in seine Persönlichkeit integriert. Die Frau hat das gleiche mit dem männlichen Aspekt getan. Nun widmen sich beide der eigengeschlechtlichen Seite. Dadurch integrieren sie Yin und Yang gleichermaßen und sind in der Lage, ihr Selbst zu leben. Sie sind vollständig geworden. Die Frau hat den Mann in sich erkannt und das Weibliche in sich entwickelt. Der Mann hat die Frau in sich erkannt und das Männliche in sich entwickelt. Der Kanal zum Höheren Selbst ist nun frei.

Du solltest mit der Anima oder dem Animus so lange arbeiten, bis eindeutige Symbole des männlichen Yang-Archetypen (für den Mann) oder des weiblichen Yin-Archetypen (für die Frau) in das eigene Leben treten. Dies kann in Form von Träumen, Visionen, Phantasien geschehen oder in Form eines starken inneren Dranges, sich mit den eigengeschlechtlichen Aspekten des Lebens zu befassen.

Die archetypischen Symbole des männlichen Prinzips treten beim Mann vor allem in der personifizierten Gestalt des Helden, des Gurus, des alten Weisen, des Einweihenden, des Kriegers auf. Bei der Frau sind dies die überlegenen weiblichen Gestalten wie die Zauberin, die Priesterin, die alte weise Frau, die Erdmutter oder die Liebesgöttin. Sollte also eine dieser Gestalten in das Leben treten, so ist es ein eindeutiges Zeichen, sich mit dem weiblichen oder männlichen Aspekt des Seins auseinanderzusetzen.

In nicht-personifizierter Form tritt das Selbst oftmals in

Symbolen der Ganzheit in Erscheinung. Dies können beispielsweise Mandalas in den verschiedensten Variationen, ein Kreis oder ein Quadrat sein.

Tritt nun der eigengeschlechtliche Aspekt in das Leben, so muß man sich mit diesem Prinzip auseinandersetzen. Auch hier bietet die Reiki-Meditation eine geeignete Grundlage.

In dein Tagebuch notierst du nun alle eigengeschlechtlichen Aspekte deiner selbst, die Teil deines Lebens sind. Versuche, alle Facetten deines Lebens auf diese Aspekte zu durchleuchten. Dabei mußt du eine für dich individuelle Antwort auf die Frage finden, was für dich eigentlich Männlichkeit oder Weiblichkeit bedeutet. Lebst du diese Männlichkeit oder Weiblichkeit? Wenn ja, in welchen Formen? In welchen Bereichen kannst du das Wesen deines eigenen Geschlechts nicht oder nur geringfügig einbringen? Sind beide Teile des Selbst, der männliche und auch der weibliche, in einem Gleichgewicht? Diese Frage gilt für Mann und Frau gleichermaßen. Jeder muß für sich definieren, in welchen Bereichen er vor allem seine männliche Seite und wo er vor allem seine weibliche Seite leben möchte. In der Gesamtheit ist darauf zu achten, daß das Leben ein harmonisches Gleichgewicht beider Grundaspekte darstellt.

Zu Beginn deiner Arbeit ist also wieder einmal ein grundsätzliches Durchdenken deines Lebens zu leisten. Eben unter männlichen und weiblichen Aspekten. Erst wenn du diese Bestandsaufnahme geleistet hast, solltest du mit der Reiki-Meditation beginnen.

Du wirst nach einiger Zeit der Arbeit mit deinem eigengeschlechtlichen Archetypen auch feststellen, daß sich deine Antworten auf die oben angeführten Fragen zu ändern beginnen. Lasse diese Änderung zu und beobachte den Verlauf. Versuche sie auch in dein Leben umzusetzen. Dein Selbst wird dich letztendlich auf jenen Punkt hinsteuern, an dem du es verwirklichen kannst. Die Vorgehensweise ist analog zur Arbeit am Animus bzw. der Anima. Nur daß du jetzt mit jener Kraft in deinem Unbewußten Kontakt aufnimmst, die deine eigengeschlechtliche Seite repräsentiert. Die Frau sucht nach der Frau in sich. Der Mann sucht nach dem Mann in sich. Auch hier gilt es, daß du diese Kraft in dir kennenlernst und ihren Einfluß auf dich verstehst.

Reiki-Meditation: Archetyp des männlichen bzw. des weiblichen Prinzips

- Vollziehe deine Einstimmungszeremonie.
- Wende nun das dritte Symbol an und nimm mit dem Mann/der Frau in dir Kontakt auf.
- Visualisiere nun eine große, grüne Wiese. Auf dieser Wiese stehst du – dein Ich.
- Die Wiese repräsentiert dein Bewußtsein. Du läufst ein wenig auf der Wiese umher und kannst dabei Pflanzen, Bäume, Blumen und Insekten, vielleicht auch einige Tiere sehen.
- Es scheint die Sonne, und der Himmel ist strahlend blau.
- Aus deinem Herzchakra strahlt ein Lichtkanal. Es ist die Lichtbrücke, die zum Mann/zur Frau in dir führt, zu der du Kontakt aufgenommen hast und die du nun besser kennenlernen möchtest. Verfestige diese Lichtbrücke, indem du das Choku Rei anwendest.
- Dieser Lichtbrücke folgst du nun.
- Nachdem du einige Zeit in eine Richtung gelaufen bist, siehst du eine Mauer. Diese Mauer umschließt deine ganze Wiese.
- An manchen Stellen der Mauer sind große Türen und Tore.

Jede Tür und jedes Tor hat eine Art Fenster, durch das man auch schauen kann. Du weißt, daß auf der anderen Seite der Mauer dein eigengeschlechtlicher Archetyp in all seinen vielfältigen Aspekten ist.

- Auch dein Lichtkanal führt zu so einem Tor und strahlt durch das Fenster des Tores hindurch.
- Nun gehst du auf jenes Tor zu und schaust durch das Fenster des Tores, um den Lichtkanal zu verfolgen. Du siehst auf der anderen Seite der Mauer nur sehr wenig.
- Es ist dunkel. Nur der schwache Schimmer des Lichtkanals ermöglicht dir, einen Weg zu erkennen.
- Nun öffnest du das Tor und schreitest hindurch. Du folgst dem Lichtkanal aus deinem Herzchakra. Er führt in das Dunkle. Dein Ziel ist, mit der Frau oder dem Mann in dir Kontakt aufzunehmen.
- Du gehst den Weg entlang, der gerade oder in Kurven verläuft. Er ist viel länger und führt viel weiter und tiefer in dein Unbewußtes, als es noch bei der Arbeit mit dem Seelenbilde war.
- Du siehst nun einen Berg. Der Lichtkanal führt zu diesem Berg.
- Du beginnst nun am Fuße des Berges den Aufstieg. Wie dein Weg aussieht, ist individuell. Also beachte auch seine Form.
- Je weiter du fortschreitest, desto heller wird es. Du kannst erkennen, daß die Bergspitze hell erleuchtet ist.
- Oben angekommen, genießt du erst einmal den strahlend blauen Himmel und die warmen Sonnenstrahlen.
- Nun kannst du eine Hütte erkennen. Du läufst auf diese zu.
- Vor der Hütte steht ein Mann/eine Frau. Einige Meter davor bleibst du stehen.
- Es ist der Mann/die Frau in dir – in seiner/ihren individu-

ellen Gestalt. Du bist mit ihm/ihr durch den Lichtkanal verbunden.

- Du fühlst dich wohl und geborgen. Du weißt, daß du dich selbst nun völlig kennenlernen wirst. Dadurch wirst du ganzer und glücklicher.
- Nun gibst du dem Mann/der Frau mindestens zehn Minuten Reiki.
- Beobachte währenddessen den Mann/die Frau und versuche die Situation so vollständig als möglich zu erfassen. Sprich mit ihm/ihr. Lernt euch kennen. Plant gemeinsam das weitere Leben. Formuliert Ziele usw.
- Abschließend bedanke dich bei ihr/ihm.
- Nun gehst du den Weg zurück, den Berg hinab und zurück zum Tor. Du schreitest hindurch und verschließt wieder das Tor.
- Du stehst wieder auf deiner Wiese und genießt den Duft der Blumen, das Summen der Bienen und die warmen Sonnenstrahlen.
- Es überkommt dich das Gefühl von Weite, von größerer Freiheit.
- Zufrieden genießt du noch einige Augenblicke die Atmosphäre.
- Dann kehrst du in das Tagesbewußtsein zurück und vollziehst deine Abschlußzeremonie.

Mit jeder Meditationssitzung wird der Kontakt zur eigengeschlechtlichen Kraft intensiver. Nach der Sitzung sollte man sich wieder etwas Zeit nehmen, um aufsteigende Gedanken und Gefühle zu empfangen. Hat man wiederum das Bedürfnis, sich gestalterisch zu betätigen, so soll man dem nachgehen.
Während des Individuationsprozesses werden viele Symbole in deinen Träumen erscheinen. Diese haben immer eine Be-

deutung für dich und dein Leben. Versuche diese Bedeutung für dich herauszufinden. Traumsprache ist immer eine individuelle Sprache. Daher ist es nicht nötig, ein Lexikon für Traumsymbole bei der Deutung heranzuziehen. Laß dich auf deine Träume intuitiv ein. Das Selbst schickt dir einen Traum, um dir etwas mitzuteilen. Der Traum wird daher immer in einer dir verständlichen Symbolsprache sein. Nötigenfalls meditiere über deinen Traum und die darin enthaltenen Symbole. Abschließend ziehe ein Fazit. Dieses Fazit sollte die Botschaft des Selbst an dich zum Ausdruck bringen.

Natürlich ist es nicht möglich, einen so umfangreichen Prozeß wie den der Individuation auf wenigen Seiten darzustellen. Meine Absicht kann nur die sein, dir effektive Methoden an die Hand zu geben, mit denen du diesen Weg gehen kannst.

Es ist daher unerläßlich, sich in das Wesen der Symbole und den gesamten Individuationsprozeß noch intensiver einzuarbeiten. Dieses Buch bietet dir jedoch das Handwerkszeug, wie du auf dem Individuationsweg mit Reiki arbeiten kannst.

Zusätzlich ist es ratsam, über einige der vielen Erscheinungen des Lebens zu meditieren. Egal ob dies Gegenstände, Tiere oder menschliche Eigenschaften sind. Dabei kann man erfahren, daß alles Seiende von der Grundpolarität Yin und Yang bestimmt wird. Ebenso erkennt man die Abhängigkeit beider voneinander. Man erkennt die fließenden Übergänge zwischen Yin und Yang. Um so erstaunter wird man sein, wenn man erkennt, daß sich alles analog in einem selbst widerspiegelt, daß man in sich das Yin ebenso wie das Yang trägt.

Je mehr man sich als das erkennt, was man ist – nämlich ein Mann, der sein Mann- und Frausein verwirklicht hat, sowie eine Frau, die ihr Frau- und Mannsein verwirklicht hat –, desto größere Zufriedenheit durchströmt das Leben. Letztendlich erkennt man den Sinn im *Sein* an sich – und zwar im Vollständig-Sein.

Diese Praxis der Kommunikation mit dem eigenen Selbst sollte regelmäßig ausgeübt werden. Wer den Weg bis hierher gegangen ist, hat wirklichen Kontakt zum eigenen Selbst. Durch die Kommunikation mit dem Selbst findet ein Austausch statt, der frei ist von Verzerrungen durch das Unbewußte. Dadurch ist das Selbst nicht mehr gezwungen, seine Botschaften auf indirektem Wege – beispielsweise Krankheit, Schicksal, Leid – zu übermitteln. Das Ich hat sich dem Selbst untergeordnet, indem es den Weg über das Unbewußte gegangen ist. Dabei wurde der Kanal frei, damit wahre Kommunikation stattfinden kann.

Die Meditation mag dir einfach erscheinen. Sie ist es auch. Allerdings hat sie einen großen Effekt. Die Reiki-Energie, die du währenddessen gibst, kann von deinem Unbewußten, von deinem Selbst dazu verwandt werden, den Kanal freizuhalten, dich zu leiten und dir die für dein Leben notwendigen Impulse zukommen zu lassen. Laß diese Meditation zum festen Bestandteil deines Lebens werden.

Ebenso wie bei den ersten beiden Graden ist es auch nach der Meistereinweihung nötig, ein weiteres Mal die psychologischen und esoterischen Grundlagen zu bearbeiten. Dies ist ein grundlegender Prozeß im Leben, den du an dieser Stelle noch einmal intensivieren solltest.

Ziel ist es, die jeweiligen Inhalte so tief wie möglich zu erfassen und geistig zu durchdringen. Es ist auch sinnvoll, zusätzliche Literatur in die Arbeit mit einzubeziehen. Beantworte für dich auch hier wieder die Fragen zu den jeweiligen Kapiteln. Vergleiche deine heutigen Antworten mit denen des zweiten Grades. Versuche möglichst viele Lebensinhalte anhand der psychologischen Aspekte und der esoterischen Grundgesetze geistig zu durchdringen. Dabei ist es nützlich, über manche Aspekte zu meditieren. Dadurch werden dir die Zusammenhänge des Lebens mehr und mehr bewußt, und du erfährst deine eigene innere Wahrheit.

Resümee

Was die Methodik des hier skizzierten Weges von einigen anderen unterscheidet, ist die Tatsache, daß der Weg von Anfang an gegangen wird. Man beginnt mit dem Ich! Manche Methoden beginnen sofort mit dem Versuch der Kontaktaufnahme zum Selbst. Diese Methode ist aber immer zum Scheitern verurteilt. Denn: Der vollständige, dauerhafte Kontakt kann nun einmal nicht hergestellt werden, ohne den Weg vom Ich zum Selbst gegangen zu sein. Durch den Individuationsprozeß mit Reiki geht man diesen Weg Schritt für Schritt.

Zuerst versucht man, sich und seine Rollen in der Gesellschaft zu erkennen. Das Verhalten nach außen, zu anderen Menschen sucht man zu ergründen. Dabei werden alle Impulse und Bedürfnisse ernstgenommen. Da es jedoch eine Instanz gibt, die uns fortwährend sagt, wie wir zu leben haben, sind wir nicht frei. Diese Instanz ist das Gewissen eines Menschen.

Jeder kann sein Gewissen von Elementen befreien, die nicht zu ihm gehören. Diese Elemente sind uns oftmals von unseren Eltern und unserem sozialen Umfeld gegeben worden. Die Persona hat sie gerne aufgenommen, da sie sich dadurch die Akzeptanz anderer Menschen sichern konnte. Doch sobald wir die Persona ablegen, müssen wir auch alle Gewissensinhalte überprüfen. Jedes »Du sollst …«, »Du mußt …«, »Du darfst nicht …« muß überprüft werden, ob es auch wirklich einem selbst entspricht oder ob es vielmehr bei der Selbstverwirklichung hinderlich ist. Die polaren Zusammenhänge der Welt haben uns schon gezeigt, daß es »Gutes« und »Böses« als Absolutum nicht gibt. Gegensätze bedingen einander und bilden gemeinsam eine Einheit, die wir nicht wahrnehmen können. Insofern müssen wir uns ein Wertesystem entwickeln, das unsere eigenen Überzeugungen widerspiegelt – nicht jene der anderen. Doch hierfür müssen wir wiederum das Leben eigenständig durchdenken. Erst dann kann man sich von den moralischen Einflüssen anderer befreien. Natürlich wird es auch Werte geben, die man für sich übernehmen kann. Auch wird man seine eigene Freiheit danach ausrichten, daß die anderer Menschen dadurch nicht beeinträchtigt wird. Gewissensfragen sind Teil des kollektiven Unbewußten. So gibt es Werte, die allgemeingültig sind. Man kann sich dem als Individuum nicht entziehen. Ein solcher Wert ist beispielsweise die Würde des Menschen. Es besteht in jedem Menschen eine grundsätzliche Ehrfurcht vor jedem Leben. Werte des kollektiven Gewissens sind unter anderem, nicht zu töten, nicht zu stehlen, nicht ehezubrechen, nicht zu lügen, nicht den Besitz des anderen zu begehren. Diese Werte müssen uns selbst nicht bewußt sein. Auch sagen sie nichts über »gut« und »schlecht« aus. Vielmehr sind sie Teil des kollektiven menschlichen Gewissens, das der Mensch sich selbst gesetzt hat. Davon als Individuum auszubrechen ist nicht möglich und auch nicht nötig, da sie sinnvolle Regelungen menschlichen Zusammenlebens sind.

Ein weiterer Schritt ist die Heilung des Inneren Kindes und die Schattenintegration. Dadurch baut man seine Abwehrmechanismen ab und wird für die Impulse des kollektiven Unbewußten durchlässiger. Vor allem die darauffolgende Arbeit mit den astrologischen Archetypen und der Anima bzw. dem Animus sind sehr intensiv. Hat man sich lange genug mit dem eigenen Seelenbild auseinandergesetzt, so wendet man sich der eigengeschlechtlichen Seite zu. Innerhalb dieses

Prozesses erkennt man, daß die weibliche und männliche Energie alles durchdringt, daß beide zusammengehören und in ihrer Einheit das Selbst symbolisieren.

Erst die Integration der Archetypen ermöglicht es, das Selbst zu verwirklichen – und zwar in einer für den Menschen angenehmen Form. Der Individuationsprozeß ist eine lebenslange Aufgabe und entspricht dem westlichen, esoterischen Wege. Das östliche Pendant hierzu ist der Yoga. Die hier skizzierten Entwicklungsaufgaben sind natürlich nicht in kurzer Zeit zu bewältigen. So ist es nötig, sich regelmäßig mit den entsprechenden Bereichen auseinanderzusetzen.

Auf jedem Weg wird mit Energien gearbeitet, die verschiedenen Bereichen zugeordnet werden. In der Esoterik sind dies das Höhere, das Mittlere und das Niedere Selbst. Erst die Auseinandersetzung mit den Energien dieser drei Bereiche ermöglicht den Kontakt zum Selbst. Die Begriffe sind letztendlich austauschbar. So entspricht dem Höheren Selbst der Archetyp des Selbst, dem Niederen Selbst entspricht das persönliche und kollektive Unbewußte und dem Mittleren Selbst entspricht das Bewußtsein mit dem Ich.

Ziel des Menschen ist die Selbstverwirklichung. Dies bedeutet, daß der Mensch sich mit seinen unbewußten Seeleninhalten auseinandersetzen muß und mit den Tiefen der eigenen Seele konfrontiert wird.

In den Mythen wird dies als der Weg der Helden bezeichnet, der in die Unterwelt hinabsteigt, um gestärkt an das Tageslicht zurückzukehren. Die Unterwelt entspricht dem Unbewußten. Man begegnet dort Teilen seiner selbst, die erschrecken und verunsichern. Um wirkliche Selbstverwirklichung oder gar Selbsterkenntnis zu erreichen, ist dies jedoch unumgänglich.

Nach diesen gewaltigen Schritten ist man in der Lage, das Selbst zu leben. Denn: Nun regiert nicht mehr das Ich, sondern das Selbst. Und erst an dieser Stelle ist wirklicher Kontakt zum Höheren Selbst möglich. Erst jetzt ist der Kanal frei. Erst jetzt kann mit dem Höheren Selbst kommuniziert werden und kann die Stimme des Höheren Selbsts ohne die Verzerrungen, welche durch die eigenen Projektionen, die eigenen Verletzungen des Inneren Kindes und die Ablehnung der eigenen dunklen Seiten verursacht werden, vernommen werden.

Und erst jetzt ist es möglich, die eigentliche Aufgabe im Leben fortzusetzen: den Übergang des Höheren Selbsts in eine neue Welt vorzubereiten. Dies ist nur möglich, wenn wir das Licht befreien, das auf allen Ebenen liegt und eingeschlossen ist. Diese Ebenen sind die körperlich-materielle und die seelisch-geistige. Doch um Licht effektiv befreien zu können, muß man sich – gleich einer Pflanze – zum Licht hinentwickeln. Dies führt über den Weg der Bewußtwerdung oder Individuation. Hat man den Kontakt zum Licht hergestellt, indem man seine Kanäle gereinigt hat, so gilt es, das Licht in die materielle Welt »hinabzuholen« und es auszustrahlen. Gleiches zieht Gleiches an. Das von dir ausgestrahlte Licht wird also Licht anziehen. Und dies ist eben Licht, welches auf allen Ebenen des Seins gefangen ist.

Auf dem Weg lernt man unter anderem, Psyche (Bewußtsein) und Materie voneinander zu unterscheiden. Auch wenn das eine das andere abbildet, so sind sie doch nicht dasselbe, sondern nur ein Spiegelbild. Der Mensch muß daher auf seinem Wege all seine psychischen Energien, die er nach außen projiziert, zurücknehmen und in seine Psyche integrieren. Erst dann kann er sich und die Welt so sehen, wie er oder sie ist. Davor ist jede Wahrnehmung durch den subjektiven Filter verzerrt. Zudem verändert sich die eigene Sichtweise von der Welt grundlegend. Die Bedürfnisse und Wünsche, die Gedanken und Handlungen werden zwangsläufig geläutert.

Um so mehr, als man auf dem Weg fortgeschritten ist. Dabei ist es gar nicht nötig, eigene vorhandene Bedürfnisse, beispielsweise materieller Art, zu leugnen oder zu verdrängen, wie es oftmals gefordert wird. Vielmehr geht man diesen Bedürfnissen nach und wird schließlich – nach entsprechender Entwicklung – eigenständig darin Werte erkennen, die an persönlicher Bedeutung verloren haben.

Beim Tod eines Menschen löst sich die Seele vom Körper und zerfällt in zwei Teile. Der eine Teil der Seele stirbt ebenso wie der grobstoffliche Körper. Der andere, das Göttliche in uns, kehrt zurück zum Höheren Selbst. Und das, was zurückkehrt, ist ein Teil unserer mentalen Struktur, die sich im immateriellen Bereich auf der spirituellen Ebene befindet und die ihr materielles Pendant im Mentalkörper der Aura hat. Es ist also unsere mental-geistige Struktur der spirituellen Ebene, die zum Höheren Selbst zurückkehrt. Einst von diesem ausgesandt, um sich in seiner Struktur durch das menschliche Leben mit seinen Erfahrungen zu wandeln, kehrt es beim Tod in geänderter Form zurück.

Wie wir wissen, ist die mentale Struktur dafür verantwortlich, welche Energien sich darin ergießen. Dies äußert sich in bestimmten polaren Emotionen. Erst wenn diese mentale Struktur, die zum Höheren Selbst zurückgekehrt, keine polaren Energien mehr anzieht, ist das Rad der Wiedergeburt überwunden. Je näher wir uns im Leben dem Christus-Ideal der Liebe nähern, desto näher ist unsere mentale Struktur dem klar strukturierten Achsensystem eines reinen Kristalls und desto mehr sind wir in der Lage, dem Höheren Selbst Licht zu schicken. Dies ist natürlich auch dann möglich, wenn man den Individuationsprozeß noch gar nicht begonnen hat. Dann jedoch nur in bedingtem Maße. Da das Höhere Selbst die polare Welt – denn das Jenseits ist wie das Diesseits Teil der polaren Welt –, verlassen möchte, braucht es die Kraft des Lichts, die in der polaren Welt verborgen liegt. Daher sendet es Teile seiner selbst aus, läßt somit fragmentierte Seelen inkarnieren, um im Diesseits Licht zu befreien. Dieser Prozeß, der dem Menschsein zugrunde liegt, wird seit jeher mit dem Wort Reinkarnation umschrieben. Das Höhere Selbst mit seinen fragmentierten Seelen ist so lange im Rad der Wiedergeburt eingebunden, bis es sich durch das gesandte Licht ein Instrument geschaffen hat, um in der neuen Welt zu partizipieren. Von dort aus kann es die restlichen fragmentierten Seelen in die neue Welt holen.

Wir sehen nun, warum es trotz der Polarität des Lebens, der Einheit von Gut und Böse, notwendig ist, dem Licht entgegenzustreben. Die polare Welt ist ein Gleichgewicht aus Schwarz und Weiß. Daher kann letztendlich keine der beiden Mächte innerhalb der polaren Welt gewinnen, da sie einander bedingen wie Tag und Nacht. Doch ist es des Menschen Aufgabe, im göttlichen Plan des Seins mitzuwirken. Diese Aufgabe besteht eben u. a. in der Befreiung des Lichts.

Der Weg ist konkret. Die Schritte ebenso. Hier noch einmal eine abschließende Übersicht über den Weg mit Reiki:

Reiki I	Reiki II	Reiki III	Großmeister (V, VI)*
Körperliche Ebene I–VI	Mentale Ebene	Astrale Ebene emotionale Ebene	Spirituelle Ebene

Reiki I	Reiki II	Reiki III	Großmeister (V, VI)*
Bewußtsein und Ich	Persönliches Unbewußtes (Schatten, Inneres Kind) II + III Projektionsrücknahme	Kollektives Unbewußtes (Archetypen)	
I–III	Weg der Individuation oder Weg der Selbstverwirklichung zeigt sich in Zufriedenheit, Freude, liebevollem Umgang mit anderen Menschen, Schöpferkraft		
I–VI	Weg der Selbsterkenntnis oder Weg der Bewußtwerdung Durch Hingabe, Demut und weitere Bewußtwerdung: Erfahrung der Einheit allen Seins, Überwindung der Polarität		

*   Lehrer (IV) ist ohne separate Einweihung

Zum Abschluß

Abschließend möchte ich noch einige Worte an alle Reiki-Praktizierenden, vor allem an die Reiki-Lehrer richten: Licht repräsentiert Einheit. Es schließt keinen Menschen aus. Reiki ist Licht oder Liebe. Licht ist grenzenlos und frei von Form. Dies ist das wahre Wesen von Reiki – Formlosigkeit.

Auch hier zeigt sich wieder, daß viele Reiki-Lehrer das Wesen Reikis überhaupt nicht verstanden haben. Natürlich bereitet die Umsetzung des Erkannten im Leben immer Schwierigkeiten. Zuerst kommt das Verständnis oder die Erkenntnis und dann die schwierige Aufgabe der Integration in das alltägliche Leben. Doch habe ich erst einmal verstanden, daß Reiki Licht ist, daß Reiki formlos ist, dann werde ich niemals dogmatisch Formen der Reiki-Praxis und Reiki-Weitergabe postulieren. Erst recht werde ich nicht versuchen, andere Menschen auszuschließen, nur weil sie eine andere – eben ihre individuelle – Auffassung über Reiki haben. Und so kann man innerhalb der »Reiki-Szene« unzählig viele Diskussionen und Streitereien über das »richtige« Reiki, die »richtigen« Symbole, die »richtige« Weitergabe von Reiki, die »richtige« Praxis von Reiki und über den »richtigen« Reiki-Meister beobachten. Ein Anliegen dieses Buches soll es unter anderem sein, die Unsinnigkeit eines derartigen *weiteren* Verhaltens aufzuzeigen. Es soll auch gezeigt werden, daß die Reiki-Meisterschaft nicht durch eine starre Ausbildungsnorm erreicht werden kann, sondern nur durch innere Entwicklung.

Bibliographie

Bradshaw, J.: *Das Kind in uns,* Droemer Knaur, München 1994

Brennan, B. A.: *Licht-Arbeit,* Goldmann, München 1989

Brennan, B. A.: *Licht-Heilung,* Goldmann, München 1994

Dahlke, R./Klein, N.: *Das senkrechte Weltbild,* Hugendubel, München 1986

De La Lama, L. B.: *Sterne der Macht,* Heyne, München 1996

Dethlefsen, T.: *Schicksal als Chance,* Bertelsmann, München 1980

Dethlefsen, T./Dahlke, R.: *Krankheit als Weg,* Bertelsmann, München 1983

Distel, W./Wellmann, W.: *Das Herz des Reiki,* Goldmann, München 1995

Jung, C. G.: *Gesammelte Werke,* hrsg. von Lilly Jung-Merker, Elisabeth Rüf und Leonie Zander, Walter, Olten

Vollmar, K.: *Chakra-Arbeit,* Goldmann, München 1994

Warnecke, E.: *Reiki – Der zweite Grad,* Peter Erd, München 1996

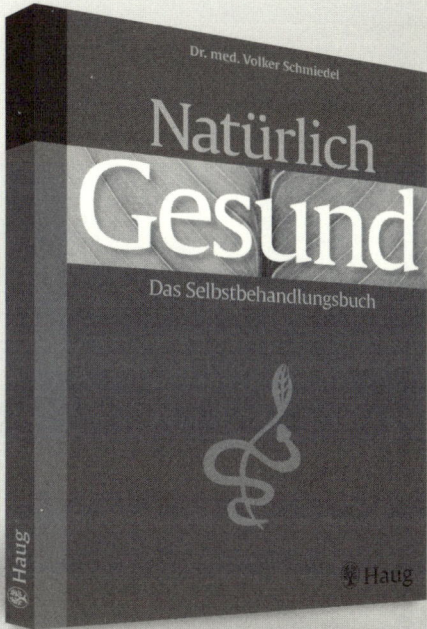
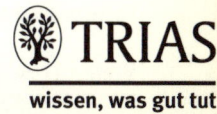

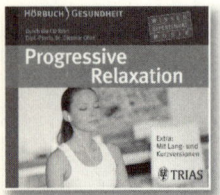
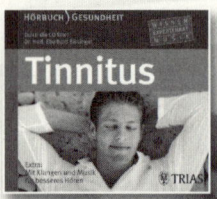
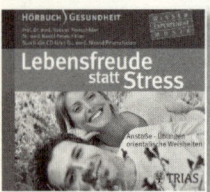
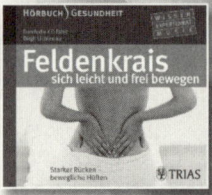
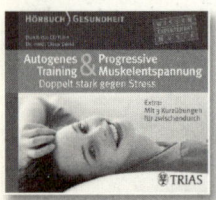
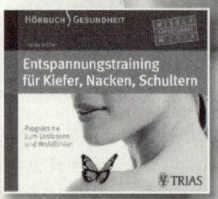
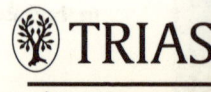

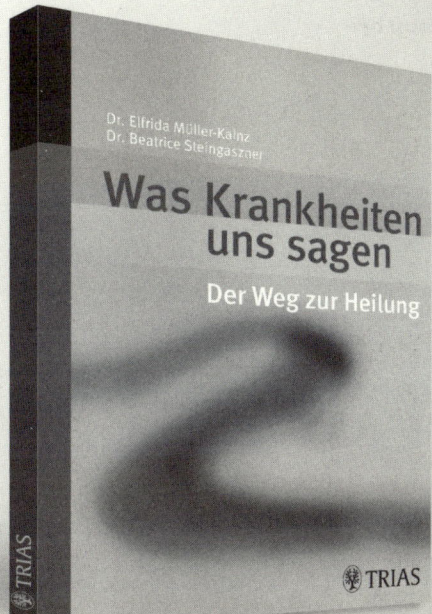
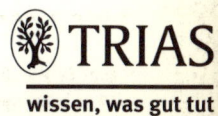